Schilddrüse 2011

Henning informiert

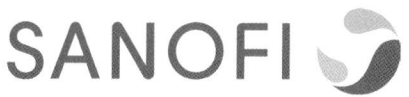

Schilddrüse 2011

Henning-Symposium

Therapie der diffusen und nodösen Struma im Wandel der Zeiten

20. Konferenz über die menschliche Schilddrüse

Heidelberg

Herausgegeben von M. Grußendorf

Wissenschaftliche Fortbildungsveranstaltung der
Sektion Schilddrüse der Deutschen Gesellschaft für Endokrinologie

Unter Beteiligung der

    Arbeitsgemeinschaft Schilddrüse
    der Deutschen Gesellschaft für Nuklearmedizin

    Chirurgischen Arbeitsgemeinschaft Endokrinologie
    – CAEK – der Deutschen Gesellschaft für
    Allgemein- und Viszeralchirurgie

    Sektion Angewandte Endokrinologie
    der Deutschen Gesellschaft für Endokrinologie

in Zusammenarbeit mit

    Sanofi-Aventis Deutschland GmbH

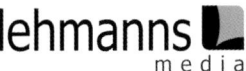

Bibliografische Information der Deutschen Nationalbibliothek
Die Deutsche Nationalbibliothek verzeichnet diese Publikation in der Deutschen Nationalbibliografie; detaillierte bibliografische Angaben sind im Internet unter http://dnb.ddb.de abrufbar.

Herausgeber

Professor Dr. med. Martin Grußendorf
Endokrinologie und Diabetologie im Zentrum
Sophienstr. 40
70178 Stuttgart
Tel.: 0711/47089830
Fax: 0711/47089811
E-Mail: martin@grussendorf.de

Alle Rechte vorbehalten
Dieses Werk, einschließlich aller seiner Teile, ist urheberrechtlich geschützt. Jede Verwertung außerhalb der engen Grenzen des Urheberrechtsgesetzes ist ohne Zustimmung des Verlages unzulässig und strafbar. Das gilt insbesondere für Vervielfältigungen, Übersetzungen, Mikroverfilmungen, Verfilmungen und die Einspeicherung und Verarbeitung auf DVDs, CD-ROMs, CDs, Videos, in weiteren elektronischen Systemen sowie für Internet-Plattformen
Die Medizin als Wissenschaft unterliegt einem ständigen Wandel und Wissenszuwachs. Herausgeber, Autoren und Verlag haben größte Sorgfalt darauf verwandt, dass die Angaben – vor allem zu Medikamenten und Dosierungen – dem aktuellen Wissensstand entsprechen. Da jedoch menschliche Irrtümer und Druckfehler nie völlig auszuschließen sind, übernimmt der Verlag für derartige Angaben keine Gewähr. Jeder Anwender ist aufgefordert, alle Angaben in eigener Verantwortung auf ihre Richtigkeit zu überprüfen.
Die Wiedergabe von Gebrauchsnamen, Warenbezeichnungen oder Handelsnamen in diesem Werk berechtigt auch ohne besondere Kennzeichnung nicht zu der Annahme, dass solche Namen im Sinne der Warenzeichen-Markenschutz-Gesetzgebung als frei zu betrachten wären und daher von jedermann benutzt werden dürfen.

© lehmanns media • Berlin 2012
Hardenbergstraße 5 • 10623 Berlin
Lektorat: Bernhard Thieme
Umschlaggestaltung und Layout: Clara Eichler
Druck und Bindung: Drukarnia Dimograf, Bielsko-Biała, Polen

ISBN: 978-3-86541-475-5   www.lehmanns.de

Verzeichnis der erstgenannten Autoren

J.-B. Adler
Klinik für Endokrinologie und
  Nephrologie
Universität Leipzig
Liebigstraße 20
04103 Leipzig

Dr. med. J. Bathmann
Wentzingerstraße 74
79106 Freiburg
jens.bathmann@gmx.de

Dr. med. M. Beyer
Praxis für Endokrinologie
Karolinenstraße 1
90402 Nürnberg
m.beyer@hormone-nbg.de

Priv. Doz. Dr. med. J. Bojunga
Medizinische Klinik I
Klinikum der Goethe-Universität
Theodor-Stern-Kai 7
60590 Frankfurt/Main
joerg.bojunga@kgu.de

Prof. Dr. med. A. G. Burger
9D, plateau de Frontenex
CH-1208, Genève
agburger@bluewin.ch

Prof. Dr. med. K. M. Derwahl
Klinik für Innere Medizin
St. Hedwig Kliniken GmbH
Große Hamburger Straße 5-11
10115 Berlin
m.derwahl@alexius.de

C. Ferraz
Klinik für Endokrinologie und
  Nephrologie
Universität Leipzig
Liebigstraße 21
04103 Leipzig
carolina.FerrazdaSilva@medizin.uni-
  leipzig.de

Priv. Doz. Dr. med. K. Frank-Raue
Endokrinologische Gemeinschaftspraxis
Brückenstraße 21
69120 Heidelberg
karin.frankraue@raue-endokrinologie.de

Prof. Dr. Dr. med. M. C. Frühwald
Universitätsklinikum Münster
Albert-Schweitzer-Campus 1
48149 Münster
fruehwald@uni-muenster.de

Verzeichnis der erstgenannten Autoren

Prof. Dr. med. P. E. Goretzki
Chirurgische Klinik 1
Lukaskrankenhaus Neuss
Preußenstraße 84
41464 Neuss
pgoretzki@lukasneuss.de

Prof. Dr. med. F. Grünwald
Klinik für Nuklearmedizin
Johann Wolfgang Goethe Universität
  Frankfurt am Main
Theodor-Stern-Kai 7
60590 Frankfurt am Main
gruenwald@em.uni-frankfurt.de

Prof. Dr. med. Martin Grußendorf
Endokrinologie und Diabetologie
  im Zentrum
Sophienstr.40
70178 Stuttgart
martin@grussendorf.de

Prof. Dr. med. R. Hehrmann
Endokrinologikum Hannover
Rundestraße 10
30161 Hannover
hannover@endokrinologikum.com

A. H. Hering
Universitätsklinikum Halle (Saale)
Universitätsklinik und Poliklinik für
  Nuklearmedizin
Prof.-Friedrich-Hoffmann-Straße 1
06097 Halle (Saale)
andreas.hering@uk-halle.de

Prof. Dr. med. M. Hüfner
Universität und Endokrinologikum
  Göttingen
Von-Siebold-Straße 3
37075 Göttingen
mhuefner@med.uni-goettingen.de

Dr. med. K. A. Iwen
Experimentelle und Klinische
  Endokrinologie
Medizinische Klinik I
Universitätsklinikum Schleswig-Holstein,
Campus Lübeck
Ratzeburger Allee 160
23538 Lübeck
alexander.iwen@uk-sh.de

Priv. Doz. Dr. med. O. E. Janßen
Endokrinologikum Hannover
Rundestraße 10
30161 Hannover
onno.janssen@endokrinologikum.com

Dr. med. J. Lemb
Robert-Koch-Straße 40
37075 Göttingen
johanna-berta-lemb@charite.de

Prof. Dr. med. M. Luster
Klinik für Nuklearmedizin
Universitätsklinikum Ulm
Albert-Einstein-Allee 23
89081 Ulm
markus.luster@uniklinik-ulm.de

M. Melin
Klinik für Allgemein- und Endokrine
  Chirurgie
Lukaskrankenhaus Neuss
Preußenstraße 84
41464 Neuss

Prof. Dr. med. R. Paschke
Klinik für Endokrinologie und
  Nephrologie
Universität Leipzig
Liebigstraße 20
04103 Leipzig
Ralf.Paschke@medizin.uni-leipzig.de

Priv. Doz. Dr. med. B. Quadbeck
Praxis für Endokrinologie Düsseldorf
Schadowstraße 28
40212 Düsseldorf
kontakt@endokrinologie-duesseldorf.com

Verzeichnis der erstgenannten Autoren

Prof. Dr. med. F. Raue
Endokrinologische Gemeinschaftspraxis
Brückenstr. 21
69120 Heidelberg
friedhelm-raue@raue-endokrinologie.de

Prof. Dr. med. Chr. Reiners
Universitätsklinikum Würzburg
Oberdürrbacher Straße 6
97080 Würzburg
reiners_c@klinik.uni-wuerzburg.de

Prof. Dr. med. B. Riemann
Klinik und Poliklinik für Nuklearmedizin
Albert-Schweitzer-Campus 1
48149 Münster
riemann.burkhard@uni-muenster.de

Prof. Dr. med. K. W. Schmid
Institut für Pathologie und
 Neuropathologie
Universitätsklinikum Essen
Hufelandstraße 55
45147 Essen
kw.schmid@uk-essen.de

Prof. Dr. med. M. Schmidt
Klinik und Poliklinik für Nuklearmedizin
Universitätsklinikum Köln
Kerpener Straße 62
50937 Köln
Matthias.Schmidt@uni-koeln.de

Prof. Dr. med. Chr. Spitzweg
Klinikum der Universität München
Campus Großhadern
Medizinische Klinik und Poliklinik II
Marchioninistraße 15
81377 München
Christine.Spitzweg@med.uni-
 muenchen.de

Prof. Dr. med. K.-H. Usadel
Endokrinologikum Frankfurt am Main
Stresemannallee 1
360596 Frankfurt
frankfurt@endokrinologikum.com

Dr. med. F. A. Verburg
Klinik für Nuklearmedizin der
 RWTH Aachen
Pauwelsstraße 30
52074 Aachen
fverburg@ukaachen.de

Prof. Dr. med. H. Völzke
Institut für Community Medicine
Study of Health in Pomerania/Klinisch-
 Epidemiologische Forschung
Walther-Rathenau-Str. 48
17487 Greifswald
voelzke@uni-greifswald.de

Dr. med. A. Vrachimis
Universitätsklinikum Münster
Albert-Schweitzer-Campus 1
48149 Münster
vrachal@uni-muenster.de

Prof. Dr. rer. pol. K. Wegscheider
Institut für Medizinische Biometrie und
 Epidemiologie
Universitätsklinikum Hamburg-Eppendorf
Martinistraße 52
20246 Hamburg
karl.wegscheider@t-online.de

Prof. Dr. med. M. Weissel
Schlösselgasse 1/3
A-1080 Wien
michael.weissel@meduniwien.ac.at

D. Zeiger
KreLo GmbH Medical Diagnostics
Sedanstr. 14
89077 Ulm
dimitrij.zeiger@krelo-med.de

Henning-Symposium 2011 – Vorwort

Es gibt kaum eine endokrinologische Erkrankung, die weltweit so unterschiedlich therapiert wird wie die euthyreote Struma. Dies liegt nicht nur an der unterschiedlichen (von der Iodversorgung abhängigen) Strumaprävalenz der einzelnen Länder und Kontinente, sondern auch daran, dass bisher faktisch keine überzeugenden Daten zur medikamentösen Therapie der Struma vorlagen. Dies hat sich jetzt nach der Publikation der großen multizentrischen prospektiven Therapiestudie (LISA-Studie) geändert, weswegen es nahe lag, als Thema der 20. Konferenz über die menschliche Schilddrüse in Heidelberg die „Therapie der diffusen und nodösen Struma im Wandel der Zeiten" zu wählen.

Ich freue mich, dass ich als Präsident diese „Jubiläumsveranstaltung" organisieren durfte, habe ich doch seit 1975 nicht eine einzige dieser wichtigen zweijährlich von der Firma Sanofi (Henning) durchgeführten Tagung versäumt. Bei Durchsicht der bisherigen Tagungsbände fällt immer wieder auf, wie intensiv und engagiert über die (zu der jeweiligen Zeit aktuellen) Lehrmeinungen diskutiert wurde; und es war eine große Freude, dass bei der diesjährigen (20.!) Tagung die Initiatoren dieses wichtigen Kongresses, Herr Henning und Herr Dr. Scheiffele, lebhaft dargestellt haben, wie vor 40 Jahren alles begann.

In diesem Buch sind die wichtigsten Hauptvorträge, Kurzvorträge und Kasuistiken zusammengestellt, die wie bei den früheren Kongressen wieder intensiv diskutiert wurden. Im Mittelpunkt standen die Ergebnisse der LISA-Studie, die uns neue Aspekte für unsere Therapiestrategien aufgezeigt hat und möglicherweise zu einer Reduktion der vielen Schilddrüsenoperationen in Deutschland führen könnte. Natürlich werden auch die anderen Therapieformen (Operation, Radioiodtherapie) von verschiedenen Seiten beleuchtet, ebenso Sonderprobleme wie Struma in der Schwangerschaft, Thyreoiditis und Malignome, so dass der Leser dieses Buches umfassend auf den neuesten Stand hinsichtlich der Strumatherapie gebracht wird.

An dieser Stelle möchte ich der Firma Sanofi, Berlin, für die wieder sehr großzügige Ausrichtung der Tagung danken. Uns allen ist sehr bewusst, dass ein solches Sponsoring in heutiger Zeit nicht selbstverständlich ist. Hervorzuheben ist auch, dass die - reibungslose - Organisation der Tagung ebenfalls von der Firma in eigener Regie durchgeführt wurde, hier gilt mein Dank insbesondere Herrn Dr. Haring und Frau Knopp mit ihrem Team.

Stuttgart im Februar 2012

Prof. Dr. med. M. Grußendorf

Tagungspräsident Schilddrüse 2011

Inhaltsverzeichnis

1 Epidemiologie, Grundlagen

1.1	Struma gestern, heute und morgen *H. Völzke*	19
1.2	Schilddrüsenknoten und die Knotenstruma als Stammzellerkrankung *M. Derwahl*	25
1.3	Wie therapieren unsere Nachbarn: Gestern und Heute? *A. G. Burger*	33
1.4	Schilddrüsenknoten: Leitlinie und Praxisalltag in Deutschland *J. B. Adler, M. Scholz, R. Paschke*	37

2 Diagnostik: update 2011

2.1	Bildgebung der Struma *M. Schmidt*	45
2.2	Schilddrüsendiagnostik update 2011: Elastografie *J. Bojunga, M. Friedrich-Rust*	55
2.3	Zytologie: Was bringt die Molekulargenetik? *K. W. Schmid*	65
2.4	Diagnostischer Zugewinn durch den Nachweis von somatischen Mutationen in luftgetrockneten Routine-Zytologieausstrichen *C. Ferraz, A. Krogdahl, C. Rehfeld, EMP. Jensen, E. Bösenberg, L. Hegedüs, R. Paschke, M. Eszlinger*	69

2.5	Laboruntersuchungen bei Struma nodosa *F. Raue, K. Frank-Raue*	77
2.6	Neuartiger zellbasierter Assay zur Messung biologischer Aktivität von TSH-Rezeptor-Autoantikörpern *D. Zeiger, I. Büsselmann, U. Loos*	83

3 Referate des „Forum Schilddrüse"

3.1	Struma mit Dysfunktion in der Schwangerschaft *R. Hehrmann*	93
3.2	Struma beim alten Menschen *M. Beyer*	101

4 Therapie der euthyreoten Struma I: Medikamentöse Therapie

4.1	Hauptergebnisse der LISA-Studie: Levothyroxin und Iodid in der Strumatherapie als Mono- oder Kombinationstherapie *Chr. Reiners, M. Grußendorf, R. Paschke, K. Wegscheider (für die LISA-Studiengruppe)*	109
4.2	LISA-Studie: Subanalysen *K. Wegscheider*	113
4.3	Wie erklärt man die Therapieergebnisse der LISA-Studie? – Versuch eines pathophysiologischen Konzeptes *R. Paschke*	121
4.4	LISA-Studie: Konsequenzen für die tägliche Praxis *M. Grußendorf*	129
4.5	Transiente Hyperthyreose nach Parathyroidea-Adenom-Entfernung *K.-H. Usadel, W. A. Mann und H. Dralle*	133

5 Therapie der euthyreoten Struma II: Operation und Radioiodtherapie

5.1	Die zweizeitige Thyreoidektomie: Sinn und Patientenakzeptanz *M. Melin, K. Schwarz, B. J. Lammers, P. E. Goretzki*	141
5.2.A	Chirurgische Therapie der gutartigen Struma nodosa – Komplikationen aus chirurgischer Sicht *P. E. Goretzki, K. Schwarz, N. Sehnke, B. Lammers*	145
5.2.B	Komplikationen von Schilddrüsenoperationen: Internistische Sicht *M. Hüfner*	155

5.3	Radioiodtherapie der euthyreoten Struma – gestern und heute *F. Grünwald, B. Sauter, Chr. Happel, T. Kranert*	163
5.4	Ausmaß der Volumenreduktion nach einzeitiger, individualisierter Radioiodtherapie bei großen Strumen ohne und mit Autonomie bzw. mit M. Basedow *A. Hering, C. Neumann, M. Enzian, B. Meller, M. Bähre*	173

6 Therapie der euthyreoten Struma III

6.1	Euthyreote Struma: Wann welche postablative Therapie? *M. Derwahl*	179
6.2	Schwangerschaft und Struma *B. Quadbeck*	185
6.3	Struma bei Autoimmunthyreoiditis und subakuter Thyreoiditis *K. A. Iwen, G. Brabant*	191
6.4	Zyklische Mastodynie und Schilddrüsenhormonsubstitution – eine in Vergessenheit geratene therapeutische Option *J. Bathmann, H. Baronowski*	197
6.5	Erfolgreiche Behandlung eines seit 30 Monaten unbehandelt bestehenden prätibialen Myxödems *M. Weissel*	203
6.6	Struma bei TSH-om oder Schilddrüsenhormonresistenz *O. E. Janßen*	207

7 Therapie der „Struma maligna"

7.1	Bedeutung der FDG-PET/CT in der Diagnostik und Therapie des differenzierten Schilddrüsenkarzinoms *B. Riemann, M. Barendse-Hofmann, T. Kodalle, O. Schober*	223
7.2	Differenziertes Schilddrüsenkarzinom: Radioiodtherapie unter endogener oder exogener TSH-Stimulation *M. Luster, M. Dietlein*	227
7.3	Hochdosierte Radioiodtherapie mit 28 GBq 131I bei ausgedehnt ossär metastiertem follikulärem Schilddrüsenkarzinom – Effektivität der Therapie vs. Knochenmarktoxität *C. Neumann, A.H. Hering, H.J. Schmoll, M. Bähre*	235
7.4	Radioiodtherapie beim differenzierten Schilddrüsenkarzinom: Schilddrüsenhormonentzug, rhTSH oder Kombination von beiden? *A. Vrachimis, O. Schober, B. Riemann*	239

7.5	Therapie des differenzierten Schilddrüsenkarzinoms: Internistische Optionen *C. Spitzweg*	243
7.6	Der negative stimulierte Tg-Wert als verlässlicher Prädiktor krankheitsfreien Überlebens bei Patienten mit differenziertem Schilddrüsen-Karzinom *J. Lemb, C.-O. Sahlmann, M. M. Özerden, T. Liersch, J. Meller*	249
7.7	Die Balance zwischen TSH-Suppression und FT3 in der Behandlung des metastasierten Schilddrüsenkarzinoms *F. A. Verburg, S. Dießl, B. Holzberger, A.K. Buck, J. W. A. Smit, Chr. Reiners*	255
7.8	Diagnostik, Nachsorge und internistische Therapie des C-Zell-Karzinoms – risikoadaptiertes Vorgehen in der Nachsorge *K. Frank-Raue, F. Raue*	257

Sachregister **263**

1

Epidemiologie, Grundlagen

1.1

Struma gestern, heute und morgen

H. Völzke

Schlüsselwörter: Iod – Schilddrüse – Epidemiologie

Zusammenfassung

Hintergrund
Deutschland ist eine Iodmangelregion, wobei im Norden ein moderater und in Mittel- und Süddeutschland ein schwerer Iodmangel herrschte. Verbesserte gesetzliche Rahmenbedingungen ermöglichen eine effektive Iodsalzprophylaxe, die in den 1990er Jahren zu einem Anstieg des Iodsalzkonsums führte.

Aktuelle Ergebnisse
Derzeit befindet sich die Iodversorgung der Bevölkerung in einem unteren wünschenswerten Bereich. Es kann eine abnehmende Strumaprävalenz beobachtet werden. Tendenziell weist Süddeutschland eine bessere Iodversorgung als Nordostdeutschland auf. Dieser Befund korreliert mit einer inzwischen geringeren Strumaprävalenz bei süddeutschen im Vergleich zu nordostdeutschen Erwachsenen.

Schlussfolgerung
Systematische Kontrollprogramme zur Epidemiologie von Schilddrüsenerkrankungen einschließlich der regelmäßigen Untersuchung der Iodausscheidung von Bevölkerungsstichproben können Abweichungen der Iodversorgung detektieren und bilden die Grundlage für eine effektive Steuerung des Iodprophylaxeprogrammes.

Struma gestern

Deutschland ist ein Iodmangelgebiet. Die Folgen des Iodmangels wie Kropf und Kretinismus fanden schon früh ihren Niederschlag in der bildenden Kunst [Merke 1971]. Reiseberichte dokumentierten, dass Struma in Süddeutschland deutlich häufiger sichtbar war als in Nordostdeutschland [Merke 1971]. Amtsärztliche Untersuchungen bei Kindern und Jugendlichen in der Nachkriegszeit wiesen nach, dass Struma bei bayerischen Kindern und Jugendlichen deutlich häufiger nachzuweisen war als bei Kindern von Flüchtlingen aus den ehemaligen Ostgebieten des Deutschen Reiches [Bauer 1952].

In den 1970er und 1980er Jahren zeigten eine ganze Reihe von Studien in West- und Ostdeutschland, dass Deutschland als Iodmangelregion einzustufen war, wobei im Norden ein moderater und in Mittel- und Süddeutschland ein schwerer Iodmangel herrschte [Habermann et al. 1977; Hampel et al. 2001; Heidemann et al. 1984; Meng et al. 1986; Meng et al. 1998]. Dies korrelierte mit der Struma- und Knotenprävalenz, die im Süden stärker ausgeprägt war als im Norden.

Obwohl die damaligen Studien in der Regel wenig bevölkerungsrepräsentativ und wegen eingeschränkter Standardisierung untereinander kaum vergleichbar waren, zeigten die Ergebnisse eine klare Tendenz und führten in der ehemaligen DDR zur Einführung eines obligaten Iodsalzprophylaxeprogrammes, das Mitte der 1980er Jahre innerhalb kurzer Zeit zu einer beinahe effizienten Iodversorgung und zu einem deutlichen Rückgang von Iodmangelerkrankungen bei Kindern und Jugendlichen führte [Meng and Scriba 2002]. Das entsprechende, auf dem Freiwilligkeitsprinzip beruhende westdeutsche Programm blieb zunächst ineffektiv. Für das wiedervereinigte Deutschland wurde 1993 die „Zweite Verordnung zur Änderung der Vorschriften über iodiertes Speisesalz" verabschiedet. Seither entfällt die Deklarierungspflicht für Iodsalz bei lose verkauften Lebensmitteln und in Gemeinschaftsküchen [Meng and Scriba 2002]. Die verbesserten gesetzlichen Rahmenbedingungen ermöglichten bis zur Jahrtausendwende einen Anstieg des Iodsalzkonsums.

Struma heute

Heute beträgt der Anteil von Iodsalz am Paketsalz ca. 80%. Die Effektivität von Iodprophylaxeprogrammen kann auf Bevölkerungsebene anhand der medianen Urin-Iodidausscheidung eingeschätzt werden. Aktuelle Studien [Kabelitz et al. 2003; Rendl et al. 2001; Volzke et al. 2003] zeigen, dass sich diese derzeit in einem unteren Teil des wünschenswerten Bereiches von zwischen 100 und 180 µg/l befindet.

Aus epidemiologischer Sicht ist Deutschland derzeit eine Region, die sich im Übergang von einem Iodmangelgebiet hin zu einer Region mit ausreichender Iodversorgung befindet. Typisch für solche Regionen ist eine geringe Prävalenz von Struma bei Kindern bei weiterhin hoher Prävalenz von Struma, Knoten und subklinischer Hyperthyreose bei älteren Erwachsenen. Valide und gut vergleichbare aktuelle Daten zur Epidemiologie von Schilddrüsenerkankungen bei Kindern und Jugendlichen liefert der gesamtdeutsche Kinder- und Jugendgesundheitssurvey [KIGGS] [Thamm et al. 2007], während die für den Nordosten Deutschlands repräsentative Study of Health in Pomerania [SHIP]10 und KORA als bayerische Bevölkerungsstudie die Entwicklung von Schilddrüsenerkrankungen bei Erwachsenen untersuchen.

Nach den KIGGS-Daten beträgt die mediane Iodurie 117 µg/l und liegt damit im unteren Bereich der von der WHO empfohlenen Spanne von 100 bis 200 µg/l. Je nachdem welche Referenzwerte zur Definition von Struma herangezogen werden, liegt die Prävalenz von vergrößerten Schilddrüsen bei 6- bis 17-jährigen Kindern und Jugendlichen zwischen unter 5% und über 30%. Die früher beobachteten regionalen Unterschiede bezüglich des Schilddrüsenvolumens haben sich dahingehend umgekehrt, dass das Risiko einer Schilddrüsenvergrößerung im Süden Deutschlands heute niedriger ist als in der Mitte oder im Norden. Es scheint, als hätte das Bewusstsein, in einer Iodmangelregion zu leben, zu einer Verbesserung der Iodversorgung geführt. Ähnliche Befunde können auch bei Erwachsenen erhoben werden. Vorläufige Befunde aus der im Raum Augsburg durchgeführten KORA-Studie zeigen eine um ca. 10%-Punkte geringere Strumaprävalenz im Vergleich zur altersentsprechenden Kontrollgruppe der vorpommerschen SHIP.

In SHIP betrug die mediane Iodurie 124 µg/l. Es wiesen noch 35,9% der Erwachsenen eine Struma und 20,2% Schilddrüsenknoten auf [Volzke et al. 2003]. Struma ist besonders häufig bei Personen ≥40 Jahre zu finden. Die 5-Jahres-Nachuntersuchungen der SHIP-Probanden belegen ein durchschnittliches Nullwachstum der Schilddrüse in Nordostdeutschland.

Struma morgen

In Anbetracht der verbesserten Iodversorgung kann erwartet werden, dass die Strumaprävalenz in der deutschen Bevölkerung abnehmen wird. In Nordostdeutschland wird derzeit eine zweite Stichprobe untersucht [SHIP-Trend], die aus Vorpommern, der SHIP-Studienregion, ausgewählt wurde. Ziel der Studie ist es, den Prävalenztrend für häufige Risikofaktoren und Erkrankungen über die letzten 10 Jahre zu erfassen. Nach Rekrutierung von ca. 75% der angestrebten Studienpopulation bestätigen vorläufige SHIP-Trend-Ergebnisse die Annahme der geringeren Strumaprävalenz: Die Strumaprävalenz hat in fast allen Altersgruppen um ca. 25% abgenommen.

Trotz dieser erfreulichen Entwicklung müssen Iodversorgung und Strumaprävalenz auf Bevölkerungsebene weiter beobachtet werden. Gesellschaftliche Veränderungen können die Effektivität der Iodversorgung der Bevölkerung massiv beeinflussen [Dunn 2000]. Der komplette Zusammenbruch des ostdeutschen Iodprophylaxeprogrammes infolge der deutschen Wiedervereinigung ist hierfür ein eindrucksvolles Beispiel. Die langjährige internationale Erfahrung zeigt aber auch, dass über lange Zeit unkontrollierte Iodprophylaxeprogramme eine überschießende Iodversorgung begünstigen. Etliche weitere Beispiele zeigen, dass unkontrollierte Iodsalzprophylaxeprogramme durch protrahierte Änderungen des Konsumverhaltens, des politischen Umfeldes oder des Marktes ineffektiv werden können [Dunn 2000]. Solche Entwicklungen führen zu einer weiterhin hohen Prävalenz von Iodmangelerkrankungen trotz bestehender Iodprophylaxeprogramme.

Die Liberalisierung des deutschen Marktes bedingt eine Verminderung des Marktanteils von Iodsalz in Großgebinden, der im Moment ca. 30% bei fallender Tendenz beträgt. Eine Regulierung kann nur auf europäischer Ebene erfolgen. Es ist jedoch nicht zu erwarten, dass entsprechende Aktivitäten kurz- oder mittelfristig zum Erfolg führen werden. Ein weiterer Anlass zur Sorge besteht in der Beobachtung, dass der derzeitige Grad der Iodversorgung für Risikogruppen wie Schwangere nicht ausreichend ist. Es bleibt ebenfalls zu untersuchen, inwieweit sich regionale Unterschiede etablieren und zu regionalen Endemiegebieten mit relevantem Iodmangel führen.

Danksagung

Die Arbeit ist Teil des Community-Medicine-Forschungsverbundes [http://www.medizin.uni-greifswald.de/cm] der Universität Greifswald. Er wird gefördert von dem Bundesministerium für Bildung und Forschung, dem Kultusministerium und dem Sozialministerium des Landes Mecklenburg-Vorpommern.

1.1 Struma gestern, heute und morgen

Literatur

[1] Andersson M, Takkouche B, Egli I, Allen HE & de Benoist B: Current global iodine status and progress over the last decade towards the elimination of iodine deficiency. Bull World Health Organ (2005) 83:518-525

[2] Bauer J: Der kindliche Kropf und seine Verhütung. Untersuchungen an 45818 Schulkindern in sechs verschiedenen Landkreisen Südbayerns. [Prophylaxis of struma in children; investigations on 45,818 school children in different counties of southern Bavaria.]. Med Klin [Munich] (1952) 47:530-535

[3] Dunn JT:Complacency: the most dangerous enemy in the war against iodine deficiency. Thyroid (2000) 10:681-683

[4] Habermann J, Horn K & Scriba PC: Alimentary iodine deficiency in the Federal Republic of Germany: current inefficiency of goitre prophylaxis. Nutr Metab (1977) 21 Suppl 1:45-47

[5] Hampel R, Beyersdorf-Radeck B, Below H, Demuth M & Seelig K: Jodurie bei Schulkindern in Deutschland 1999 im Normbereich. [Urinary iodine levels within normal range in German school-age children]. Med Klin [Munich] (2001) 96:125-128

[6] Heidemann PH, Stubbe P, von Reuss K, Schurnbrand P, Larson A & von Petrykowski W: Jodausscheidung und diätetische Jodversorgung bei Neugeborenen in Jodmangelregionen in Westdeutschland. [Iodine excretion and dietary iodine supply in newborn infants in iodine-deficient regions of West Germany]. Dtsch Med Wochenschr (1984) 109:773-778

[7] Kabelitz M, Liesenkotter KP, Stach B, Willgerodt H, Stablein W, Singendonk W, Jager-Roman E, Litzenborger H, Ehnert B & Gruters A: The prevalence of anti-thyroid peroxidase antibodies and autoimmune thyroiditis in children and adolescents in an iodine replete area. Eur J Endocrinol (2003) 148:301-307

[8] Knudsen N, Bulow I, Laurberg P, Ovesen L, Perrild H & Jorgensen T: Association of tobacco smoking with goiter in a low-iodine-intake area. Arch Intern Med (2002a) 162:439-443

[7] Knudsen N, Laurberg P, Perrild H, Bulow I, Ovesen L & Jorgensen T: Risk factors for goiter and thyroid nodules. Thyroid (2002b) 12:879-888

[8] Meng W, Bauch K & Knappe G: Iodine deficiency disease in the GDR. Endocrinol Exp (1986) 20:79-84

[9] Meng W, Schindler A, Horack S, Lux E & Muche A: Renale Jodausscheidung bei Schülern in Ostdeutschland. Eine prospektive Studie von 1989 bis 1996. [Renal iodine excretion by students in East Germany. A prospective study 1989 to 1996]. Med Klin [Munich] (1998) 93:347-351

[10] Meng W & Scriba PC: Jodversorgung in Deutschland. Probleme und erforderliche Maßnahmen: Update 2002. Deutsches Ärzteblatt (2002) 99:A2560-A2564

[11] Merke Geschichte und Ikonografie des endemischen Kropfes und Kretinismus. Huber, Bern (1971)

[12] Rendl J, Juhran N & Reiners C: Thyroid volumes and urinary iodine in German school children. Exp Clin Endocrinol Diabetes (2001) 109:8-12

[13] Smyth PP: The thyroid, iodine and breast cancer. Breast Cancer Res (2003) 5:235-238

[14] Thamm M, Ellert U, Thierfelder W, Liesenkotter KP & Völzke H: Jodversorgung in Deutschland – Ergebnisse des Jodmonitorings im Kinder- und Jugendgesundheitssurvey [KiGGS]. Bundesgesundheitsblatt Gesundheitsforschung Gesundheitsschutz in Druck

[15] Volzke H, Ludemann J, Robinson DM, Spieker KW, Schwahn C, Kramer A, John U & Meng W: The prevalence of undiagnosed thyroid disorders in a previously iodine-deficient area. Thyroid 2003 13:803-810

[16] Volzke H, Schwahn C, Kohlmann T, Kramer A, Robinson DM, John U & Meng W: Risk factors for goiter in a previously iodine-deficient region. Exp Clin Endocrinol Diabetes (2005) 113:507-515

1.2

Schilddrüsenknoten und die Knotenstruma als Stammzellerkrankung

M. Derwahl

Die knotige Umwandlung mit zunehmendem Alter ist ein Charakteristikum der menschlichen Schilddrüse und vieler anderer Drüsen und Organe [1]. Mit dem Alter entwickeln 50% und mehr der Bevölkerung Schilddrüsenknoten [2]. Obwohl zahlreiche pathogenetische Faktoren bekannt sind – wie der Iodmangel, Mutationen, die vermehrte Expression von Wachstumsfaktoren und ihrer Rezeptoren sowie eine genetische Prädisposition, fehlt bis heute ein umfassendes Konzept zur Erklärung der Pathogenese von Schilddrüsenknoten und der Knotenstruma [3, 4].

Auf den ersten Blick ist die Häufigkeit der Entwicklung von Knoten in der menschlichen Schilddrüse überraschend, da verglichen mit anderen Organen wie z. B. dem Darm, den Brustdrüsen, der Haut oder der Prostata, die Wachstumsrate menschlicher Schilddrüsenzellen ausgesprochen gering ist. Menschliche Schilddrüsenzellen teilen sich nach Berechnungen nur ungefähr fünfmal in der Erwachsenenzeit, was in etwa einer Zellumsatzrate von 8,5 Jahren für die Schilddrüsen-Follikelzelle entspricht. Um diese Diskrepanz zwischen einer geringen Zellproliferation und dem häufigen Auftreten von Schilddrüsenknoten zu erklären, wurde die Hypothese freier Sauerstoffradikale als Ursache vermehrter Mutationen oder anderer genetischer Aberrationen in der Schilddrüsenzelle formuliert [5]. Solche Mutationen etc. sind jedoch in der großen Mehrzahl von Schilddrüsenknoten bisher nicht gefunden worden.

Ein sich immer mehr durchsetzendes Konzept zur Erklärung der Bildung gutartiger und maligner Knoten und Tumoren ist das so genannte Stammzellkonzept. Stammzellen lassen sich sowohl in Geweben mit hoher Proliferationsrate als auch mit niedrigem Zellumsatz nachweisen [6-11].

Adulte Stammzellen in der Schilddrüse

Stammzellen werden als embryonale oder adulte Stammzellen klassifiziert. Embryonale Stammzellen stammen von der inneren Zellmasse des Embryos ab und sind pluripotent, d. h., sie können sich in alle Zellen des Organismus differenzieren. Adulte Stammzellen sind ebenfalls undifferenzierte, aber ruhende oder sehr langsam sich teilende Zellen im differenzierten Gewebe [7, 10]. Adulte Stammzellen können eine identische Kopie ihrer selbst (so genanntes self-renewal) während der gesamten Lebenszeit eines Organismus herstellen. Durch asymmetrische Zellteilung teilen sie sich in eine Eigenkopie und eine teilweise differenzierte Zelle, die sich weiter teilt und dann gewebespezifische differenzierte Zellen erzeugt. Adulte Stammzellen wurden in verschiedenem Gewebe, z. B. im Darm, in der Haut, im Pankreas, in der Leber und im Gehirn [8-11] und kürzlich von uns auch im menschlichen Schilddrüsengewebe nachgewiesen [12]. Aufgrund ihrer Undifferenziertheit und ihres unbegrenzten Wachstumspotenzials gelten diese Zellen als Ursprung für die Entstehung gutartiger und bösartiger Tumoren [7, 8]. Wir und andere haben kürzlich nachgewiesen, dass solche Stammzellen auch in Schilddrüsenkarzinomzelllinien und im Gewebe nachweisbar sind [12-15].

Beim kolorektalen Karzinom wurde das Stammzellkonzept auch auf die benignen Vorläufer (low-grade-Adenom) übertragen [7, 16]. In diesen benignen Tumoren sind Stammzell- und Proliferations-assoziierte Gene bereits aktiviert.

Schilddrüsenknoten, die Knotenstruma, Stammzellen und ihre Schutzzellen (Niches)

Nur etwa 1-2 von 1 Millionen Zellen in einer Knotenstruma sind Stammzellen oder ihre Progenitorzellen [unveröffentlichte eigene Daten]. Diese Stammzellen sind in der Zellkultur relativ resistent gegenüber einer Wachstumsstimulation [13]. Die geringe Teilungsrate von Stammzellen und die offensichtlich hohe Resistenz gegenüber Wachstumsstimulation wird durch eine Interaktion mit umgebenden Schutzzellen (Niches) erklärt [18]. Schutzzellen schützen die Stammzellen einerseits vor der unkontrollierten Differenzierung und vor apoptotischen Stimuli (führt zum programmierten Zelltod) und auf der anderen Seite vor exzessivem Wachstum, das zur Tumorentstehung führen würde [18].

Welche Mechanismen führen dann dazu, dass ruhende Stammzellen proliferieren und zu einem Tumor auswachsen? In der Kultur führt die Induktion einer Apoptose zu einem Nachlassen der strikten Kontrolle durch die Schutzzellen. Unter

1.2 Schilddrüsenknoten und die Knotenstruma als Stammzellerkrankung

diesen Bedingungen werden Stammzellen, wie wir kürzlich zeigen konnten, nach und nach der Kontrolle von Schutzzellen entzogen [13] und wachsen, wenn sie mit verschiedenen Wachstumsfaktoren zur Proliferation angeregt werden, in Folge zu dreidimensionalen Zellhaufen, den so genannten Thyrosphären, aus. In der Folge entstehen aus diesen Stammzellen Progenitorzellen, deren Wachstum durch Zugabe von TSH und von Serum gehemmt werden kann.

Schilddrüsenknoten und die Knotenstruma als eine Stammzellerkrankung

Wie erklärt nun das Stammzellkonzept die Entstehung von Knoten und Tumoren? Das Stammzellkonzept basiert auf verschiedenen Prämissen:

1. Stammzellen finden sich im Schilddrüsengewebe sowie in allen anderen Geweben für die Dauer der Lebenszeit des Organismus [6,12].

2. Stammzellen und ihre Progenitorzellen stehen unter der Kontrolle von Schutzzellen (Niches), die das Wachstum dieser undifferenzierten Zellen begrenzen [18].

3. Durch Induktion einer Apoptose (des programmierten Zelltodes), einer Nekrose und durch intensive Wachstumsstimulation kann diese strikte Kontrolle durch die Schutzzellen überwunden werden [6, 8,19].

Unter diesen Bedingungen entstehen aus einer Stammzelle aktiv sich teilende, mehr oder weniger differenzierte Progenitorzellen, von denen einige schneller wachsen als die anderen und in der Folge Knoten und Tumore bilden können. Progenitorzellen können einen unterschiedlich entwickelten Iodstoffwechsel haben (unterschiedliches Iodspeicherverhalten).

Basierend auf experimentellen Befunden, epidemiologischen Erkenntnissen und dem allgemeinen Stammzellkonzept als Quelle gutartiger und bösartiger Tumoren erklärt die Stammzellhypothese die Bedeutung von Stammzellen und ihren Progenitorzellen in der Pathogenese von Schilddrüsenknoten und der Knotenstruma folgendermaßen (Abbildung 1):

1. Stammzellen als Ursprung der Knotenentstehung

Populationsstudien haben nachgewiesen, dass die knotige Umwandlung mit dem Alter zunimmt, während das Volumen der Struma eher abnimmt [1, 20-22]. Im

Gegensatz zu alternden Schilddrüsenzellen, die sich kaum noch teilen und im Verlauf des Lebens absterben, behalten die in der Schilddrüse vorhandenen adulten Stammzellen ihre Fähigkeit der Proliferation und der Differenzierung [13, 17].

2. Wachstumsfaktoren und Schutzzellen

Experimentelle Studien haben gezeigt, dass Wachstumsfaktoren, ihre Rezeptoren und Wachstums-assoziierte Signalproteine in Schilddrüsenknoten und in der Knotenstruma überexprimiert werden [3, 4]. Einige dieser Wachstumsfaktoren sind potente Stimulatoren des Schilddrüsenzellwachstums in vitro [1, 4]. Die Proliferation ruhender Stammzellen wird kontrolliert durch Signale von so genannten Schutzzellen (Niches). In vitro kann Mangelernährung zum Verlust ihrer Kontrollfunktion führen, so dass sich unter Wachstumsstimulation diese Stammzellen teilen und zu so genannten Thyrosphären auswachsen. In jeder Knotenstruma finden sich histologisch und immunhistochemisch Zeichen einer Hypofunktion, Destruktion, Apoptose und Nekrose [3, 19]. Es gibt experimentelle Hinweise, dass die Apoptose von Thyreozyten eine der Hauptfaktoren des Zellverlustes während der Strumaentstehung ist [3]. Die histologischen Befunde sind Anzeichen für eine fokale Minderdurchblutung und -ernährung und führen zur Beeinträchtigung der Funktion der Schutzzellen von Stammzellen in vivo. Apoptose von Schilddrüsenzellen ist aber auch eine Voraussetzung für die Thyrosphärenformation und damit für die Proliferation von Stamm- und Progenitorzellen in vitro [13]. Es spricht vieles dafür, dass die kurze intensive Stimulation von Stammzellen durch Wachstumsfaktoren in der Kultur dem Prozess der Knotentransformation in vivo, die Monate, Jahre oder sogar Jahrzehnte dauert, entspricht. In dieser Zeit können einige Zellen zusätzliche molekulare Veränderungen erfahren, wie z. B. RAS-Mutationen, die in einigen kalten Knoten nachgewiesen wurden [4].

Vor mehr als 20 Jahren hat die Gruppe von Studer und Mitarbeitern [23] in Transplantationsexperimenten von Knotenstrumen auf Nacktmäuse nachgewiesen, dass autonom wachsende Schilddrüsenzellen ein höheres intrinsisches Wachstumspotenzial aufweisen. Darüber hinaus deutete die Transplantation von autonom wachsenden embryonalen Schilddrüsenzellen darauf hin, dass autonom wachsende Zellen für die Entstehung von Knoten in der Knotenstruma verantwortlich sind, Zellen, die offensichtlich in der Embryonalzeit entstehen und in der Schilddrüse verbleiben [24]. Es spricht Einiges dafür, dass die seinerzeit nachgewiesenen autonom wachsenden Zellen den heute nachgewiesenen adulten Stammzellen entsprechen.

1.2 Schilddrüsenknoten und die Knotenstruma als Stammzellerkrankung

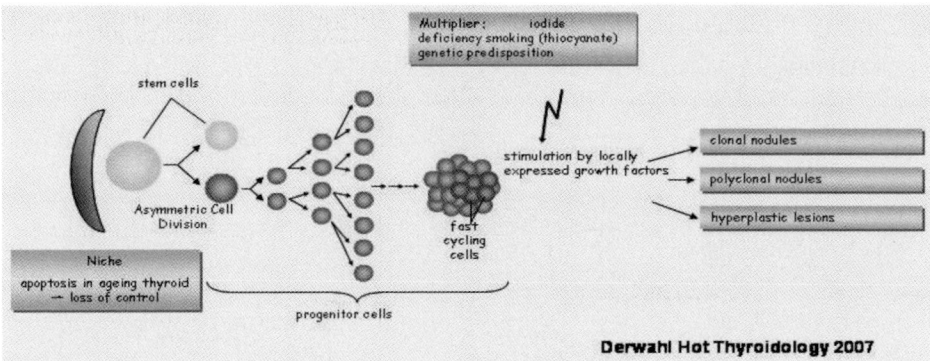

Abb. 1: Pathogenese von Schilddrüsenknoten aus adulten Stammzellen. Der programmierte Zelltod (Apoptose) findet sich nachweislich in jeder Struma und ist verantwortlich für die nachlassende Kontrolle von im Schilddrüsengewebe nachweisbaren Schutzzellen (Niches) über adulte Stammzellen. Wenn diese Wachstumskontrolle nachlässt, beginnen ruhende Stammzellen zu proliferieren und es entstehen Tochterstammzellen sowie schneller wachsende Progenitorzellen (asymmetrische Zellteilung). Unter dem Einfluss von lokal exprimierten Wachstumsfaktoren, die in jeder Knotenstruma nachweisbar sind, wachsen Progenitorzellen mit einer höheren Wachstumsrate zu Knoten oder Hyperplasien aus. Ein Iodmangel oder eine durch Thiozyanate bedingte Iodverarmung (Rauchen!) verstärkt die lokale Synthese von Wachstumsfaktoren. Progenitorzellen mit einem geringeren Wachstumspotenzial differenzieren hingegen in normale Schilddrüsenzellen, wie dies in vitro gezeigt wurde [12, 13]. Einige dieser Progenitorzellen, die nicht voll differenziert sind, wenn sie z. B. einen gestörten Iodmetabolismus aufweisen, können zu kalten Knoten auswachsen. Eine genetische Prädisposition ist für die Entstehung von Knoten und der Knotenstruma aus Stammzellen von wesentlicher Bedeutung.

(Die Originalgrafik kann zum persönlich Gebrauch unter www.hotthyroidology.com heruntergeladen werden).

Literatur

[1] Derwahl M, Studer H: Hyperplasia versus adenoma in endocrine tissues: are they different? Trends Endocrinol Metab (2002) 13:23-28

[2] Volzke H, Ludemann J, Robinson DM, et al.: The prevalence of undiagnosed thyroid disorders in a previously iodine-deficient area. Thyroid (2003)13:803-810

[3] Studer H, Derwahl, M: Mechanism of nonneoplastic endocrine hyperplasia – a changing concept: a review focused on the thyroid gland. Endocrin Rev 16:411-426

[4] Krohn K, Fuhrer D, Bayer Y, et al.: Molecular pathogenesis of euthyroid and toxic multinodular goiter. Endocr Rev (2005) 26:504-524

[5] Maier J, van Steeg H, van Oostrom C, et al.: Deoxyribonucleic acid damage and spontaneous mutagenesis in the thyroid gland of rats and mice. Endocrinology (2006) 147:3391-3397

[6] Reya T, Morrison SJ, Clarke MF, et al.: Stem cells, cancer, and cancer stem cells. Nature (2001) 414:105-111

[7] Yatabe Y, Tavare S, Shibata D: Investigating stem cells in human colon by using methylation patterns. Proc Natl Acad Sci USA (2001) 98:10839-10844

[8] Tai MH, Chang CC, Kiupel M, et al.: Oct4 expression in adult human stem cells: evidence in support of the stem cell theory of carcinogenesis. Carcinogenesis (2005) 26:495-502

[9] Zulewski H, Abraham EJ, Gerlach MJ, et al.: Multipotential nestin-positive stem cells isolated from adult pancreatic islets differentiate ex vivo into pancreatic endocrine, exocrine, and hepatic phenotypes. Diabetes (2001) 50:521-533

[10] Brill S, Zvibel I, Reid LM: Expansion conditions for early hepatic progenitor cells from embryonal and neonatal rat livers. Dig Dis Sci (1999) 44:364-371

[11] Stemple DL, Anderson DJ: Isolation of a stem cell for neurons and glia from the mammalian neural crest. Cell (1992) 71:973-985

[12] Thomas T, Nowka K, Lan L, et al.: Expression of endoderm stem cell markers: evidence for the presence of adult stem cells in human thyroid glands. Thyroid (2006) 16:537-544

[13] Lan L, Cui D, Nowka K, et al.: Stem cells derived from goiters in adults form spheres in response to intense growth stimulation and require thyrotropin for differentiation into thyrocytes. J Clin Endocrinol Metab (2007) 92:3681-3688

[14] Mitsutake N, Iwao A, Nagai K, et al.: Characterization of side population in thyroid cancer cell lines: cancer stem-like cells are enriched partly but not exclusively. Endocrinology (2007) 148:1797-1803

[15] Zheng X, Cui D, Xu S, et al.: Doxorubicin fails to eradicate cancer stem cells derived from anaplastic thyroid carcinoma cells: characterization of resistant cells. Int J Oncol (2007) 37:307-315

[16] Brabletz T, Jung A, Spaderna S, et al.: Opinion: migrating cancer stem cells – an integrated concept of malignant tumour progression. Nat Rev Cancer (2005) 5:744-749

[17] Hoshi N, Kusakabe T, Taylor BJ, et al.: Side population cells in the mouse thyroid exhibit stem/progenitor cell-like characteristics. Endocrinology (2007) 148:4251-4258

[18] Moore KA, Lemischka IR: Stem cells and their niches. Science (2006) 311:1880-1885

[19] Frisch SM, Francis H: Disruption of epithelial cell-matrix interactions induces apoptosis. J Cell Biol (1994) 124:619-626

[20] Berghout A, Wiersinga WM, Smits NJ, et al.: Interrelationships between age, thyroid volume, thyroid nodularity, and thyroid function in patients with sporadic nontoxic goiter. Am J Med (1990) 89:602-608

[21] Vanderpump MP, Tunbridge WM, French JM, et al.: The incidence of thyroid disorders in the community: a twenty-year follow-up of the Whickham Survey. Clin Endocrinol (Oxf) (1995) 43:55-68

[22] Aghini-Lombardi F, Antonangeli L, Martino E, et al.: The spectrum of thyroid disorders in an iodine-deficient community: the Pescopagano survey. J Clin Endocrinol Metab (1999) 84:561-566

[23] Peter HJ, Gerber H, Studer H: Pathogenesis of heterogeneity in human multinodular goiter. A study on growth and function of thyroid tissue transplanted on nude mice. J Clin Invest (1985) 76:1992-2002

[24] Peter HJ, Studer H, Groscurth P: Autonomous growth but not autonomous function in embryonic human thyroids: a clue to understanding autonomous growth? J Clin Endocrinol Metab (1988) 66:968-973

1.3

Wie therapieren unsere Nachbarn: Gestern und Heute?

A. G. Burger

Die Schweiz war früher bekannt für ihre wesentlichen Beiträge zur Schilddrüsenforschung und Therapie. Unser berühmtester Ahne ist Professor Theodor Kocher, der 1909 den Nobelpreis für Physiologie, Pathologie und chirurgische Schilddrüsentherapie erhielt. Er ist der erste Chirurg, der erfolgreich die totale Thyroidektomie einführte [1]. Er übersah aber dabei die sekundäre Hypothyreose, ein Krankheitsbild, dessen Pathophysiologie damals neu entdeckt wurde. Professor Reverdin kommt dieser Verdienst zu, den richtigen Schluss zu ziehen. Ein weiterer bekannter Schilddrüsenchirurg war Professor De Quervain, der ebenfalls in Bern arbeitete [2]. Er beschrieb die Histologie der subakuten Thyroiditis, die deshalb in der Schweiz ganz allgemein als die de Quervain-Thyroiditis bekannt ist.

Dank der sehr frühzeitigen Iodierung des Kochsalzes im Jahre 1925 hat bei uns das Problem des endemischen Kropfes stark abgenommen und ist heute eigentlich gelöst. Wir verdanken dies drei berühmten Pionieren, die nicht Universitätsprofessoren, sondern praktizierende Ärzte waren. Es sind Dr. Bayard im Wallis, Dr. Hunziker im Zürcher Land und Dr. Eggenberger im Appenzell. Heutzutage enthält bei uns ein Kilo Salz 25 mg KI [3, 4].

Es kommt heute kaum mehr vor, dass wir einheimische Kröpfe wegen ihrem Volumen operieren müssen [5]. Die Fragen stellen sich vorwiegend: könnte sich in einem multinodulären Knotenkropf zusätzlich ein Schilddrüsenkarzinom verbergen, oder ist der Kropf Ausdruck einer Autoimmunthyroiditis und letztlich, wie ist der Langzeitverlauf dieses Kropfes? Wir müssen bedenken, dass sich eventuell eine kleine diffuse Vergrößerung der Schilddrüse des Adoleszenten zu einem asymptomatischen oder sogar zu einem symptomatischen und behandlungsbedürftigen

Kropf entwickeln könnte. Die Untersuchungsmethoden in der Schweiz sind sicher mit den deutschen identisch. Ich hatte bei meinen Kollegen eine kleine Umfrage gemacht. Ich kann sagen, dass bei uns Schilddrüsenpunktionen fast ausschließlich mit Ultraschall durchgeführt werden und dass die Szintigrafie selten gebraucht wird. Auch ist zu sagen, dass unter den Endokrinologen nur sehr wenige Kröpfe mit Schilddrüsenhormonpräparaten behandeln. Die meisten begnügen sich mit einer Überwachung. Es ist hingegen wahrscheinlich, dass die Internisten und Allgemeinpraktiker die Substitutionstherapie viel häufiger anwenden. Falls das Serum TSH tief normal liegt, wird von einigen, aber bei weitem nicht allen Endokrinologen, eine Operation empfohlen, ganz selten aber eine Radioiodtherapie. Die therapeutische Haltung wird kaum dadurch beeinflusst, ob der Patient sich über den Kropf subjektiv beschwert oder nicht.

Das therapeutische Verhalten sollte natürlich auf pathophysiologische Vorstellungen zurückzuführen sein. Es wurde deshalb gefragt, wie rasch sich eine manifeste Hyperthyreose bei Patienten mit einem Serum TSH zwischen 0,2 und 0,6 mU/l entwickeln wird. Die Mehrzahl der Kollegen nahm richtig an, dass der Prozentsatz in den nächsten 5-10 Jahren nicht mehr als 10% sei. Davon sind noch einige Fälle sicher durch Iodkontamination induziert. Auch die Gefahr, dass sich in einem Knotenkropf ein Karzinom verstecken könnte, wird als sehr gering angesehen, wobei es immer noch nicht sicher ist, ob solche Karzinome die gleiche Prognose haben wie isolierte. Eindeutig beeinflusst ein hoher Titel von Schilddrüsenantikörper das diagnostische und therapeutische Vorgehen. Nicht alle Kollegen punktieren Schilddrüsenknoten ebenso häufig in einer Hashimoto Thyroiditis als in einer gewöhnlichen Knotenstruma. Der Nachweis eines niedrigen Titers wird gelegentlich als Zeichen eines zusätzlichen papillären Karzinoms gedeutet.

Die Radiotherapie wäre in der Schweiz sicher sehr beliebt, wenn sie mit der ambulant einsetzbaren Dosis von 5 mCi nicht so stark eingeschränkt wäre. Es besteht sicher ein Interesse an der Radiotherapie unter TSH Stimulierung.

Was die heutige Chirurgie anbelangt, habe ich meine meiste Information von Herrn Dr. Triponez, der in Genf operiert. Ungefähr 50% der Schilddrüsenoperation werden wahrscheinlich von Endokrinen Chirurgen durchgeführt. Die totale oder subtotale Strumektomie herrscht vor, auch wenn nur eine einseitig lokalisierte Läsion vorliegt. Doch eine einheitliche Meinung darüber besteht nicht, ist doch Herr Professor Gemsenjäger, der in Basel und Zürich tätig war, ein Vertreter von Lobektomien. Ich bin davon überzeugt, dass man in den nächsten 10 Jahren die Kriterien für eine totale Strumektomie oder Lobektomie genauer definieren wird.

1.3 Wie therapieren unsere Nachbarn: Gestern und Heute?

Zusammenfassend kann man sagen, dass in der Schweiz die Thyroxintherapie viele Befürworter verloren hat. Dies ist sicher auf unsere gute Iodprophylaxe zurückzuführen. Im Übrigen unterscheidet sich wahrscheinlich unser diagnostisches und therpeutisches Vorgehen wohl kaum wesentlich, abgesehen davon, dass wir Szintigrafien eher selten benützen.

Literatur

[1] Gemsenjager E: Goiter surgery from Kocher to today. Schweiz Med Wochenschr (1993) 123:207-213

[2] De Quervain F, Wegelin C: Der endemische Kretinismus. In. Berlin: Springer Verlag (1936)

[3] Truong TH, Gerber H, Haenel AF, Bürgi H: Iodine nutrition in different periods of life and sonographic thyroid volumes in schoolchildren in a region of Switzerland. SchweizMedWochenschr (1997) 127:715-721

[4] Zimmermann MB, Hess S, Zeder C, Hurrell RF: Urinary iodine concentrations in swiss schoolchildren from the Zurich area and the Engadine valley. Schweiz Med Wochenschr (1998) 128:770-774

[5] Studer H: Goiter: from epiphenomenon of iodine deficiency to benign tumor. A 30-year long guided story. Schweiz Med Wochenschr (1995) 125:1379-1387

1.4

Schilddrüsenknoten: Leitlinie und Praxisalltag in Deutschland

J. B. Adler, M. Scholz, R. Paschke

Einleitung

Schilddrüsenknoten sind ein in der Bevölkerung weitverbreitetes Problem. Laut SHIP-Untersuchungen hat jeder fünfte Deutsche im Alter zwischen 20 und 79 Jahren einen Schilddrüsenknoten, 35,9% weisen einen Struma auf. Die Diagnostik und Therapie von Schilddrüsenknoten werden in der Leitlinie der European Thyroid Association, American Association of Clinical Endocrinologists und Italian Association of Clinical Endocrinologists beschrieben [1-4]. Es ist jedoch unbekannt, wie Schilddrüsenknoten im deutschen Praxisalltag tatsächlich diagnostiziert und therapiert werden. Diese Untersuchung beleuchtet daher die Häufigkeiten der verschiedenen diagnostischen Maßnahmen sowie die anschließende Behandlung eines Schilddrüsenknotens.

Methode

Wir haben in einer retrospektiven Analyse Leistungs- und Verschreibungsdaten von 1.129.556 AOK-Patienten, für welche im 2. Quartal 2006 erstmals die gesicherte Diagnose einer uni- oder multinodösen Struma gestellt wurde, untersucht. Die ICD-Nummer E041 „nichttoxischer solitärer Schilddrüsenknoten" wird hierbei im Folgenden als „uninodös" bezeichnet; die ICD-Nummern E042 „Nichttoxische mehrknotige Struma, Mehrknotige (zystische) Struma o.n.A., Zystische Struma o.n.A." und E011 „Iodmangelbedingte mehrknotige Struma (endemisch)" zusammengefasst als „multinodös". Relevante Diagnosen, die eine Struma beschreiben, sind E010 „Iodmangelbedingte diffuse Struma (endemisch)", E012 „Iodmangelbedingte Struma (endemisch), nicht näher bezeichnet", E048 „Sonstige näher bezeichnete nichttoxische Struma" und E049 „Nichttoxische Struma, nicht näher bezeichnet, Struma nodosa (nichttoxisch) o.n.A., Struma o.n.A.", auch unter der Bezeichnung „Struma" zusammengefasst. Das betrifft 885.782 Patienten. Die bundesweite Gesamtversichertenzahl der AOK umfasste zum Stichtag 01.07.2006 18.015.114 Versicherte. Die deutsche Bevölkerung zählte laut Statistischem Bundesamt am 01.12.2006 82. 315. 000 Einwohner. Auf diesen Zahlen basieren die unten genannten Inzidenzberechnungen.

Es wurden die abgerechneten diagnostischen Maßnahmen während der 9 vorangegangenen Monate sowie alle abgerechneten folgenden Untersuchungen und Behandlungen (einschließlich chirurgischer Eingriffe und Radioiodtherapie) während der anschließenden beiden Jahre ausgewertet. Diese Daten wurden vom Wissenschaftlichen Institut der AOK zur Verfügung gestellt und im Institut für medizinische Informatik, Statistik und Epidemiologie der Universität so bearbeitet, dass sie in einem Statistik-Programm verwertbar wurden. Für die Auswertungen wurde das Statistik-Programm SPSS verwendet. Die Betrachtungen konzentrieren sich auf die Diagnosestellung folgender 4 Fachgruppen: Internisten, Allgemeinmediziner, Nuklearmediziner, Chirurgen. Die übrigen Arztgruppen werden unter „Sonstige" zusammengefasst.

Um differenziertere Aussagen zu dem Diagnostik- und Behandlungsverhalten der einzelnen Fachgruppen treffen zu können, wurde die Kohorte anhand der Erstdiagnose uninodöse Struma zu 71.055 Patienten und multinodöse Struma zu 172.719 Patienten separiert. Es wurden jeweils Operierte (2.065/12.570) und Nicht-Operierte (66.907/858.481) getrennt ausgewertet, um zu erörtern, ob sich deren Diagnostik und Nachuntersuchungen signifikant voneinander unterscheiden.

Zunächst untersuchten wir die Verteilung der Diagnose stellenden Arztgruppen. Anschließend untersuchten wir die Verwendung der in den Leitlinien empfohlenen Untersuchungen zur Diagnosesicherung sowie zum weiterführenden Management der Erkrankung nach Diagnosestellung. Die prozentualen Angaben beziehen sich auf Anzahl der Patienten, bei denen die genannte Untersuchung abgerechnet wurde im Verhältnis zu allen von dieser Arztgruppe ursprünglich diagnostizierten Patienten der jeweiligen Subgruppe (uni-/multinodös bzw. operiert/nicht operiert). Dabei wurden Patienten, die dieselbe Untersuchung mehrfach erhielten, nur einmal berücksichtigt. In einer separaten Darstellung wird die Rate an Mehrfachszintigrafien in der Diagnostik dargestellt. Zudem verglichen wir die Verwendung von L-Thyroxin sowie L-Thyroxin-Iodid Kombinationspräparaten.

Ergebnisse

Die Diagnosen wurden von Allgemeinmedizinern (44,8%/53,8%), Internisten (34,8%/36,8%), Nuklearmedizinern (11,4%/4,5%) und anderen mit Hilfe von Ultraschall (70%), Szintigrafie (33,5%), TSH-Bestimmung (87,5%), Calcitonin-Bestimmung (8%), Anti-TPO-Bestimmung (18%), TRAK-Bestimmung (12%) und FNAB (7%) gestellt (Operierte/Nicht-Operierte). Die Szintigrafie kam bei operierten Patienten in 52%, bei Nicht-Operierten in 15% zur Anwendung und wird von Allgemeinmedizinern, Internisten, Nuklearmedizinern und anderen in 49%/11%; 42%/11%; 87%/63%; und 70%/45 % für die Diagnostik eingesetzt (Operierte/Nicht-Operierte).

Während der beiden Folgejahre wurden 2,7%/0,2% der von Allgemeinmedizinern behandelten, 2,8%/0% der von Internisten behandelten, 7,2%/0,8% der von Nuklearmedizinern behandelten, 21%/0% der von Chirurgen behandelten an der Schilddrüse operiert bzw. mit Radioiod therapiert. Lediglich 13,6%/8,4% aller uni- und multinodösen Patienten, die sich einer Operation unterzogen, wurden vorher mittels FNAZ diagnostiziert. Mehrere Szintigrafien nach Diagnosestellung wurden bei 2% der Patienten durchgeführt. 22,7% der nicht operierten Patienten erhielten L-Thyroxin und 29,7% erhielten L-Thyoxin-Iodid Kombinationspräparate. Eine Auswertung der alleinigen Iodidtherapie ist nicht möglich, da Iodid nicht verschreibungspflichtig ist.

Diskussion

Die Inzidenz von Schilddrüsenknoten unter den 1.129.556 AOK-Versicherten beträgt 5,4%, diejenige von Strumen 20%. Im Betrachtungszeitraum waren 21,9 % der Deutschen bei der AOK versichert. Diese Inzidenzen liegen deutlich unter der Prävalenz von nicht diagnostizierten Strumen (36%) und Schilddrüsenknoten (20%) der SHIP Studie [5].

Die verschiedenen Facharztgruppen setzen die unterschiedlichen diagnostischen Möglichkeiten mit unterschiedlicher Häufigkeit ein. Die TSH-Bestimmung (87,5% der Patienten) sowie die Sonografie (70% der Patienten) werden in der Diagnostik am häufigsten eingesetzt. Es kommt aber offenbar entgegen der Leitlinien die Calcitoninbestimmung oder die FNAZ für die Diagnostik des Schilddrüsenknotens nur sehr selten zur Anwendung. Es ist unklar, ob Budget, Abrechnungsobergrenzen z. B. für Sonografien oder andere Abrechnungsprobleme eine Erklärung dafür sind, dass 15% der Patienten ohne abgerechnete Schilddrüsen-relevante Untersuchung ihre Diagnose erhielten.

Die höhere Rate an Szintigrafien bei operierten Patienten (52%) gegenüber Nicht-Operierten (15%) legt nahe, dass die OP-Indikation neben dem Sonografiebefund z. T. mit dem Befund der Szintigrafie begründet wird. Obwohl die Leitlinien für die Diagnostik der euthyreoten multinodösen Struma in (ehemaligen) Iodmangelregionen die Szintigrafie zum Ausschluss heißer Knoten unabhängig vom TSH-Wert empfehlen, bleibt unklar, wieso operierte Patienten mit multinodösen Strumen wesentlich häufiger szintigrafiert wurden als nicht operierte (48,9%/14,8%). Selbst unter den Bedingungen einer wesentlich schlechteren Iodversorgung vor ca. 25 Jahren lag die Häufigkeit der szintigrafisch detektierbaren Autonomien in euthyreoten Strumen bei 49% multifokal bzw. 25% unifokal [6]. Außer dem Ausschluss heißer Areale für die weitere Malignitätsdiagnostik ist die Szintigrafie für die Dignitätsbeurteilung von Schilddrüsenknoten nicht hilfreich.

In den beiden Folgejahren werden sowohl bei operierten (57%) als auch bei nicht-operierten Patienten (31%) wenige Sonografien durchgeführt. Betrachtet man die Häufigkeiten verteilt auf die verschiedenen Fachgruppen, so fällt auf, dass nur die Nuklearmediziner mit durchschnittlich 47% bei den nicht-operierten Patienten deutlich häufiger Sonografien abrechnen. Die übrigen Fachärzte rechnen Verlaufssonografien ähnlich selten ab. Beschränkungen der Abrechnungsmöglichkeit für Schilddrüsensonografien in einigen KV-Bezirken können diese Zahlen nur zum Teil erklären. Auch das TSH als Kontroll-Parameter wird noch zu selten abgerechnet (85% Operierte/56% Nicht-Operierte). Es wurden jedoch ausschließlich abgerechnete Daten analysiert. Dies muss nicht den tatsächlich durchgeführten Leistungen entsprechen, da diese Leistungen zum Teil budgetiert sind.

Insgesamt wurden bei 3.776 Patienten nach einer diagnosesichernden Szintigrafie eine weitere und bei 208 Patienten zwei weitere Szintigrafien durchgeführt. Das ergibt eine Mehrfachszintigrafierate von 1,9%. Medizinische Indikationen für diese Mehrfachszintigrafien sind schwer vorstellbar.

Literatur

[1] Gharib H et al., American Association of Clinical Endocrinologists, Associazione Medici Endocrinologi, and EuropeanThyroid Association Medical Guidelines for Clinical Practice for the Diagnosis and Management of Thyroid Nodules: J. Endocrinological Investigation (2010) 33 (Suppl. to no. 5) 1-56; Hot Thyroidology 4/10 1-88. Endocr. Pract. 16 Suppl 1, 1-43

[2] Paschke R, Schmidt KW, Gärtner R, Mann K, Dralle H, Reiners C: Epidemiologie, Pathophysiologie, leitliniengerechte Diagnostik und Therapie des Schilddrüsenknotens Medizinische Klinik (2010) 105:80-87

[3] Paschke R: Abklärung des euthyreoten Schilddrüsenknotens: Wann punktieren? Stellenwert der Sonografie. Dtsch. Med. Wochenschr. (2009) 134:2498-2503

[4] Paschke R, Hegedüs L, Alexander E, Valcalvi R, Papini E, Gharib H: Review of recently revised thyroid nodule guidelines – agreement, disagreement and need for future research, Nature Reviews Endocrinology (2011) 7:354-361

[5] Volzke H. et al.: The prevalence of undiagnosed thyroid disorders in a previously iodine-deficient area. Thyroid (2003) 13:803-810

[6] Bähre M, Hilgers R, Lindemann C & Emrich D: Physiological aspects of the thyroid trapping function and its suppression in iodine deficiency using 99mTc pertechnetate. Acta Endocrinol. (Copenh) (1987) 115:175-182

2

Diagnostik: update 2011

2.1

Bildgebung der Struma

M. Schmidt

Grundlagen der Schilddrüsendiagnostik

Die Schilddrüsendiagnostik basiert neben der Labordiagnostik im Wesentlichen auf der Sonografie, der Schilddrüsen-Szintigrafie (mit Pertechnetat) und der Ultraschall-gesteuerten Feinnadelaspirationsbiopsie. Angesichts der Häufigkeit von Schilddrüsenknoten sind wesentliche Ziele einer rationellen Diagnostik die Identifikation malignomsuspekter Schilddrüsenknoten und der Nachweis einer Schilddrüsenautonomie mit Behandlungsbedürftigkeit. Eine aktuelle Leitlinie zur Abklärung von Schilddrüsenknoten wurde von europäischen und amerikanischen Schilddrüsenexperten erarbeitet [Gharib et al. 2010]. Luster et al. weisen auf die Problematik hin, internationale Leitlinien zur Schilddrüsendiagnostik unreflektiert auf deutsche Verhältnisse zu übertragen [Luster et al. 2011].

Szintigrafie (mit Pertechnetat)

Die Verfahrensanweisung der Deutschen Gesellschaft für Nuklearmedizin empfiehlt die Anfertigung einer Schilddrüsen-Szintigrafie bei Schilddrüsenknoten ab 1 cm Durchmesser [Dietlein et al. 2003] unabhängig von der Stoffwechsellage. Die Übertragung europäischer [Pacini et al. 2006] oder amerikanischer Empfehlungen [Cooper et al. 2006 und 2009], dass eine Schilddrüsen-Szintigrafie nur bei erniedrigtem TSH durchgeführt werden soll, negiert die Tatsache, dass es Autonomien in Euthyreose, in latenter und in manifester Hyperthyreose gibt. Luster et al. untersuchten die Prävalenz von szintigrafisch heißen, kalten und indifferenten Schilddrüsenknoten bei Patienten mit einem solitären Herdbefund. Ein heißer Knoten wurde definiert durch einen TSH <0,3 mU/l mit einer Anreicherung im Knoten bei Suppression des paranodulären Gewebes. Ein warmer Knoten wurde definiert durch einen TSH-Wert zwischen 0,3 und 4 mU/l mit einer Anreicherung im Knoten über dem paranodulären Gewebe. Ein indifferenter Knoten zeigte definitionsgemäß ein isointenses Anreicherungsverhalten zum paranodulären Gewebe und ein kalter Knoten eine gegenüber dem paranodulären Gewebe verminderte Anreicherung jeweils bei TSH-Werten zwischen 0,3 und 4 mU/l. Von 489 Patienten hatten als größte Gruppe 43,3% indifferente Knoten. 21,2% hatten heiße, 12,8% warme und 22,7% kalte Knoten [Luster et al. 2005]. Der normofunktionelle Knoten war damit der häufigste Befund bei der Erstdiagnostik eines solitären Schilddrüsenknotens [Luster et al. 2005]. Görges et al. untersuchten die Verteilung subnormaler und normaler TSH-Werte bei autonomen Schilddrüsenadenomen. Von 514 Patienten hatte mit 80% die Mehrzahl der Patienten eine Autonomie mit einem TSH basal im Normbereich, i.e. TSH-Werte zwischen 0,34 und 3,5 mU/l. Lediglich bei 20% der Patienten mit hyperfunktionellen Knoten lagen die TSH-Werte mit <0,1 bis 0,33 mU/l im subnormalen Bereich. Das autonome Volumen betrug im Median 2,2 ml [Range 0,2–48 ml], der mediane Tc-Uptake lag bei 1,1% (Range 0,2–5,7%). Görges et al. schlussfolgerten, dass es in Deutschland nicht sinnvoll ist, eine Szintigrafie auf Patienten mit subnormalen TSH-Werten zu beschränken [Görges et al. 2010 und 2011]. Die Szintigrafie erlaubt also eine Knotendifferenzierung über deren Funktionalität. Die Mehrzahl der Patienten bedarf damit keiner Feinnadelpunktion. Da heiße bzw. warme Knoten als benigne Befunde anzusehen sind, ist hier eine Feinnadelaspirationsbiopsie nicht erforderlich bzw. kontraindiziert, da im Falle der Punktion solcher Knoten mit falsch-positiven zytologischen Befunden (folliculäre Proliferation) zu rechnen ist. In der eigenen Klinik besteht ein Punktionsverbot für autonome Adenome. Ein solches Vorgehen würde nur die Zahl nicht indizierter Operationen erhöhen. Die Schilddrüsen-Szintigrafie erlaubt in Zusammenschau mit den Laborwerten und dem sonografischen Befund die Diagnosestellung einer Schilddrüsenautonomie und auch die Entscheidung, ob eine definitive Therapie (Radioiodtherapie oder Operation) indiziert ist. Von 1.357 Patienten, die im Zeitraum Mai 2000 bis Mai 2003 in der Klinik für Nuklearmedizin des Universitätsklinikums Köln einer Radioiodtherapie wegen einer Schilddrüsenautonomie zugeführt wurden, hatten 51% eine multifokale Autonomie, 42% eine unifokale Autonomie und 7% eine disseminierte Autonomie. Bei der unifokalen Autonomie betrug das mediane Volumen des autonomen Adenoms für Frauen 7 ml, für Männer 11 ml. Bei der multifokalen Autonomie lagen die medianen Werte bei 60 ml für Männer und 40 ml für Frauen, bei der disseminierten Autonomie wurden mediane Volumina von 44 ml bei den Männern und 35 ml bei den Frauen therapiert [Gorbauch 2006]. Für die Indikationsstellung zu einer Radioiodtherapie hat der Tc-Uptake heute eine rückläufige Bedeutung. Gotthardt et al. publizierten zum Rückgang des Suppressionsuptakes. Zwischen 1980 und 2004 wurden die Veränderungen des Suppressionsuptakes an 1.166 Patienten mit gutartigen Schilddrüsenerkrankungen untersucht. Es fand sich eine signifikant fallende Tendenz: der mittlere Suppressionsuptake für unifokale Autonomien ging von 7,5% in den Jahren 1980-1984 auf 2,4% in den Jahren 2000-2003 zurück, Befunde, die in Einklang mit der verbesserten Iodversorgung stehen. Gotthardt et al. sahen relevante Schilddrüsenautonomien ab einem Suppressionsuptake von 1,0% [Gotthardt et al. 2006]. In der eigenen Klinik gehen persistierende latente Hyperthyreosen auch mit Werten für den Tc-Uptake von <1,0% einher, die mittels Radioiodtherapie erfolgreich definitiv therapiert werden.

Feinnadelaspirationsbiopsie (FNAB)

Maligne Schilddrüsenknoten sind gemessen an der Gesamtzahl von Schilddrüsenknoten in Deutschland selten. Man schätzt, dass etwa 5,3 Mio Männer und etwa 9,1 Mio Frauen in Deutschland einen Schilddrüsenknoten haben [Schicha et al. 2009]. Die Wahrscheinlichkeit für einen malignen Knoten beträgt schätzungsweise etwa 1:1000 [Reiners et al. 2003, Reiners et al. 2004, Dietlein et al. 2005]. Die Forderung, alle Schilddrüsenknoten ab 1 cm Durchmesser zu punktieren, wäre in Deutschland absurd. Schicha et al. empfahlen in ihrer Analyse unter Anwendung des sequenziellen Bayes-Theorems eine Präselektion von Schilddrüsenknoten für die Feinnadelaspirationsbiopsie unter Kombination von Kriterien der Sonografie und der Szintigrafie [Schicha et al. 2009]. Unter der Annahme, dass alle Schilddrüsenknoten direkt nach dem sonografischen Nachweis der Feinnadelaspirationsbiopsie zugeführt und deren Sensitivität und Spezifität bei 85% läge, errechnete sich nach dem Bayes-Theorem ein positiver prädiktiver Wert eines pathologischen Zytologiebefundes von nur 1,5%.

Selbst bei einem zweiten unabhängigen Testverfahren (z. B. molekulargenetische Untersuchungen an Thyreozyten, Sensitivität für einen positiven Mutationsnachweis 50%, Spezifität 95%) und Anwendung des sequenziellen Bayes-Theorems stiege der positive Vorhersagewert eines pathologischen „Doppelbefundes" auf nur 13%. Bei einem solchen Algorithmus blieben zudem 58% aller Schilddrüsenkarzinome unentdeckt. Als Konsequenz ist eine Präselektion von Knoten für die Feinnadelaspirationsbiopsie erforderlich, um eine Prätestwahrscheinlichkeit für Schilddrüsenmalignome von mindestens 5-10% zu erzielen. Hierzu ist die Kombination von Kriterien der Sonografie und Szintigrafie, auch bei normwertigen TSH-Wert, geeignet [Schicha et al. 2009]. Daraus ist zu schlussfolgern, dass vorzugsweise sonografisch suspekte, szintigrafisch kalte Schilddrüsenknoten für die

Feinnadelaspirationsbiopsie in Frage kommen. Die Häufigkeit von nicht aussagekräftigen Feinnadelaspirationszytologien schwankt nach Literaturangaben erheblich, liegt teils unter 5%, teils über 30% und erfordert nach üblichen Empfehlungen die Wiederholungspunktion [Oertel et al. 2007, Orija et al. 2007]. Die Indikation zur Feinnadelaspirationsbiopsie wird in der aktuellen Literatur immer weiter ausgeweitet, mittlerweile auch auf Schilddrüsenknoten von unter 1 cm Durchmesser [Berker et al. 2008].

Tc-99m-MIBI-SPECT

Zur weiteren Abklärung kalter Schilddrüsenknoten steht die Schilddrüsen-Szintigrafie mit Tc-99m-MIBI zur Verfügung. Erste Ergebnisse, dass diese Methode geeignet ist, Knoten mit erhöhter Malignomwahrscheinlichkeit zu selektieren, wurden bereits 1993 publiziert [Szybiński et al. 1993]. Weitere Publikationen [Földes et al. 1993, Sundram et al. 1995, Klain et al. 1996, Kresnik et al. 1997, Mezosi et al. 1999, Erdil et al. 2000, Sathekge et al. 2001, Demirel et al. 2003, Hurtado-López 2004, Theissen et al. 2009] konnten zeigen, dass bei fehlender Tc-99m-MIBI-Anreicherung in einem kalten Schilddrüsenknoten ein Schilddrüsenmalignom sehr unwahrscheinlich ist. Hurtado-López et al. berichteten in einer Zusammenstellung der Literatur, dass in 9 Publikationen mit insgesamt 448 Patienten bei keinem einzigen Patienten mit einem kalten Schilddrüsenknoten und negativer Tc-99m-MIBI-Szintigrafie ein differenziertes Schilddrüsenkarzinom gefunden wurde (negativer prädiktiver Wert: 100%), wohingegen alle 127 Patienten mit einem differenzierten Schilddrüsenkarzinom einen positiven Befund in der Tc-99m-MIBI-Szintigrafie hatten [Hurtado-López 2007]. Nach eigener Einschätzung erfolgt hier eine Überbewertung durch Hurtado-López, weil in Einzelfällen ein differenziertes Schilddrüsenkarzinom dem Nachweis in der Tc-99m-MIBI-Szintigrafie entgehen kann [Sundram et al. 1995, Sathekge et al. 2001, Theissen et al. 2009], so dass der negative prädiktive Wert von 100% nach Hurtado-López nicht aufrechterhalten werden kann.

Unter den Kölner Patienten wurde ein papilläres Mikrokarzinom in der MIBI-Szintigrafie nicht detektiert [Theissen et al. 2009]. Földes et al. beschrieben zudem ein MIBI-negatives anaplastisches Schilddrüsenkarzinom [Földes et al. 1993]. Hierbei handelt es sich aber um Einzelfälle, d. h. es bleibt ein hoher negativer prädiktiver Wert bei einer unauffälligen MIBI-Szintigrafie bestehen (negativer prädiktiver Wert nach eigenen Daten >97%). Der positive prädiktive Wert eines Mismatch, d. h. eines kalten Knotens in der Schilddrüsen-Szintigrafie mit Pertechnetat und eine vermehrte Anreicherung in der Schilddrüsen-Szintigrafie mit Tc-99m-MIBI,

2.1 Bildgebung der Struma

ist abhängig vom untersuchten Patientenkollektiv und der Prätestwahrscheinlichkeit. In der internationalen Literatur werden Prozentwerte von ca. 20-60% berichtet. Nach eigenen Daten liegt der positive prädiktive Wert eines Mismatch bei 19% [Theissen et al. 2009]. Ein aktueller Übersichtsartikel zur Bedeutung der Tc-99m-MIBI-Szintigrafie bei kalten Schilddrüsenknoten liegt vor [Schmidt & Schicha 2010]. Abbildung 1 illustriert einen Algorithmus zum diagnostischen Vorgehen bei kalten/suspekten Schilddrüsenknoten.

Kalter / suspekter SD-Knoten:
1. Punktion gut möglich → Punktion
2. Punktion schwierig u./o. US suspekt → MIBI-SPECT

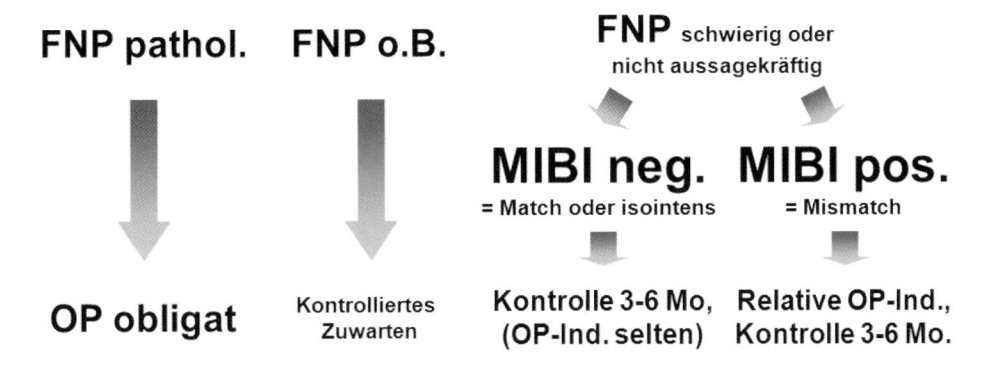

FNP pathol.	FNP o.B.	FNP schwierig oder nicht aussagekräftig	
		MIBI neg. = Match oder isointens	MIBI pos. = Mismatch
OP obligat	Kontrolliertes Zuwarten	Kontrolle 3-6 Mo, (OP-Ind. selten)	Relative OP-Ind., Kontrolle 3-6 Mo.

Abb. 1: Vorgehen bei kalten / suspekten Schilddrüsenknoten (Köln)

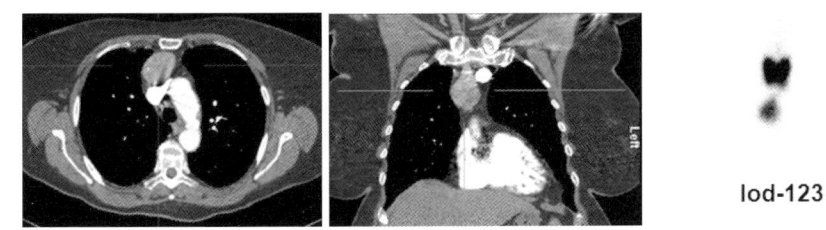

Abb. 2: Intrathorakale, retrosternale Fremdgewebeformation von ca. 3,3 x 4,1 cm, in Zusammenschau mit der Iod-123-Szintigrafie als retrosternale Struma diagnostizierbar.

(CT-Bilder von Herrn Priv.-Doz. Dr. C. Bangard, Institut und Poliklinik für Radiologische Diagnostik, Universitätsklinikum Köln, zur Verfügung gestellt.)

Weitere diagnostische Verfahren: CT, MRT, PET

Computertomografie und Magnetresonanztomografie kommen nur in Ausnahmesituationen bei der Abklärung der benignen Struma zum Einsatz. Es handelt sich meist um intrathorakale Strumen, die sich der sonografischen Beurteilbarkeit entziehen. Hier hat auch die Schilddrüsen-Szintigrafie mit Iod-123 ihre Bedeutung, da damit Iod-speicherndes Gewebe als Schilddrüsengewebe identifiziert werden kann (Abbildung 2). Bei der Anwendung der Computertomografie ist zu beachten, dass iodhaltiges Röntgenkontrastmittel zum einen eine Hyperthyreose auslösen kann, zum anderen eine Radioiodtherapie erst einmal blockiert. Das bevorzugte Verfahren zur Beurteilung großer Strumen ist an der Kölner Klinik daher die Magnetresonanztomografie, die auch geeignet ist, das Volumen großer Strumen gut darzustellen. Bachmann et al. konnten damit die eindrucksvolle Volumenabnahme großer Strumen darstellen, bei denen sich das Strumavolumen nach Radioiodtherapie um im Mittel 66% innerhalb eines Jahres reduzierte [Bachmann et al. 2009]. Die Positronen-Emissions-Tomografie mit F-18-FDG wurde zwar auch bei Patienten mit nicht-diagnostischer Feinnadelaspirationsbiopsie eingesetzt. In kleinen Kollektiven schloss ein unauffälliger Befund ein Schilddrüsenmalignom aus [De Geus-Oei 2006, Sebastianes et al 2007, Hales et al. 2008]. Angesichts der Kosten einer F-18-FDG-PET ist der breite Einsatz zur Abklärung von Schilddrüsenknoten nicht zu rechtfertigen. Der routinemäßige Einsatz der FDG-PET zur Abklärung suspekter Schilddrüsenknoten oder gar des „Inzidentaloms" ist nicht indiziert. Vielmehr ist die F-18-FDG-PET als Spezialuntersuchung geeignet, bei intrathorakalen Fremdgewebeformationen eine intrathorakale Struma von einem Lymphom zu differenzieren. F-18-FDG-PET hat bei der Schilddrüse seine Indikation in der Nachsorge von Patienten mit iodnegativen, aber FDG-PET-positiven Metastasen.

Literatur

[1] Bachmann J, Kobe C, Bor S, Rahlff I, Dietlein M, Schicha H, Schmidt M: Radioiodine therapy for thyroid volume reduction of large goiters. Nucl MEd Commun (2009) 30:466-471

[2] Cooper DS, Doherty GM, Haugen BR, Kloos RT, Lee SL, Mandel SJ, Mazzaferri EL, McIver B, Sherman SI, Tuttle RM: The American Thyroid Association Guidelines Taskforce. Management guidelines for patients with thyroid nodules and differentiated thyroid cancer. Thyroid (2006) 16:109-142

[3] Cooper DS, Doherty GM, Haugen BR, Kloos RT, Lee SL, Mandel SJ, Mazzaferri EL, McIver B, Pacini F, Schlumberger M, Sherman SI, Steward DL, Tuttle RM: American Thyroid Association (ATA) Guidelines Taskforce on Thyroid Nodules and Differentiated Thyroid Cancer. Revised American Thyroid Association management guidelines for patients with thyroid nodules and differentiated thyroid cancer. Thyroid (2009) 19:1167-1214

[4] De Geus-Oei LF, Pieters GF, Bonenkamp JJ, Mudde AH, Bleeker-Rovers CP, Corstens FH, Oyen WJ: 18F-FDG PET reduces unnecessary hemithyroidectomies for thyroid nodules with inconclusive cytologic results. J Nucl Med (2006) 47:770 - 5

[5] Dietlein M, Dressler J, Grünwald F, Joseph K, Leisner B, Moser E, Reiners C, Rendl J, Schicha H, Schneider P, Schober O: Deutsche Gesellschaft für Nuklearmedizin. Leitlinie zur Schilddrüsendiagnostik (Version 2) [Guideline for in vivo- and in vitro procedures for thyroid diseases (version 2)]. Nuklearmedizin (2003) 42:109 - 115

[6] Dietlein M, Kobe C, Schmidt M, Schicha H: Das Inzidentalom der Schilddrüse: Über- oder Unterdiagnostik eines epidemiologischen Befundes? Nuklearmedizin (2005) 44:213-224

[7] Demirel K, Kapucu O, Yücel C, Ozdemir H, Ayvaz G, Taneri F: A comparison of radionuclide thyroid angiography, (99m)Tc-MIBI scintigraphy and power Doppler ultrasonography in the differential diagnosis of solitary cold thyroid nodules. Eur J Nucl Med Mol Imaging (2003) 30:642 - 650

[8] Erdil TY, Ozker K, Kabasakal L, Kanmaz B, Sönmezoglu K, Atasoy KC, Turoglu HT, Uslu I, Isitman AT, Onsel C. Correlation of technetium-99m MIBI and thallium-201 retention in solitary cold thyroid nodules with postoperative histopathology. Eur J Nucl Med (2000) 27:713-720

[9] Földes I, Lévay A, Stotz G: Comparative scanning of thyroid nodules with technetium-99m pertechnetate and technetium-99m methoxyisobutylisonitrile. Eur J Nucl Med (1993) 20:330-333

[10] Görges R, Kandror T, Kuschnerus S, Zimny M, Pink R, Palmedo H, Hach A, Rau H, Tanner C, Zaplatnikov K, Bockisch A, Freudenberg L: Szintigraphisch mehranreichernde Schilddrüsenknoten gehen überwiegend mit normwertigem TSH einher. Nuklearmedizin (2011) 50:179-188

[11] Gharib H, Papini E, Paschke R, Duick DS, Valcavi R, Hegedüs L, Vitti P: AACE/AME/ETA Task Force on Thyroid Nodules. American Association of Clinical Endo-

crinologists, Associazione Medici Endocrinologi, and EuropeanThyroid Association Medical Guidelines for Clinical Practice for the Diagnosis and Management of Thyroid Nodules. Endocr Pract (2010) 16 (Suppl 1):1-43

[12] Görges R, Kuschnerus S, Kandror T, Bockisch A, Freudenberg L: Verteilung subnormaler und normaler TSH-Werte bei autonomen Schilddrüsenknoten. Nuklearmedizin (2010) 49:A5 (V3)

[13] Gorbauch E: Häufigkeit immunogener Hyperthyreosen und von Schilddrüsen-Autoimmunphänomenen nach Radioiodtherapie der Schilddrüsen-Autonomie. Inaugural-Dissertation, Universität zu Köln (2006)

[14] Gotthardt M, Stübinger M, Pansegrau J, Buchwald B, Goecke J, Pfestroff A, Corstens FHM, Behr TM: Decrease of 99mTc-uptake in autonomous thyroid tissue in germany since the 1970s. Nuklearmedizin (2006) 45:122-125

[15] Hales NW, Krempl GA, Medina JE: Is there a role for fluorodeoxyglucose positron emission tomography/computed tomography in cytologically indeterminate thyroid nodules? Am J Otolaryngol (2008) 29:113-8

[16] Hurtado-López LM, Arellano-Montaño S, Torres-Acosta EM, Zaldivar-Ramirez FR, Duarte-Torres RM, Alonso-De-Ruiz P, Martínez-Duncker I, Martínez-Duncker C: Combined use of fine-needle aspiration biopsy, MIBI scans and frozen section biopsy offers the best diagnostic accuracy in the assessment of the hypofunctioning solitary thyroid nodule. Eur J Nucl Med Mol Imaging (2004) 31:1273-1279

[17] Hurtado-López LM, Martínez-Duncker C: Negative MIBI thyroid scans exclude differentiated and medullary thyroid cancer in 100% of patients with hypofunctioning thyroid nodules. Eur J Nucl Med Mol Imaging (2007) 34:1701-1703

[18] Klain M, Maurea S, Cuocolo A, Colao A, Marzano L, Lombardi G, Salvatore M: Technetium-99m tetrofosmin imaging in thyroid diseases: comparison with Tc-99m-pertechnetate, thallium-201 and Tc-99m-methoxyisobutylisonitrile scans. Eur J Nucl Med (1996) 23:1568-1574

[19] Kresnik E, Gallowitsch HJ, Mikosch P, Gomez I, Lind P: Technetium-99m-MIBI scintigraphy of thyroid nodules in an endemic goiter area. J Nucl Med (1997) 38:62-65

[20] Luster M, Simon D: Von der fehlenden Übertragbarkeit internationaler Leitlinien zur Schilddrüsendiagnostik. Ein deutscher Sonderweg ? Nuklearmedizin (2011) 50:175-177

[21] Luster M, Stinzing A, Reiners C: Inzidentalome der Schilddrüse beim Ultraschall-Screening: Initiative Papillon. Der Nuklearmediziner (2005) 28:92-95

[22] Mezosi E, Bajnok L, Gyory F, Varga J, Sztojka I, Szabo J, Galuska L, Leovey A, Kakuk G, Nagy E: The role of technetium-99m methoxyisobutylisonitrile scintigraphy in the differential diagnosis of cold thyroid nodules. Eur J Nucl Med (1999) 26:798-803

[23] Oertel YC, Miyahara-Felipe L, Mendoza MG, Yu K: Value of repeated fine needle aspirations of the thyroid: an analysis of over ten thousand FNAs. Thyroid (2007) 17:1061-1066

[24] Orija IB, Piñeyro M, Biscotti C, Reddy SS, Hamrahian AH: Value of repeating a nondiagnostic thyroid fine-needle aspiration biopsy. Endocr Pract (2007) 13:735-742

[25] Pacini F, Schlumberger M, Dralle H, Elisei R, Smit JW, Wiersinga W: European Thyroid Cancer Taskforce. European consensus for the management of patients with differentiated thyroid carcinoma of the follicular epithelium. Eur J Endocrinol (2006) 154:787-803

[26] Reiners C, Schumm-Draeger PM, Geling M, Mastbaum C, Schönberger J, Laue-Savic A, Hackethal K, Hampel R, Heinken U, Kullak W, Linke R, Uhde W: [Thyroid gland ultrasound screening (Papillon Initiative). Report of 15 incidentally detected thyroid cancers] Internist (2003) 44:412-419

[27] Reiners C, Wegscheider K, Schicha H, Theissen P, Vaupel R, Wrbitzky R, Schumm-Draeger PM: Prevalence of thyroid disorders in the working population of Germany: ultrasonography screening in 96,278 unselected employees. Thyroid (2004) 14:926-932

[28] Sathekge MM, Mageza RB, Muthuphei MN, Modiba MC, Clauss RC: Evaluation of thyroid nodules with technetium-99m MIBI and technetium-99m pertechnetate. Head Neck (2001) 23: 305-310

[29] Schicha H, Hellmich M, Lehmacher W, Eschner W, Schmidt M, Kobe C, Schober O, Dietlein M: [Should all patients with thyroid nodules > or = 1 cm undergo fine-needle aspiration biopsy?] Nuklearmedizin (2009) 48:79-83

[30] Schmidt M, Schicha H: MIBI-SPECT bei kalten Knoten zur Schilddrüsenkarzinomdetektion. Der Nuklearmediziner (2010) 33:214-221

[31] Sebastianes FM, Cerci JJ, Zanoni PH, Soares J Jr, Chibana LK, Tomimori EK, de Camargo RY, Izaki M, Giorgi MC, Eluf-Neto J, Meneghetti JC, Pereira MA: Role of 18F-fluorodeoxyglucose positron emission tomography in preoperative assessment of cytologically indeterminate thyroid nodules. J Clin Endocrinol Metab (2007) 92:4485-4488

[32] Sundram FX, Mack P: Evaluation of thyroid nodules for malignancy using 99mTc-sestamibi. Nucl Med Commun (1995) 16:687-693

[33] Szybiński Z, Huszno B, Gołkowski F, Atneisha A: Technetium 99m-methoxyisobutylisonitrile in early diagnosis of thyroid cancer. Endokrynol Pol (1993) 44:427-433.

[34] Theissen P, Schmidt M, Ivanova T, Dietlein M, Schicha H: MIBI scintigraphy in hypofunctioning thyroid nodules – can it predict the dignity of the lesion? Nuklearmedizin (2009) 48:144-152

2.2

Schilddrüsendiagnostik update 2011: Elastografie

J. Bojunga, M. Friedrich-Rust

Ultraschall ist die sensitivste Methode für den Nachweis von Schilddrüsenknoten. Obwohl zahlreiche sonografische Kriterien evaluiert wurden, ist die Genauigkeit für eine Unterscheidung von benignen und malignen Knoten bisher jedoch nicht ausreichend. Ergänzende Untersuchungen wie die Schilddrüsenszintigrafie und Feinnadel-Aspirationszytologie müssen daher häufig zusätzlich durchgeführt werden.

In der konventionellen B-Bild Sonografie gelten als Kriterien für Malignitätsverdacht schwächer echogene, ovaläre, unscharf begrenzte Knoten, fehlender Halo, Mikrokalzifikationen, intranoduläre Vaskularisation sowie singuläre Knoten in einer ansonsten normalen Schilddrüse. Jedoch auch durch Kombination von einzelnen dieser Parameter werden meist nur Sensitivitäten und Spezifitäten für den Nachweis maligner Knoten von 50-70% angegeben [1]. Zu beachten ist auch, dass der Nachweis der einzelnen Parameter im Ultraschall mit einem deutlich unterschiedlichen Risiko verbunden ist, dass der jeweilige Knoten tatsächlich maligne ist: in einer logistischen Regressionsanalyse konnte gezeigt werden, dass der Nachweis unscharf begrenzter Knotenränder mit einer odds ratio (OR) für Malignität von nahezu 17 einhergeht, der Nachweis von Mikroverkalkungen mit einer OR von 5, von schwächer echogenen Knoten von 2, solitären Knoten von 1.4, während die Knotengröße >1cm mit einer OR von 1 keinen Risikofaktor darstellte [2].

Real-time Elastografie

Zu den klassischen Kriterien der Malignität von Schilddrüsenknoten zählt eine harte Konsistenz. Palpatorisch ist die Konsistenz jedoch nur bei größeren Knoten sowie intraoperativ zu ermitteln. Moderne Ultraschallverfahren ermöglichen mittlerweile die Messung der Gewebehärte. Bei dem Verfahren der sog. „Real-time Elastografie" (Fa. Hitachi, Hitachi Medical Corporation, Japan) wird die relative Gewebehärte durch Unterschiede in der Schallausbreitung zwischen nicht-komprimierbarem und komprimierbarem Gewebe ermittelt. Dabei bleibt die Schallausbreitung in nicht komprimierbaren Gewebeabschnitten während eines Kompressionsmanövers weitgehend gleich, während sie sich im komprimierbaren Anteil ändert. Das Verfahren funktioniert in Echtzeit während der Untersuchung, wobei man in der einen Hälfte des Ultraschallbildes das gewohnte B-Bild sieht, während im anderen Bildteil das elastografische Bild über das B-Bild projiziert wird. Weiche Gewebeabschnitte werden auf einer arbiträren Skala rot (mittelgrau), harte in blau (dunkelgrau), dazwischen liegende in gelb und grün (hellgrau) dargestellt. Neben einer farblichen Darstellung ist auch die quantitative Messung der Komprimierbarkeit eines definierten Areals als Prozentwert als sog. Strain-value möglich. Der jeweils für die Messungen applizierte Druck, der nur sehr gering und für den Patienten nicht belastend ist, wird dabei auf einer Skala von 0-6 angezeigt und sollte idealerweise bei 3-4 liegen. Das Verfahren ermöglicht bereits heute eine sehr gute Detailauflösung, so dass auch sehr kleine Strukturen valide untersucht werden können.

Anwendung der Elastografie bei dominanten Knoten

Bei der systematischen elastografischen Untersuchung von Schilddrüsenknoten werden meist semiquantitative Vergleichsskalen eingesetzt. Eine häufig verwandte Skala unterscheidet 4 unterschiedliche Elastizitätsmuster (ES) [3]:

- ES 1: ausschließlich weicher („grüner") Knoten
- ES 2: überwiegend weicher („grüner") Knoten mit harten („blauen") Anteilen
- ES 3: überwiegend harter („blauer") Knoten mit weichen („grünen") Anteilen
- ES 4: ausschließlich harter („blauer") Knoten

Eigene Studien [4] konnten zeigen, dass der Nachweis einer harten Knotenkonsistenz (ES3 und ES4) signifikant häufiger mit Malignität der Schilddrüsenknoten asso-

2.2 Schilddrüsendiagnostik update 2011: Elastografie

ziiert ist, während eine weiche Konsistenz eher für Benignität spricht. Insbesondere im Vergleich mit etablierten Malignitätskriterien wie Hypoechogenität, Mikrokalzifikationen, fehlender Halo, unscharfer Begrenzung, ovaler Form sowie suspekter Vaskularisation hatte der elastografische Nachweis eines harten oder überwiegend harten Knotens die höchste Sensitivität und Spezifität für Malignität. Sensitivität und Spezifität sind dabei mit denen der Feinnadelaspirationszytologie vergleichbar. Die Ergebnisse der Studie sind in untenstehender Tabelle zusammengefasst.

Tab. 1: Sensitivity, specificity, PPV and NPV for thyroid cancer for different ultrasound patterns (including elastrography) in thyroid nodules.

US-pattern	Benign (n=46)	Cancer (n=7)	p-value[1]	Sens (%)	Spec (%)
hypoechogenicity			0,94	43	59
yes	19	3			
no	27	4			
microcalcifications			0,36	43	76
yes	11	3			
no	35	4			
absent halo sign			0,85	57	39
yes	28	4			
no	18	3			
irregular margins			0,03	57	85
yes	7	4			
no	39	3			
oval shape			0,75	29	65
yes	16	2			
no	30	5			
pattern 4 vasc.			0,17	29	91
yes	4	2			
no	42	5			
pattern 3-4 vasc			0,69	71	46
yes	25	5			
no	21	2			
ES 3-4			<0,0005	86	87
yes	6	6			
no	40	1			

US = ultrasound; Sens = sensitivity; Spec = specificity; PPV = positive predictive value; NPV = negative predictive value; vasc = vascularisation
[1]p-values given here are not corrected for multiple testing

Auch eine aktuelle Metaanalyse [5] bestätigt die hohe Sensitivität (92%) und Spezifität (90%) der RTE für die Detektion von malignen Schilddrüsenknoten (siehe Abbildung 1). Zu beachten ist jedoch, dass es sich bei den Studien naturgemäß um ein selektiertes Patientengut mit Vorstellung in einer Spezialambulanz handelt und zudem in einem Teil der Studien alle Patienten einer Schilddrüsenoperation zugeführt wurden, was der Histologie dienlich, aber nicht transferierbar auf den Alltag der Schilddrüsendiagnostik ist.

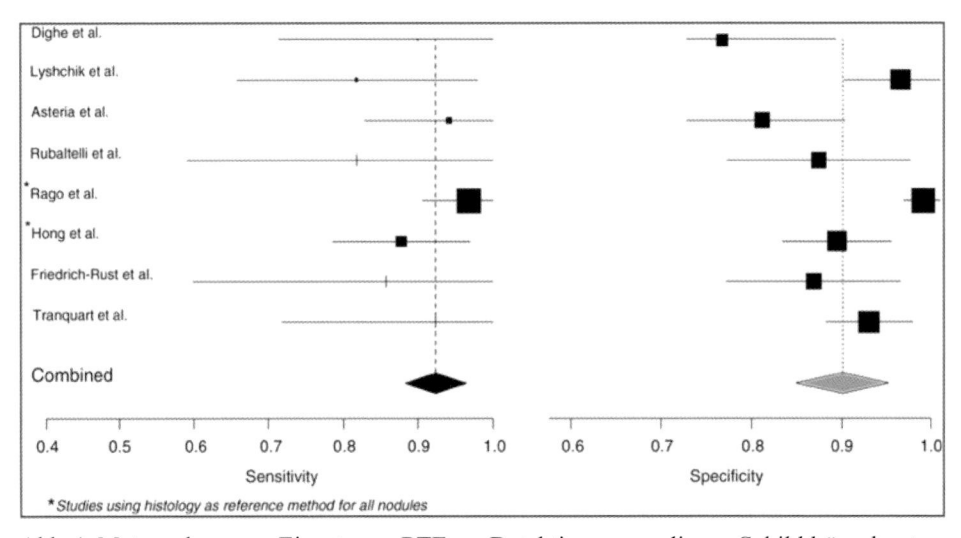

Abb. 1: Metaanalyse zum Einsatz von RTE zur Detektion von malignen Schilddrüsenknoten.

Anwendung der Elastografie bei dominanten Knoten <1cm

In die überwiegende Zahl der Studien zur RTE der Schilddrüsen wurden nur Patienten mit dominanten Knoten > 1 cm inkludiert. Die RTE besitzt jedoch eine deutlich höhere Auflösung. In einer aktuellen Studie wurden daher 51 Patienten mit dominanten Knoten der Schilddrüsen von 3-10 mm untersucht [6]. Bei insgesamt 32 papillären Mikrokarzinomen zeigte ein ES von 4-5 eine Sensitivität von 91%, eine Spezifität von 89% und eine accuracy von 90% für die Diagnose papilläres Schilddrüsenkarzinom. Der positive bzw. negative prädiktive Wert betrug 94% bzw. 85%. Diese Ergebnisse sind vergleichbar mit bisherigen Studien unter Einschluss von Knoten >1 cm. Somit ist die RTE offenbar genauso valide einsetzbar bei Schilddrüsenknoten ab einer Größe von 3 mm.

Anwendung der Elastografie bei multinodösen Strumen

Die sehr ermutigenden Daten zur RTE aller bisher publizierten Studien beziehen sich auf die Anwendung der Methode auf dominante Schilddrüsenknoten. Größere, prospektive Studien zur Anwendbarkeit der RTE bei multinodösen Strumen existieren bisher nicht. Aus eigener Erfahrung ist eine Anwendung denkbar z. B. bei vollständig nodös umgebauten Strumen, um mögliche Areale zur Durchführung einer FNAC zu identifizieren. Unter sonografischer Sicht ist dann eine gezielte Platzierung der Punktionsnadel in den zuvor als „hart" identifizierten Arealen möglich.

Eine weitere denkbare Anwendung der RTE bei multinodösen Strumen ist die Identifizierung multilokulärer Karzinome. Eigene Erfahrungen bei multilokulären papillären Schilddrüsenkarzinomen zeigen, dass mittels RTE mehr „harte" und damit suspekte Schilddrüsenareale identifiziert werden konnten als mit der B-Bildsonographie allein. Sollte hier ein sinnvoller Einsatz der RTE in Studien nachgewiesen werden, hätte dies im Einzelfall ggf. entsprechende Auswirkungen auf die operative Strategie.

Beurteilung der Elastografie: semiquantitative Skala oder strain value ?

Die real-time Elastografie ergibt in Echtzeit ein dem B-Bild überlagertes Farbbild eines Farbverlaufes von Rot nach Blau. Zur Einteilung der gemessenen Gewebehärte wird meist eine semiquantitative Farbvergleichsskala wie oben erwähnt verwandt. Hierfür existieren unterschiedliche Einteilungen, teils in vier-, teils auch in sechsstufigen Skalen. Die Bewertung der Gewebehärte im RTE-Bild ist damit in gewissem Maße untersucherabhängig. Neben der Darstellung der Farbverlaufsskala können jedoch in definierten Arealen (region of interest) Messwerte für die Komprimierbarkeit von Gewebe in Prozent als sog. „strain value" herausgegeben werden. Dieser Wert kann auch ins Verhältnis zum strain value gesunden Schilddrüsengewebes gesetzt werden und wird dann als „strain ratio" bezeichnet.

Eine größere Studie an ausschließlich chirurgisch therapierten Patienten mit Schilddrüsenerkrankungen hat unter Verwendung des strain values und Einteilung in die Kategorien „hart", „mittel" und „weich" [7] insb. einen sehr guten negativ prädiktiven Wert der Methode nachgewiesen. In einer kleineren Studie an 99 Patienten mit 32 Schilddrüsenmalignomen [8] zeigte der Vergleich von strain value mit einem semiquantitativen Elastizitätsscore eine vergleichbare Sensitivität bei etwas besserer Spezifität des strain values gegenüber dem ES (AUROC 0,88 vs.

0,79). Welches der beiden Messverfahren letztlich überlegen ist oder ob sich die Auswerteverfahren ergänzen, muss in zukünftigen Studien geklärt werden.

Elastografie im Vergleich zu neuen standardisierten und evaluierten B-Bild Dokumentationsverfahren (TIRADS)

In Anlehnung an die etablierte Klassifizierung der Mammografiebefunde wurde in den letzten Jahren versucht, ein analoges System für die Klassifizierung der Befunde von Schilddrüsenknoten zu etablieren. Horvath et al. [9] haben ein solches System vorgeschlagen und prospektiv evaluiert: das sog. „Thyroid Imaging Reporting and Data System (TIRADS)". Das System unterscheidet 6 Klassen mit unterschiedlichen Malignitätsraten:

1: normale Schilddrüse; **2: gutartig (Malignitätsrate 0%)**; Echofrei mit stärker echogenen Punkten, nicht vaskularisiert; Keine Kapsel, gemischtes Echomuster, vaskularisiert, schwammartig; Keine Kapsel, gemischte Echogenität mit solidem Anteil, isoechogen, vaskularisiert, schwächer echogene Punkte; **3: wahrscheinlich gutartig (Malignitätsrate <5%)**; stärker, iso- oder schwächer echogen, teilweise mit Kapsel, peripher vaskularisiert, bei Hashimoto-Thyreoiditis; **4: verdächtig (Malignitätsrate 5-80%)**, **4a (Malignitätsrate 5-10%)**; solide oder gemischter iso- oder schwächer echogener Knoten mit dünner Kapsel; **4b (Malignitätsrate 10-80%)**; schwächer echogene Läsion mit schlecht definierbaren Grenzen ohne Kalzifizierungen; stärker, iso- oder schwächer echogener Knoten mit dicker Kapsel und scholligen oder Mikro-Kalzifizierungen; **5: wahrscheinlich maligne (Malignitätsrate >80%)**; **Muster A**: schwächer echogener Knoten ohne Kapsel, mit irregulärer Form und Grenzen, penetrierende Gefäße, mit oder ohne Kalzifizierungen; **Muster B**: Iso- oder schwächer echogener Knoten ohne Kapsel mit multiplen Mikrokalzifizierungen und Hypervaskulärisierung; **Muster C**: Isoechogener Knoten ohne Kapsel, gemischte Hypervaskularisierung mit oder ohne Kalzifizierungen, ohne stärker echogene Punkte; **6: Feinnadelaspirationszytologie maligne**.

Aufgrund der sehr guten Daten der TIRADS-Klassifikation, die ausschließlich auf B-Bild-sonografischen Kriterien aufbaut, stellt sich die Frage, ob die Elastografie hier mit dem höheren technischen Aufwand eine Zusatzinformation geben kann. Studien hierzu existieren nicht. Die eigene Erfahrung zeigt jedoch, dass die RTE in speziellen Fällen eine relevante Zusatzinformation geben kann und Knoten gleicher TIRADS-Klassifikation unterschiedliche Härten und im histologischen Präparat unterschiedliche Dignitäten aufweisen können.

Weitere Entwicklungen: „Acoustic Radiation Force Impulse- Imaging" (ARFI)

Verfahren zur Quantifizierung der Gewebeelastizität werden mittlerweile von unterschiedlichen Herstellern angeboten. Bisher bleibt dieses Verfahren jedoch mutmaßlich sog. „high-end" oder zumindest gehobenen Mittelklassegeräten vorbehalten. Zudem wurden neue Verfahren entwickelt, die neben der relativen Quantifizierung der Gewebeelastizität einen absoluten Messwert als Ausbreitungsgeschwindigkeit einer Scherwelle in m/s ermitteln. Das als „Acoustic Radiation Force Impulse-Imaging" oder ARFI (Virtual Touch Tissue Quantification, Siemens, Acuson S2000) bezeichnete Verfahren verwendet einen akustischen Stoßpuls, der auf Knopfdruck vom Gerät ausgesandt wird. Hierdurch werden im Gewebe, was als „region of interest" definiert werden kann, senkrecht zum Stoßpuls Scherwellen erzeugt, die mit einem Detektionspuls erfasst werden können. Die Geschwindigkeit der Scherwellenausbreitung kann ermittelt werden und korreliert invers mit der Elastizität des Gewebes, in der die Scherwellen erzeugt wurden. Je härter das Gewebe, um so schneller die Ausbreitungsgeschwindigkeit. Der Wert wird als Geschwindigkeit in m/s angegeben. Abbildungen 2 und 3. zeigen ARFI-Bilder eines anaplastischen Schilddrüsenkarzinoms, dessen Härte mit 6,24 m/s (Abbildung 2-oben) deutlich härter als das umliegende Schilddrüsengewebe mit 1,9 m/s (Abbildungg 3-unten) ist.

Zu diesem Verfahren hat unsere Arbeitsgruppe eine Pilotstudie publiziert [10], die eine Anwendbarkeit der Methode zur Messung der Härte von Schilddrüsenknoten zeigt. Maligne Knoten weisen dabei eine größere Härte (schnellere Ausbreitungsgeschwindigkeit) auf als gutartige, deren Härte sich von gesundem Schilddrüsengewebe nicht signifikant unterschied.

Tab. 2: ARFI der Schilddrüse

ARFI velocity (m/s)	Healthy thyroid	Benign nodule	Malignant nodule
Mean ± SD	2,12 ± 0,59	2,08 ± 0,74	3,73 ± 1,16
Median	1,98	2,02	4,30
Minimum	1,20	0,92	2,40
Maximum	3,63	3,97	4,50

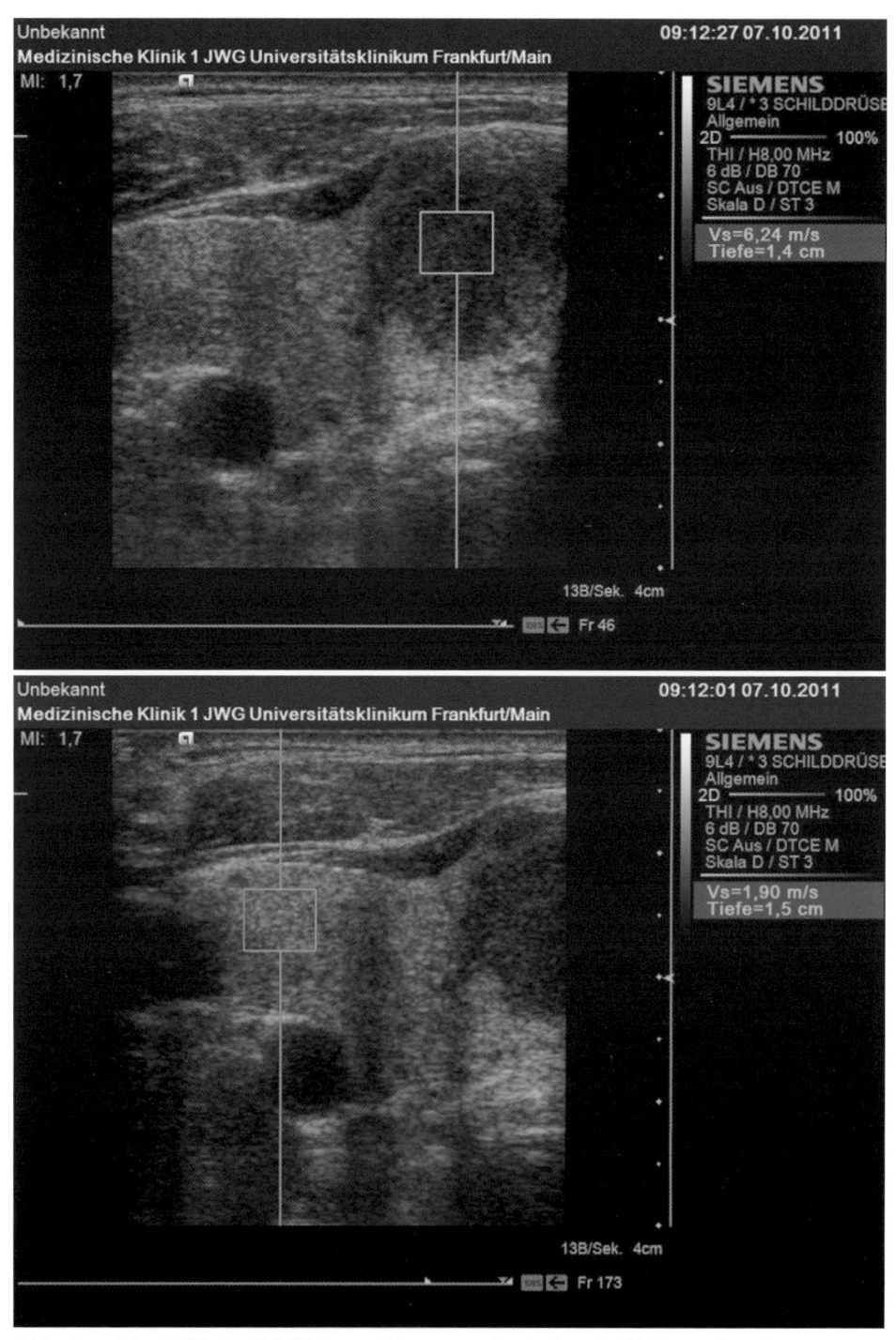

Abb. 2 und 3: ARFI der Schilddrüse. Oben: anaplastisches Schilddrüsenkarzinom, unten: normal erscheinende Schilddrüse.

Zusammenfassung

Die sonografische Dignitätsbeurteilung von Schilddrüsenknoten bleibt eine Herausforderung an den Untersucher und die Gerätetechnik. Unterschiedliche Ultraschallkriterien müssen hierfür herangezogen werden. Neben den klassischen B-Bild morphologischen Kriterien sollte die Verwendung eines duplexsonografischen Verfahrens als Routine angewandt werden. Messungen der Gewebeelastizität wie durch Verwendung der dargestellten Real-time Elastografie (RTE) stellen ein neues, komplementäres Verfahren zur Einschätzung von Schilddrüsenknoten mit guter Sensitivität und Spezifität dar, sind bisher jedoch durch die Verfügbarkeit der Gerätetechnik limitiert. Die Kombination aus DuplexSonografie und RTE erreicht bei der Dignitätsbeurteilung von Schilddrüsenknoten Sensitivitäten und Spezifitäten, die mit der klassischen Feinnadelaspirationszytologie vergleichbar sind. Neuere Verfahren wie das ARFI sind vielversprechend und müssen in größeren Studien bzgl. ihrer Anwendbarkeit evaluiert werden.

Literatur

[1] Cappelli C, Castellano M, Pirola I, Gandossi E, De Martino E, Cumetti D, Agosti B, Rosei E: A Thyroid Nodule Shape Suggests Malignancy, Eur. J. Endocrinol (2006) 155:27-31

[2] Papini E, Guglielmi R, Bianchini A, Crescenzi A, Taccogna S, Nardi F, Panunzi C, Rinaldi R, Toscano V, Pacella CM: Risk of Malignancy in Nonpalpable Thyroid Nodules: Predictive Value of Ultrasound and Color-Doppler Features. J. Clin. Endocrinol. Metab (2002) 87:1941-1946

[3] Asteria C, Giovanardi A, Pizzocaro A, Cozzaglio L, Morabito A, Somalvico F, Zoppo A: US-Elastography in the Differential Diagnosis of Benign and Malignant Thyroid Nodules. Thyroid (2008) 18:523-531

[4] Friedrich-Rust M, Sperber A, Holzer K, Diener J, Grunwald F, Badenhoop K, Weber S, Kriener S, Herrmann E, Bechstein WO, Zeuzem S, Bojunga J: Real-Time Elastography and Contrast-Enhanced Ultrasound for the Assessment of Thyroid Nodules. Exp. Clin. Endocrinol. Diabetes (2009)

[5] Bojunga J, Herrmann E, Meyer G, Weber S, Zeuzem S, Friedrich-Rust M: Real-Time Elastography for the Differentiation of Benign and Malignant Thyroid Nodules: a Meta-Analysis. Thyroid (2010) 20:1145-1150

[6] Wang Y, Dan H J, Dan H Y, Li T, Hu B: Differential Diagnosis of Small Single Solid Thyroid Nodules Using Real-Time Ultrasound Elastography. J. Int. Med. Res. (2010) 38:466-472

[7] Vorlander C, Wolff J, Saalabian S, Lienenluke R H, Wahl R A: Real-Time Ultrasound Elastography – a Noninvasive Diagnostic Procedure for Evaluating Dominant Thyroid Nodules. Langenbecks Arch. Surg. (2010) 395:865-871

[8] Ning CP, Jiang SQ, Zhang T, Sun LT, Liu YJ; Tian JW: The Value of Strain Ratio in Differential Diagnosis of Thyroid Solid Nodules. Eur. J. Radiol (2011)

[9] Horvath E, Majlis S, Rossi R, Franco C, Niedmann JP, Castro A, Dominguez M: An Ultrasonogram Reporting System for Thyroid Nodules Stratifying Cancer Risk for Clinical Management. J. Clin. Endocrinol. Metab (2009) 94:1748-1751

[10] Friedrich-Rust M, Romenski O, Meyer G, Dauth N, Holzer K, Grunwald F, Kriener S, Herrmann E, Zeuzem S, Bojunga J: Acoustic Radiation Force Impulse-Imaging for the Evaluation of the Thyroid Gland: A Limited Patient Feasibility Study. Ultrasonics (2012) 52:69-74

2.3

Zytologie: Was bringt die Molekulargenetik?

K. W. Schmid

Die Feinnadelbiopsie (FNB) der Schilddrüse ist die Kombination eines Screening-Tests zur Identifikation follikulärer Neoplasien (Adenom, follikuläres Karzinom [FTC]) und eines diagnostischen Tests zum zytologischen Erkennen von nicht-follikulären Malignomen (papilläres Karzinom [PTC], medulläres Karzinom [MTC], gering differenziertes Karzinom [PDTC], anaplastisches Karzinom [ATC], u. a.). Durch das methodenbedingte Unvermögen, Adenome von FTC anhand zytologischer Kriterien zu unterscheiden, besteht bei der FNB der Schilddrüse eine besondere Situation [1]; molekulare Marker zur sicheren Unterscheidung dieser beiden Schilddrüsentumortypen wären daher äußerst wünschenswert. Leider stehen derartige Marker bisher nicht zur Verfügung [2, 3]. Eine andere Situation besteht bei den nicht-follikulären Malignomen, die mit hoher Spezifität und Sensitivität bereits anhand zytologischer Kriterien diagnostiziert werden können. Insbesondere beim PTC besteht aufgrund qualitativer und/oder quantitativer Defizite der zytologischen Diagnosekriterien bei einem Teil der Fälle jedoch der Bedarf, durch zusätzliche Untersuchungen eine Steigerung der diagnostischen Präzision zu erreichen [4].

Grundsätzlich kann in der Zytologie nur eine auf zytologischen Kriterien beruhende Diagnose gestellt werden. Im Gegensatz zum PTC (charakteristische Kernveränderungen), MTC (neuroendokrine Zell- und Kerncharakteristika, ggf. immunzytochemische Darstellung von Calcitonin), PDTC und ATC (Zell- und Kernpleomorphie, nekrotische Zellen, segmentkernige Granulozyten), ist die ausschließlich auf histologischen Kriterien beruhende Differenzialdiagnose zwischen Adenomen und (gekapselten) FTC methodenbedingt nicht möglich. Ebenso ist der fehlende Nachweis von Malignität in zytologischen Präparaten kein Ausschluss von Malignität; in der FNB der Schilddrüse können insbesondere kleine Läsionen mit der Punktionsnadel verfehlt werden (sog. Sampling Error und somit kein falsch-negativer zytologischer Befund im eigentlichen Sinn!).

Zur molekularpathologischen Unterscheidung eines Adenoms von (gekapselten) FTC wurde eine Reihe von Markern vorgeschlagen (PAX8-PPAR-gamma, Trifoil factor 3, FOXO3 u. a. [5-7]). Bisher ist allerdings kein Marker mit der notwendigen Sensitivität und Spezifität in der Lage, zwischen benignen und malignen follikulären Neoplasien zu unterscheiden. Auch die Analyse eines definierten Sets von Mikro-RNA (miRNA) hat sich bisher nicht, wie in einer Studie gefunden [8], als erfolgreich erwiesen. Möglicherweise wurde eine erfolgreiche Markersuche dadurch behindert, dass die histologisch begründete Definition von Malignität (Gefäßeinbruch und/oder Kapseldurchbruch) nicht mit dem biologischen Verhalten der Tumoren korreliert [9]. Die Unterscheidung minimal invasiver FTC (Kapseldurchbruch und/oder maximal drei Gefäßeinbrüche bei adäquater Materialaufarbeitung [10]) von invasiven FTC (gekapselte Tumoren mit mehr als drei Gefäßeinbrüchen oder breit-invasiv wachsende FTC) entspricht weitaus besser dem biologischen Verlauf; minimal invasive FTC zeigen so gut wie nie die Entwicklung von Metastasen oder Rezidiven, während bei invasiven FTC in 30-50% mit einer Tumorprogression gerechnet werden muss. Entsprechende molekularpathologische Marker sollten daher Adenome und minimal invasive FTC von invasiven FTC diskriminieren.

Für das PTC existieren sehr gut definierte molekulare Marker [11]. Zusätzlich hat sich zur Identifikation von PTC mit nur gering ausgebildeten Kerncharakteristika die Analyse eines PTC-spezifischen Sets von miRNAs als äußerst hilfreich erwiesen [12, 13]. Alle Marker können auch an zytologischen Präparaten nachgewiesen werden. Der Nachweis der Marker dient insbesondere der Bestätigung des zytologischen Verdachts auf ein PTC und sollte sowohl eine fälschliche Zuordnung der follikulären Variante des PTC zur Gruppe der follikulären Neoplasien vermeiden helfen als auch die Anzahl zytologisch sicher als PTC zu klassifizierender Tumoren steigern.

Für das MTC, PDTC und ATC ergibt sich in der Regel in der FNB kein Bedarf für den Einsatz molekularpathologischer Marker. Das MTC kann immunzytochemisch verifiziert werden; beim PDTC und ATC könnte ein ATC-spezifisches Set von miRNAS hilfreich sein [14]. Diesbezügliche Erfahrungen für die FNB der Schilddrüse sind bisher aber nicht publiziert.

Der Nachweis molekularpathologischer Marker in der FNB der Schilddrüse wirft zwangsläufig die Frage nach der optimalen Gewinnung des zytologischen Materials auf [1]. Das für die molekularpathologischen Untersuchungen notwendige Material kann durch zusätzliche Punktionen, Gewinnung des Materials aus den

2.3 Zytologie: Was bringt die Molekulargenetik?

Punktionsnadeln oder, wie in Heidelberg im Rahmen dieses Kongresses berichtet, auch an archivierten luftgetrockneten Ausstrichpräparaten gewonnen werden. Molekularpathologische Untersuchungen an Zellmaterial, das in die entsprechenden Reagenzien für die Dünnschichtmethode eingebracht wurde, sind nach eigener Erfahrung sehr gut durchführbar. Alle hier aufgeführten Methoden haben jedoch auch eine Reihe von methodischen Vor- und Nachteilen. Ein Konsens zwischen den die FNB der Schilddrüse durchführenden Klinikern und den befundenen Zytopathologen zur Vereinheitlichung der Materialverarbeitung und -zusendung, die auch molekularpathologische Untersuchungen ohne großen technischen Aufwand gewährleistet, wäre sicherlich ein enormer Fortschritt.

Zusammenfassend ist der molekularpathologische Nachweis entsprechender Marker oder Markerprofile die Methode der Zukunft zur Beurteilung von Schilddrüsenknoten mittels FNB. Die zytologisch nicht mögliche Differenzialdiagnose zwischen einem Adenom und einem FTC kann schlussendlich nur durch einen geeigneten, entsprechend hochspezifischen und sensitiven molekularpathologischen Marker gelöst werden; ein derartiger Marker steht zur Zeit jedoch noch nicht zur Verfügung. Beim PTC werden molekularpathologische Marker bereits mit Erfolg bei diversen Fragestellungen (Verdacht auf PTC, Verifizierung der follikulären Variante des PTC, u. a.) eingesetzt. Die Molekularpathologie trägt beim PTC somit bereits wesentlich zur Optimierung der Ergebnisse der FNB der Schilddrüse bei.

Literatur

[1] Schmid KW, Reiners C: Wann ist die Feinnadelbiopsie der Schilddrüse am effektivsten? Pathologe (2011) 32:169-173

[2] Schmid KW: Pathogenese, Klassifikation und Histologie von Schilddrüsenkarzinomen. Onkologe (2010) 16:644-656

[3] Führer D, Schmid KW: Benign thyroid nodule or thyroid cancer? Internist (Berl) (2010) 51:611-619

[4] Ohori NP, Nikiforova MN, Schoedel KE, LeBeau SO, Hodak SP, Seethala RR, Carty SE, Ogilvie JB, Yip L, Nikiforov YE: Contribution of molecular testing to thyroid fine-needle aspiration cytology of "follicular lesion of undetermined significance/ atypia of undetermined significance". Cancer Cytopathol (2010) 118:17-23

[5] Eberhardt NL, Grebe SK, McIver B, Reddi HV: The role of the PAX8/PPARgamma fusion oncogene in the pathogenesis of follicular thyroid cancer. Mol Cell Endocrinol (2010) 321:50-56

[6] Takano T, Yamada H: Trefoil factor 3 (TFF3): a promising indicator for diagnosing thyroid follicular carcinoma. Endocr J (2009) 56:9-16

[7] Karger S, Weidinger C, Krause K, Sheu SY, Aigner T, Gimm O, Schmid KW, Dralle H, Fuhrer D: FOXO3a: a novel player in thyroid carcinogenesis? Endocr Relat Cancer (2009) 16:189-199

[8] Weber F, Teresi RE, Broelsch CE, Frilling A, Eng C: A limited set of human MicroRNA is deregulated in follicular thyroid carcinoma. J Clin Endocrinol Metab (2006) 91:3584-3591

[9] Schmid KW, Farid NR: How to define follicular thyroid carcinoma? Virchows Arch (2006) 448:385-393.

[10] Schmid KW, Sheu SY, Görges R, Ensinger C, Tötsch M: Tumoren der Schilddrüse. Pathologe (2003) 24:357-372

[11] Nikiforova MN, Nikiforov YE: Molecular genetics of thyroid cancer: implications for diagnosis, treatment and prognosis. Expert Rev Mol Diagn (2008) 8:83-95

[12] Sheu SY, Grabellus F, Schwertheim S, Handke S, Worm K, Schmid KW: Lack of correlation between BRAF V600E mutational status and the expression profile of a distinct set of miRNAs in papillary thyroid carcinoma. Horm Metab Res (2009) 41:482-487

[13] Sheu SY, Grabellus F, Schwertheim S, Worm K, Broecker-Preuss M, Schmid KW: Differential miRNA expression profiles in variants of papillary thyroid carcinoma and encapsulated follicular thyroid tumours. Br J Cancer (2010); 102:376-382

[14] Schwertheim S, Sheu SY, Worm K, Grabellus F, Schmid KW: Analysis of deregulated miRNAs is helpful to distinguish poorly differentiated thyroid carcinoma from papillary thyroid carcinoma. Horm Metab Res (2009) 41:475-81

2.4

Diagnostischer Zugewinn durch den Nachweis von somatischen Mutationen in luftgetrockneten Routine-Zytologieausstrichen

*C. Ferraz, A. Krogdahl, C. Rehfeld, E. M. P. Jensen,
E. Bösenberg, L. Hegedüs, R. Paschke, M. Eszlinger*

Bedeutung der Feinnadelaspirationszytologie (FNAZ)

Die Feinnadelaspirationszytologie (FNAZ) ist die sensitivste Methode, um malignitätsverdächtige Knoten für die Chirurgie zu selektieren. Mittels präoperativer FNAZ kann die Anzahl der Operationen wegen eines Schilddrüsenknotens im Vergleich zu einem Vorgehen ohne FNAZ um 90% reduziert werden, während gleichzeitig die Malignitätsrate der operierten Knoten von 3,1 auf 34% steigt [Carpi et al. 1996]. Unter optimalen Bedingungen führt die präoperative FNAZ in 60-80% zu zytologisch benignen und in 2-5% zu malignen Ergebnissen [Gharib et al. 2010]. 10-20% der FNAZ werden als follikuläre Proliferation oder als indeterminierbar klassifiziert. In diesem Fall kann mit dem zytologischen Material nicht zwischen dem benignen Schilddrüsenadenom oder adenomatösen Knoten und dem follikulären Schilddrüsenkarzinom unterschieden werden, da die Malignitätskriterien der Kapsel- oder Angioinvasion zytologisch nicht fassbar sind. Daher müssen Patienten mit dieser zytologischen Diagnose in der Regel operiert werden. Dies führt in ca. 20% zu malignen und in ca. 80% zu benignen Befunden bzw. letztendlich „diagnostischen, d. h. unnötigen Schilddrüsenoperationen".

Möglichkeiten der molekularen FNAZ

Mit der Entdeckung von somatischen Mutationen bei 42% der PTC und 65% der FTC haben sich jedoch nicht nur für die Klassifizierung, sondern auch für die FNAZ-Diagnostik von Schilddrüsentumoren neue Perspektiven ergeben [Eszlinger et al. 2008]. Der Nachweis der verschiedenen somatischen Mutationen in FNAZ Material kann nach mehreren Studien zu einer weiteren diagnostischen Entscheidung für einen Teil der als follikuläre Proliferation oder als indeterminierbar klassifizierten FNAZ und anderer FNAZ Ergebnisse führen. Bisher haben 16 Studien somatische Mutationen wie z. B. BRAF Punktmutationen oder RET/PTC Rearrangements untersucht [Cheung et al. 2001; Chung et al. 2006; Cohen et al. 2004; Girlando et al. 2010; Hayashida et al. 2004; Kim et al. 2004; Kim et al. 2010; Marchetti et al. 2009; Nam et al. 2010; Pizzolanti et al. 2007; Rowe et al. 2006; Sapio et al. 2007; Zatelli et al. 2009; Salvatore et al. 2004; Musholt et al. 2010; Xing et al. 2004] und 4 Studien mehrere Mutationen (BRAF, RAS, RET/PTC und PAX8/PPARg) untersucht [Moses et al. 2010; Cantara et al. 2010; Nikiforov et al. 2009; Ohori et al. 2010]. Alle 4 Studien mit dem Nachweis mehrerer Mutationen und alle Studien, welche RET/PTC oder PAX8/PPARg Rearrangements untersucht haben, haben frisches FNAZ Material, welches bei –80 Grad aufbewahrt wurde, untersucht. FNAZ Material von routinemäßig angefertigten luftgetrockneten FNAZ Ausstrichen wurde bisher nur in 5 Studien untersucht, welche alle nur BRAF Mutationen nach Extraktion von DNA nachgewiesen haben [Cohen et al. 2004; Girlando et al. 2010; Kim et al. 2010; Marchetti et al. 2009; Zatelli et al. 2009]. Jedoch nur die Verwendung von routinemäßig angefertigten luftgetrockneten FNAZ Ausstrichen für die molekulare FNAZ Diagnostik hat wichtige Vorteile [Ferraz et al. 2011]:

1. Der gleiche luftgetrocknete Ausstrich, welcher durch den Zytopathologen beurteilt wurde, wird auch für die molekulare Analyse verwandt. Daher können evtl. unterschiedliche Beurteilungen nicht durch unterschiedliche Proben bedingt sein.

2. Die integrierte und fokussierte molekulare Analyse wird nur für die Ausstriche durchgeführt, welche der Zytopathologe nicht nach zytologischen Kriterien entscheiden kann.

3. Es ist nicht erforderlich, einen Teil des zytologischen Materials oder weiteres zytologisches Material bei –80 Grad aufzubewahren, bis die zytologische Diagnostik abgeschlossen ist, um danach –80-Grad-Proben für die molekulare Analyse auszuwählen.

4. Es besteht keine Notwendigkeit für eine zweite FNAZ für die molekulare Diagnostik und daher weniger Belastung für den Patienten.

5. Geringere Kosten durch Wegfall unnötiger paralleler zytologischer und molekularer Diagnostik.

2.4 Nachweis von somatischen Mutationen in Routine-Zytologieausstrichen

Bisherige Ergebnisse der molekularen FNAZ

Die höchste Sensitivität für Zytologiepräparate mit der Beurteilung follikuläre Proliferation/indeterminierbar von 63,7% wurde durch die Analyse eines Mutationspanels (BRAF, RAS, RET/PTC und PAX8/PPARg) erreicht [Moses et al. 2010; Cantara et al. 2010; Nikiforov et al. 2009; Ohori et al. 2010]. Die höchste Sensitivität dieser Studien lag bei 85,7% [Cantara et al. 2010]. Da eine Untersuchung nur eine geringe Anzahl somatischer Mutationen in Zytologiepräparaten mit der Beurteilung follikuläre Proliferation/indeterminierbar identifizierte, besteht ein großer Sensitivitätsrange (38-85,7%) zwischen den vier Untersuchungen. Zudem wird der Vergleich der Untersuchungen durch die Anwendung unterschiedlicher FNA Zytologieklassifikationen erschwert.

Hinsichtlich des Nachweises von RET/PTC und PAX8/PPARg Rearrangements muss zudem berücksichtigt werden, dass die dafür erforderliche RNA Extraktion höhere Anforderungen an das Probenmaterial stellt als die für den Nachweis von somatischen Punktmutationen erforderliche DNA Extraktion. Daher haben beide Untersuchungen mit Nachweis von RET/PTC und PAX8/PPARg Rearrangements die dafür erforderliche RNA aus FNAZ Material extrahiert, welches bei –80 Grad in einer RNA präservierenden Lösung aufbewahrt wurde. Gleichwohl konnte RET/PTC allein oder RET/PTC und PAX8/PPARg in beiden Studien in 59 und 24% nicht mittels PCR amplifiziert werden [Cantara et al. 2010; Nikiforov et al. 2009]. Trotz dieser technischen Schwierigkeiten war der diagnostische Zugewinn in beiden Studien beträchtlich, da nahezu alle RET/PTC oder PAX8/PPARg positiven FNAZ Proben histologisch Schilddrüsenkarzinome zeigten.

Diese Ergebnisse zeigen, dass die PAX8/PPARg Detektion trotz des bekannten Vorkommens von PAX8/PPARg Rearrangements in benignen Schilddrüsenadenomen [Castro et al. 2006; Nikiforova et al. 2002; Marques et al. 2002] zur Verbesserung der FNAZ Diagnostik beitragen kann. Auch RAS Mutationen wurden in follikulären Adenomen in 20-40% nachgewiesen [Lemoine et al. 1989; Nikiforova et al. 2003; Esapa et al. 1999; Ezzat et al. 1996]. Jedoch ist in Analogie zu den Ergebnissen für PAX8/PPARg auch der Nachweis von RAS Mutationen in FNAZ Material mit einer hohen Malignitätswahrscheinlichkeit von 88% assoziiert [Nikiforov et al. 2009]. Zudem sind nach den Befunden transgener Mäuse [Kim et al. 2009] RAS [Nikiforov et al. 2009; Nikiforova et al. 2003] oder PAX8/PPARg [Nikiforova et al. 2002] positive follikuläre Adenome sehr wahrscheinlich Vorstadien für RAS oder PAX8/PPARg positive follikuläre Karzinome.

Molekulare Diagnostik der luftgetrockneten Routine FNAZ Ausstriche

Das Ziel dieser Studie war, die Machbarkeit der Extraktion von RNA aus luftgetrockneten Routine FNAZ Ausstrichen zu testen und ein Screening von Mutationen mit RT-qPCR in luftgetrockneten Routine FNAZ Ausstrichen durchzuführen.

RNA und DNA wurde aus 104 FNAZ Ausstrichen und den entsprechenden FFPE Proben extrahiert. Die Proben wurden für BRAFV600E und NRAS Punktmutationen und PAX8/PPARg und RET/PTC Rearrangements mit dem Roche LightCycler 480 System analysiert. QPCR und HRM-Analyse wurden für das Screening der Punktmutationen durchgeführt. Mit qPCR und spezifischen Sonden wurden die 4 Varianten von PAX8/PPARg und RET/PTC1 und 3 untersucht.

Es wurden 208 Proben (104 FNAZ und 104 FFPE) untersucht. Nach konventioneller Zytologie waren 59 Proben indeterminiert, 29 waren maligne, eine war nicht diagnostisch und 15 nicht neoplastisch. Die endgültige Histologie zeigte 54 follikuläre Adenome (FA), 18 follikuläre Karzinome (FTC), 7 Strumen und 25 papilläre Karzinome (PTC). Von den 59 FNAZ indeterminierten Proben waren 13 mutationspositiv. Die häufigsten Mutationen in der indeterminierten FNAZ Kategorie waren NRAS und PAX8/PPARG (je 8,5%), gefolgt von RET/PTC und BRAF Mutationen. 30% der indeterminierten FTCs und 14,6% der indeterminierten FA waren mutationspositiv. Der Vergleich zwischen dem Screening von FNAZ Proben mittels FRET-Sonden basierter qPCR und HRM-Analyse zeigt, dass die HRM Analyse sensitiver und zuverlässiger ist als die FRET-Sonden basierte qPCR.

Diese Ergebnisse zeigen zum ersten Mal nicht nur die Machbarkeit der RNA Extraktion aus luftgetrockneten FNAZ Ausstrichen, sondern auch, dass ein Mutationsscreening von luftgetrockneten Routine FNAZ möglich ist und zu einem diagnostischen Zugewinn führt.

Die Analyse somatischer Mutationen führte zur Identifizierung von 3 der 10 FTC in den 59 indeterminierten FNAZ. Die Einführung des Screenings für ein Panel von Mutationen in indeterminierbaren luftgetrockneten Routine-FNAZ Ausstrichen in der täglichen Praxis könnte daher die Diagnostik der FNAZ Kategorie indeterminiert/folliküre Proliferation erheblich verbessern und zu einer Verminderung der Rate diagnostischer Schilddrüsenoperationen führen.

2.4 Nachweis von somatischen Mutationen in Routine-Zytologieausstrichen

Literatur

[1] Cantara S, Capezzone M, Marchisotta S, Capuano S, Busonero G, Toti P, Di Santo A, Caruso G, Carli AF, Brilli L, Montanaro A, Pacini F, Montanaro A: Impact of Proto-Oncogene Mutation Detection in Cytological Specimens from Thyroid Nodules Improves the Diagnostic Accuracy of Cytology. Journal of Clinical Endocrinology & Metabolism (2010) 95(3):1365-1369

[2] Carpi A, Ferrari E, Toni MG, Sagripanti A, Nicolini A, Di CG: Needle aspiration techniques in preoperative selection of patients with thyroid nodules: a long-term study. J Clin Oncol (1996) 14(5):1704-1712

[3] Cheung CC, Carydis B, Ezzat S, Bedard YC, Asa SL: Analysis of ret/PTC gene rearrangements refines the fine needle aspiration diagnosis of thyroid cancer. J Clin Endocrinol Metab (2001) 86(5):2187-2190

[4] Chung KW, Yang SK, Lee GK, Kim EY, Kwon S, Lee SH, Park dJ, Lee HS, Cho BY, Lee ES, Kim SW: Detection of BRAFV600E mutation on fine needle aspiration specimens of thyroid nodule refines cyto-pathology diagnosis, especially in BRAF600E mutation-prevalent area. Clin Endocrinol (Oxf) (2006) 65(5):660-666

[5] Cohen Y, Rosenbaum E, Clark DP, Zeiger MA, Umbricht CB, Tufano RP, Sidransky D, Westra WH: Mutational analysis of BRAF in fine needle aspiration biopsies of the thyroid: a potential application for the preoperative assessment of thyroid nodules. Clin Cancer Res (2004) 10(8):2761-2765

[6] Esapa CT, Johnson SJ, Kendall-Taylor P, Lennard TW, Harris PE: Prevalence of Ras mutations in thyroid neoplasia. Clin Endocrinol (Oxf) (1999) 50(4):529-535

[7] Eszlinger M, Krohn K, Hauptmann S, Dralle H, Giordano TJ, Paschke R: Perspectives for improved and more accurate classification of thyroid epithelial tumors. J Clin Endocrinol Metab (2008) 93(9):3286-3294

[8] Ezzat S, Zheng L, Kolenda J, Safarian A, Freeman JL, Asa SL: Prevalence of activating ras mutations in morphologically characterized thyroid nodules. Thyroid (1996) 6(5):409-416

[9] Ferraz, C., M. Eszlinger and R. Paschke: Current State and Future Perspective of Molecular Diagnosis of Fine-Needle Aspiration Biopsy of Thyroid Nodules. J.Clin. Endocrinol.Metab (2011) 96 (7):2016-26

[10] Gharib,H. et al.: American Association of Clinical Endocrinologists, Associazione Medici Endocrinologi, and EuropeanThyroid Association Medical Guidelines for Clinical Practice for the Diagnosis and Management of Thyroid Nodules. J. Endocrinological Investigation (2010) 33 (Suppl. to no. 5) 1-56; Hot Thyroidology 4/10 1-88. Endocr. Pract. 16 Suppl 1, 1-43

[11] Girlando S, Cuorvo LV, Bonzanini M, Morelli L, Amadori P, Dalla PP, Barbareschi M: High prevalence of B-RAF mutation in papillary carcinoma of the thyroid in north-east Italy. Int J Surg Pathol (2010) 18(3):173-176

[12] Hayashida N, Namba H, Kumagai A, Hayashi T, Ohtsuru A, Ito M, Saenko VA, Maeda S, Kanematsu T, Yamashita S: A rapid and simple detection method for the BRAF(T1796A) mutation in fine-needle aspirated thyroid carcinoma cells. Thyroid (2004) 14(11):910-915

[13] Kim CS, Zhu X: Lessons from mouse models of thyroid cancer. Thyroid (2009) 19(12):1317-1331

[14] Kim KH, Kang DW, Kim SH, Seong IO, Kang DY: Mutations of the BRAF gene in papillary thyroid carcinoma in a Korean population. Yonsei Med J (2004) 45(5):818-821

[15] Kim SW, Lee JI, Kim JW, Ki CS, Oh YL, Choi YL, Shin JH, Kim HK, Jang HW, Chung JH: BRAFV600E mutation analysis in fine-needle aspiration cytology specimens for evaluation of thyroid nodule: a large series in a BRAFV600E-prevalent population. J Clin Endocrinol Metab (2010) 95(8):3693-3700

[16] Lemoine NR, Mayall ES, Wyllie FS, Williams ED, Goyns M, Stringer B, Wynford-Thomas D: High frequency of ras oncogene activation in all stages of human thyroid tumorigenesis. Oncogene (1989) 4(2):159-164

[17] Marchetti I, Lessi F, Mazzanti CM, Bertacca G, Elisei R, Coscio GD, Pinchera A, Bevilacqua G: A morpho-molecular diagnosis of papillary thyroid carcinoma: BRAF V600E detection as an important tool in preoperative evaluation of fine-needle aspirates. Thyroid (2009) 19(8):837-842

[18] Moses W, Weng J, Sansano I, Peng M, Khanafshar E, Ljung BM, Duh QY, ClarkOH, Kebebew E: Molecular Testing for Somatic Mutations Improves the Accuracy of Thyroid Fine-needle Aspiration Biopsy. World J Surg (2010) 34(11):2589-2594

2.4 Nachweis von somatischen Mutationen in Routine-Zytologieausstrichen

[19] Musholt TJ, Fottner C, Weber MM, Eichhorn W, Pohlenz J, Musholt PB, Springer E, Schad A: Detection of papillary thyroid carcinoma by analysis of BRAF and RET/PTC1 mutations in fine-needle aspiration biopsies of thyroid nodules. World J Surg (2010) 34(11):2595-2603

[20] Nam SY, Han BK, Ko EY, Kang SS, Hahn SY, Hwang JY, Nam MY, Kim JW, Chung JH, Oh YL, Shin JH: BRAF V600E mutation analysis of thyroid nodules needle aspirates in relation to their ultrasongraphic classification: a potential guide for selection of samples for molecular analysis. Thyroid (2010) 20(3):273-279

[21] Nikiforov YE, Steward DL, Robinson-Smith TM, Haugen BR, Klopper JP, Zhu Z, Fagin JA, Falciglia M, Weber K, Nikiforova MN: Molecular testing for mutations in improving the fine-needle aspiration diagnosis of thyroid nodules. J Clin Endocrinol Metab (2009) 94(6):2092-2098

[22] Nikiforova MN, Biddinger PW, Caudill CM, Kroll TG, Nikiforov YE: PAX8-PPAR-gamma rearrangement in thyroid tumors: RT-PCR and immunohistochemical analyses. Am J Surg Pathol (2002) 26(8):1016-1023

[23] Nikiforova MN, Lynch RA, Biddinger PW, Alexander EK, Dorn GW, Tallini G, Kroll TG, Nikiforov YE: RAS point mutations and PAX8-PPAR gamma rearrangement in thyroid tumors: evidence for distinct molecular pathways in thyroid follicular carcinoma. J Clin Endocrinol Metab (2003) 88(5):2318-2326

[24] Ohori NP, Nikiforova MN, Schoedel KE, LeBeau SO, Hodak SP, Seethala RR, Carty SE, Ogilvie JB, Yip L, Nikiforov YE: Contribution of molecular testing to thyroid fine-needle aspiration cytology of "follicular lesion of undetermined significance/atypia of undetermined significance". Cancer Cytopathol (2010) 118(1):17-23

[25] Pizzolanti G, Russo L, Richiusa P, Bronte V, Nuara RB, Rodolico V, Amato MC, Smeraldi L, Sisto PS, Nucera M, Bommarito A, Citarrella R, Lo CR, Cabibi D, Lo CA, Frasca F, Gulotta G, Latteri MA, Modica G, Galluzzo A, Giordano C: Fine-needle aspiration molecular analysis for the diagnosis of papillary thyroid carcinoma through BRAF V600E mutation and RET/PTC rearrangement. Thyroid (2007) 17(11):1109-1115

[26] Rowe LM, Bentz BM, Bentz JM: Utility of BRAF V600E mutation detection in cytologically indeterminate thyroid nodules. Cytojournal (2006) 3(1):10

[27] Salvatore G, Giannini R, Faviana P, Caleo A, Migliaccio I, Fagin JA, Nikiforov YE, Troncone G, Palombini L, Basolo F, Santoro M: Analysis of BRAF point mutation

and RET/PTC rearrangement refines the fine-needle aspiration diagnosis of papillary thyroid carcinoma. J Clin Endocrinol Metab (2004) 89(10):5175-5180

[28] Sapio MR, Posca D, Raggioli A, Guerra A, Marotta V, Deandrea M, Motta M, Limone PP, Troncone G, Caleo A, Rossi G, Fenzi G, Vitale M: Detection of RET/PTC, TRK and BRAF mutations in preoperative diagnosis of thyroid nodules with indeterminate cytological findings. Clin Endocrinol (Oxf) (2007) 66(5):678-683

[29] Xing M, Tufano RP, Tufaro AP, Basaria S, Ewertz M, Rosenbaum E, Byrne PJ, Wang J, Sidransky D, Ladenson PW: Detection of BRAF mutation on fine needle aspiration biopsy specimens: a new diagnostic tool for papillary thyroid cancer. J Clin Endocrinol Metab (2004) 89(6):2867-2872

[30] Zatelli MC, Trasforini G, Leoni S, Frigato G, Buratto M, Tagliati F, Rossi R, Cavazzini L, Roti E, degli Uberti EC: BRAF V600E mutation analysis increases diagnostic accuracy for papillary thyroid carcinoma in fine-needle aspiration biopsies. Eur J Endocrinol (2009) 161(3):467-473

2.5

Laboruntersuchungen bei Struma nodosa

F. Raue, K. Frank-Raue

Einleitung

Die Schilddrüsenhormon-Synthese und -Sekretion wird durch das hypophysäre Hormon TSH gesteuert, umgekehrt kontrollieren die Schilddrüsenhormone T4 (Thyroxin) und T3 (Triiodthyronin) die TSH Sekretion (negative Rückkopplung) [1]. Ein kleiner Anstieg von T4 führt zu einer deutlichen Abnahme der TSH Sekretion (negative log-linear Beziehung), so dass die TSH Bestimmung ein guter Hinweis auf die Schilddrüsenfunktion gibt, sinnvoll ergänzt durch die Bestimmung von freien T4 (fT4) und freien T3 (fT3). Die Schilddrüsen Antikörper gegen Thyreoperoxidase (TPO-AK), Antikörper gegen Thyreoglobulin (TG-AK) und TSH Rezeptor Antikörper (TRAK) geben Aufschluss über eine immunogene Pathogenese der Schilddrüsenerkrankung. Das Thyreoglobulin (TG) ist der postoperative Tumormarker für das differenzierte Schilddrüsenkarzinom (papilläres, folliculäres Schilddrüsenkarzinom), das Calcitonin (Ct) der auch präoperativ einsetzbare Marker für das medulläre Schilddrüsenkarzinom.

TSH-Bestimmung

Der Einstiegparameter in die Schilddrüsen-Labordiagnostik ist die Bestimmung des basalen TSH Spiegels, sollte dieser im Normbereich liegen, ist eine Schilddrüsenfunktionsstörung mit großer Wahrscheinlichkeit ausgeschlossen. Voraussetzung dafür ist ein ausreichend empfindlicher TSH Assay mit einer Sensitivität von mindestens 0,01 mU/l und damit eine sichere Abgrenzung zwischen grenzgradig erniedrigtem Spiegel (0,4 bis 0,1mU/l) und eindeutig erniedrigten Spiegeln (<0,01 mU/l)(2). Der früher häufig durchgeführte TRH Test ist damit überflüssig. Der obere Normbereich ist leider nicht genau definiert, weniger wegen messtechnischer Probleme, sondern wegen Definition des Referenzkollektives.

Während der untere Referenzbereich bei vielen Studien bei 0,3-0,4 mU/l liegt, ist der obere Referenzbereich umstritten zwischen 2,5 und 4,5 mU/l. Eine deutsche Studie ermittelt den oberen Normbereich bei 3,63 mU/l, nach Ausschluss von Patienten mit positiver Familienanamese für Schilddrüsenerkrankungen, Struma, Schilddrüsenknoten und positiven TPO-AK [3]. Die NACB (National Academy of Clinical Biochemistry) gibt nach sorgfältiger Analyse von euthyreoten Normalpersonen den oberen Normbereich bei 2,5mU/l an [4]. Der Normbereich ist ebenfalls altersabhängig, mit zunehmendem Alter kommt es zu einem Anstieg der oberen Referenzwerte (über 80 Jahre 7.49 mU/L, NHANES III) [5]. Ein Absenken des oberen Normbereichs auf 2,5 mU/l erhöht die Zahl der Patienten mit subklinischer Hypothyreose, ohne dass dafür eine therapeutische Konsequenz besteht. Ausnahme wären Frauen mit Kinderwunsch und in der Schwangerschaft. Bei Kinderwunsch sollte der Zielbereich für das TSH bei 0,5-2,0 mU/l liegen, in der Schwangerschaft wurden in den neuen Leitlinien Trimenon-spezifische Zielbereiche definiert [6]. Insgesamt ist es sinnvoll, den oberen Referenzbereich für TSH bei 3,63 mU/l zu belassen und für bestimmte Situationen Zielbereiche zu definieren.

Kann die TSH Bestimmung durch Störung der Synthese oder Sekretion falsch – entweder zu hoch oder zu niedrig sein –, so führen Glukocortikoide und Dopamin durch Hemmung der Sekretion zu einer Erniedrigung des TSH. Selten ist ein erhöhtes TSH mit einer Hyperthyreose verbunden, es handelt sich dann um ein TSH produzierendes Hypophysenadenom oder eine Schilddrüsenhormonresistenz, ein angeborenes Leiden mit Mutationen im T3 Rezeptor. Ein erniedrigtes TSH kann selten auch mit einer Hypothyreose verbunden sein, bei einer Hypophyseninsuffizienz mit mangelnder TSH Produktion oder schweren Erkrankung (non thyroid illness=NTI).

Zur Evaluation eines Schilddrüsenknotens gehört die Bestimmung des basalen TSH, liegt dieser im Referenzbereich, ist von einer euthyreoten Knotenstruma auszugehen. Bei Erniedrigung des TSH ist an ein autonomes Adenom oder an eine immunogene Hyperthyreose mit knotigem Umbau der Schilddrüse zu denken, weitere Untersuchungen sind notwendig.

2.5 Laboruntersuchungen bei Struma nodosa

Bestimmung von freiem Thyroxin und Triiodthyronin

Schilddrüsenhormone werden im Blut zu über 99% gebunden an spezifische Eiweißkörper transportiert, die Bestimmung der Gesamthormone ist also stark abhängig von den Änderungen der Transportproteine. Zum Beispiel erhöhen Östrogene das Thyroxin-bindende-Globulin und damit das Gesamthormon bei unverändertem freiem Anteil. Ein Ausweg hiervon ist die Bestimmung der ungebundenen, freien Hormone (fT4, fT3), welche aufwendig durch Dialyse oder Filtration bestimmt werden. Heutzutage wird in einer Ein-Schritt-Methode direkt durch markierte Antikörper der freie Anteil der Schilddrüsenhormone gemessen. Diese Methode ist automatisierbar und wird in den meisten kommerziellen Assays verwendet. Die Bestimmung der Schilddrüsenhormone in einem zweiten Schritt nach Feststellung einer abweichenden TSH Bestimmung im ersten Schritt dient der Dokumentation des Ausmaßes der Schilddrüsenüber- oder unterfunktion. In bestimmten Situationen, wenn das Gleichgewicht zwischen TSH und peripheren Homonen gestört ist, kann die Stoffwechsellage erst durch Bestimmung von TSH und gleichzeitiger fT4, fT3 geklärt werden, z. B. bei der Hyperthyreose unter Therapie mit Thyreostatika führt die Hemmung der Synthese von Schilddrüsenhormonen zu einem raschen Abfall von fT4 und fT3, während das TSH noch länger (bis zu 6 Wochen) supprimiert ist. Das Gleiche gilt für die Therapie der Hypothyreose mit Thyroxin, bei der die fT4 und fT3 Werte schon im Normbereich liegen können, während das TSH noch über Wochen erhöht sein kann. Deshalb sollte eine Thyroxintherapie erst 4-6 Wochen nach Therapiebeginn oder Änderung der Thyroxindosis nach Einstellung eines neuen Gleichgewichtes geprüft werden. Auch bei hypophysärem, hypothalamischem Schaden kann das TSH erniedrigt oder niedrig normal sein, bei erniedigtem fT4 und/oder fT3, zentrale Hypothyreose. Eine besondere Situation liegt bei Krankenhauspatienten vor, je nach Schwere der Grunderkrankung kann sich eine NTI (non thyroid illness) entwickeln mit erniedrigten fT3 und/oder fT4 Werten bei normalem TSH.

Bei der Struma nodosa stellt sich bei erniedrigtem TSH die Frage, das Ausmaß der Hyperthyreose anhand der fT4/fT3 Werte ggf. durch ein autonomes Adenom festzustellen oder bei erhöhtem TSH eine gleichzeitig bestehende immunogene Hypothyreose nicht zu übersehen.

Schilddrüsenantikörper

Eine Autoimmunthyreoiditis ist gekennzeichnet durch Erhöhung der Autoantikörper, typischerweise erhöhte TPO-AK bei Hashimoto Thyreoiditis, TRAK bei Morbus Basedow. Zur weiteren Abklärung eines erhöhten TSH kann die Bestimmung von TPO-AK, ggf. TG-AK, richtungweisend sein. Bei Hyperthyreose ist die Bestimmung von TRAK hilfreich, er findet sich in 90% aller Immunhyperthyreosen, häufig begleitet von erhöhten TPO-AK. Für die Struma nodosa ist die Antikörperbestimung nur sekundär und bei erhöhtem TSH gegeben.

Thyreoglobulin

Das TG ist normalerweise im Blut messbar und steigt durch Freisetzung aus den Schilddrüsenfollikeln bei verschiedenen Schilddrüsenerkrankungen unspezifisch an; nach totaler Thyreoidektomie ist es normalerweise nicht mehr messbar. Diese wird ausgenutzt für die TG Analyse nach totaler Thyreoidektomie bei einem papillären oder follikulären Schilddrüsenkarzinom, bei der die Nichtmessbarkeit von TG für eine Heilung spricht. Postoperativ messbares oder wieder ansteigendes TG spricht für Rezidiv oder Metastasen des Schilddrüsenkarzinoms.

Zur Abklärung eines Schilddrüsenknotens trägt die TG-Bestimmung nichts bei.

Calcitonin

Calcitonin (Ct) ist der Marker für das medulläre Schilddrüsenkarzinom, es wird physiologischerweise von den C-Zellen der Schilddrüse sezerniert und ist bei der Mehrzahl der Menschen messbar (meist bis 10 pg/ml), Ct-Spiegel zwischen 10 und 100 pg/ml weisen in steigendem Maße auf ein medulläres Schilddrüsenkarzinom, bei Spiegeln über 200 pg/ml ist die Wahrscheinlichkeit für ein medulläres Schilddrüsenkarzinom nahezu 100%. Zwischen der Tumormasse und dem Ct-Spiegel besteht eine positive Korrelation, postoperativ erhöhtes oder ansteigendes Ct spricht für ein Rezidiv oder Metastasen. Die CT-Verdoppelungszeit ist ein gutes Maß für die Aggressivität des medullären Schilddrüsenkarzinoms [7].

Eine Ct-Bestimmung bei der Struma nodosa ermöglicht die Diagnose eines medullären Schilddrüsenkarzinoms im kurativ behandelbaren Frühstadium. Unter Patienten mit einer Struma nodosa ist mit einer Häufigkeit von ca. 0,4% mit einem medullären Schilddrüsenkarzinom zu rechnen [8]. Im Bereich zwischen 10-100pg/ml müssen differentialdiagnostisch eine benigne C-Zell Hyperplasie wie sie z. B. bei einer Hashimoto Thyreoiditis auftreten kann, die Einnahme von Protonenpumpeninhibitoren oder eine Niereninsuffizienz ausgeschlossen werden [9].

2.5 Laboruntersuchungen bei Struma nodosa

Literatur

[1] Spencer CA, LoPresti JS, Patel A, et al.: Applications of a new chemiluminometric thyrotropin assay to subnormal measurement. J Clin Endocrinol Metab (1990) 70:453

[2] Ross DS, Ardisson LJ, Meskell MJ: Measurement of thyrotropin in clinical and subclinical hyperthyroidism using a new chemiluminescent assay. J Clin Endocrinol Metab (1989) 69:684

[3] Kratzsch J, Fiedler GM, Leichtle A, et al.: New reference intervals for thyrotropin and thyroid hormones based on National Academy of Clinical Biochemistry criteria and regular ultrasonography of the thyroid. Clin Chem (2005) 51:1480

[4] Baloch Z, Carayon P, Conte-Devolx B, et al.: Laboratory medicine practice guidelines. Laboratory support for the diagnosis and monitoring of thyroid disease. Thyroid (2003) 13:3

[5] Surks MI, Hollowell JG: Age-specific distribution of serum thyrotropin and antithyroid antibodies in the US population: implications for the prevalence of subclinical hypothyroidism. J Clin Endocrinol Metab (2007) 92:4575

[6] Stagnaro-Green A, Abalovich M, Alexander E, Azizi F, Mestman J, Negro R, Nixon A, Pearce EN, Soldin OP, Sullivan S, Wiersinga W: American Thyroid Association Taskforce on Thyroid Disease During Pregnancy and Postpartum. Guidelines of the American Thyroid Association for the diagnosis and management of thyroid disease during pregnancy and postpartum. Thyroid. (2011) 21:1081-125 (?)

[7] Cohen R, Campos JM, Salaun C, Heshmati HM, Kraimps JL, Proye C, et al.: Preoperative calcitonin levels are predictive of tumor size and postoperative calcitonin normalization in medullary thyroid carcinoma. Groupe d'Etudes des Tumeurs a Calcitonine (GETC). J Clin Endocrinol Metab. (2000) 85:919-922

[8] Elisei R, Bottici V, Luchetti F, Di Coscio G, Romei C, Grasso L, Miccoli P, Iacconi P, Basolo F, Pinchera A, Pacini F: Impact of routine measurement of serumcalcitonin on the diagnosis and outcome of medullary thyroid cancer: experience in 10,864 patients with nodular thyroid disorders. J Clin Endocrinol Metab. (2004) 89:163-168

[9] Kratzsch J, Petzold A, Raue F, Reinhardt W, Bröcker-Preuss M, Görges R, Mann K, Karges W, Morgenthaler N, Luster M, Reiners C, Thiery J, Dralle H, Fuhrer D: Basal and stimulated calcitonin and procalcitonin by various assays in patients with and without medullary thyroid cancer. Clin Chem. (2011) 57:467-474.

2.6

Neuartiger zellbasierter Assay zur Messung biologischer Aktivität von TSH-Rezeptor-Autoantikörpern

D. Zeiger, I. Büsselmann, U. Loos

Pathophysiologische Grundlagen

Der TSH-Rezeptor (TSHR) spielt eine zentrale Rolle für die Schilddrüsenfunktion und fungiert als ein Zielantigen bei thyroidalen Autoimmunerkrankungen. Komplexe pathoimmunologische Mechanismen lösen die Bildung von anti-TSHR Antikörpern (TRAb) mit verschiedenen Eigenschaften aus. Die Autoantikörper mit der stimulatorischen Wirkung (sTRAb) ahmen die Funktion des natürlichen Rezeptorligandes TSH nach. Sie binden am TSHR an definierte Epitope und stimulieren die Schilddrüse zu dauernder Überproduktion und Freisetzung von Schilddrüsenhormonen, so dass es zu einer Hyperthyreose vom Typ Morbus Basedow kommt [1, 2]. Im Verlauf dieser Erkrankung können zusätzlich auch TSHR-Autoantikörper mit blockierenden (bTRAb) Eigenschaften auftreten. Es gibt ebenfalls ein Krankheitsbild, bei dem nur blockierende Autoantikörper gebildet werden, die zu einer substitutionspflichtigen Hypothyreose führen. Die Mechanismen der inhibitorischen Wirkung dieser Autoantikörper sind noch nicht genau verstanden und Gegenstand wissenschaftlicher Arbeiten [1, 2, 3].

Labordiagnostik.

Die quantitative Erfassung der Autoantikörper in der Routinelabordiagnostik erfolgt heute mit einem in vitro TRAb-Assay (BRAHMS, Euroimmune, Roche u. a.). Der Nachweis basiert auf der Eigenschaft der TSHR-Autoantikörper, die Bindung von markiertem Kompetitor (TSH oder monoklonaler Antikörper) am immobilisierten TSH-Rezeptor zu verhindern. Die Quantifizierung der gesamten TSHR-Antikörper in einer untersuchten Probe erfolgt indirekt über die Menge des verdrängten Kompetitors [4]. Allerdings, liefert diese Methode keine Aussage über die biologische Aktivität verschiedener Autoantikörper-Typen.

Die differenzierte Beurteilung der Aktivität von TSHR-Autoantikörpern kann neue wertvolle Erkenntnisse über den Krankheitsverlauf, Remission und Therapieerfolg liefern. Es ist bekannt, dass bei einem Drittel der Morbus Basedow-Patienten auch blockierende Antikörper gebildet werden [5]. So kann die Überwachung der Aktivitätsänderung von Autoantikörpern auch helfen, den Beginn einer Antithyroid-Behandlung und die Dosis der Medikamente genauer zu bestimmen [5].

Die Untersuchung der biologischen Wirkung kann nur mit Hilfe zellbasierter Assays (Bioassays) realisiert werden. Der TSH-Rezeptor gehört zur Familie der G-Protein gekoppelten Rezeptoren, seine Aktivierung löst die cAMP-Signalkaskade aus [6]. Die Bioassays der ersten Generation basieren auf direkter cAMP-Messung nach der Wechselwirkung der TSHR-exprimierenden Zellen mit Autoantikörpern in den Patientenproben. Die Bestimmung erfolgt nach einem komplizierten Protokoll, wobei die Zellen aufgeschlossen werden müssen. Aufgrund aufwendiger Durchführung und fehlender Standardisierung wurden solche Assays nur für wissenschaftliche Untersuchungen eingesetzt [7].

Neuer innovativer TSHR-Ab-Bioassay (BioTRAb)

Wir präsentieren hier einen Bioassay (BioTRAb), der zur neuesten Generation der Reportergen-Bioassays gehört. Unser BioTRAb liefert eine schnelle und qualitativ hochwertige Methode zur Erfassung biologischer Aktivitäten von TSH-Rezeptor-Autoantikörpern.

Grundlage des BioTRAb bilden TSHR-exprimierende HEK293-Zellen. Zusätzlich sind sie stabil transfiziert mit einem Reportergen, bestehend aus cAMP-responsivem Element (CRE), gekoppelt an die Sequenz für sekretorische alkalische Phosphatase (SEAP). (Abb. 1)

TSH-Rezeptor ist ein G-Protein-gekoppelter Transmembranrezeptor. Die Aktivierung des Rezeptors durch die Autoantikörper oder TSH erfolgt über seine extrazelluläre Domäne. Diese Interaktion initiiert eine Rezeptorkonformationsänderung so, dass in der Folge die an die intrazelluläre Rezeptordomäne gekoppelten G-Proteine die cAMP-basierte Signalkaskade auslösen [6]. Das produzierte cAMP

2.6 Neuartiger zellbasierter Assay zur Messung biologischer Aktivität

aktiviert das cAMP-responsive Element im Zellkern, woraufhin die sekretorische Alkalische Phosphatase ins Medium sezerniert wird. Die enzymatische Umsetzung des zugegebenen Substrates erzeugt schließlich die Chemolumineszenz, die als Signal mit einem Luminometer gemessen wird.

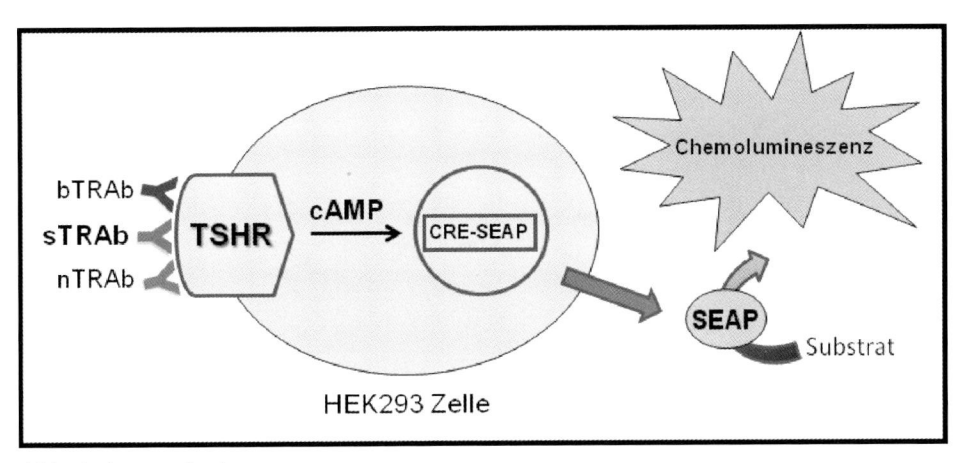

Abb. 1: Assayprinzip

Praktische Umsetzung des Assayprinzips

Im ersten Durchführungsschritt werden die kryokonservierten Zellen aufgetaut und in einer 96well-Mikrotiterplatte (MTP) ausgesät (Abb.2). Nach 2-stündiger Inkubation werden die Patientenproben hinzugegeben, wobei sowohl Serum als auch Plasma verwendet werden kann. Während der Über-Nacht-Inkubation erfolgt die Interaktion der Autoantikörper mit dem TSH-Rezeptor, woraufhin SEAP ins Medium sezerniert wird. Im letzten Schritt, nach Hitze-Inaktivierung der endogenen Alkalischen Phosphatase und Inkubation mit dem Substrat, erfolgt die Messung der Chemolumineszenz. Die Messdaten können schließlich mit einem einfachen Kalkulationsprogramm (z. B. Excel®) in wenigen Minuten ausgewertet werden.

Die Messmethode zeichnet sich einerseits durch besondere Einfachheit in der Durchführung aus, andererseits liefert sie auch reproduzierbare und aussagekräftige Messergebnisse. Es entfallen mehrfache Waschschritte, die bei konventionellen in vitro-Assays unumgänglich sind und als zusätzliche Kosten für Waschpuffer und Arbeitszeit einkalkuliert werden müssen. Von entscheidender Bedeutung bei BioTRAb ist die Verbesserung der Assayperformance. Eine Zelllyse, die bei anderen Bioassays für die Signaldetektion erforderlich ist, muss bei dem BioTRAb nicht durchgeführt werden. Der Signalgeber SEAP wird in das Assay-Medium über den Zellen sezerniert. Ein Zellaufschluss bedeutet nicht nur einen zusätzlichen Aufwand für die Durchführung, sondern die freigesetzten Zellbestandteile stellen auch eine Quelle für die Interferenzen bei der Signalmessung dar.

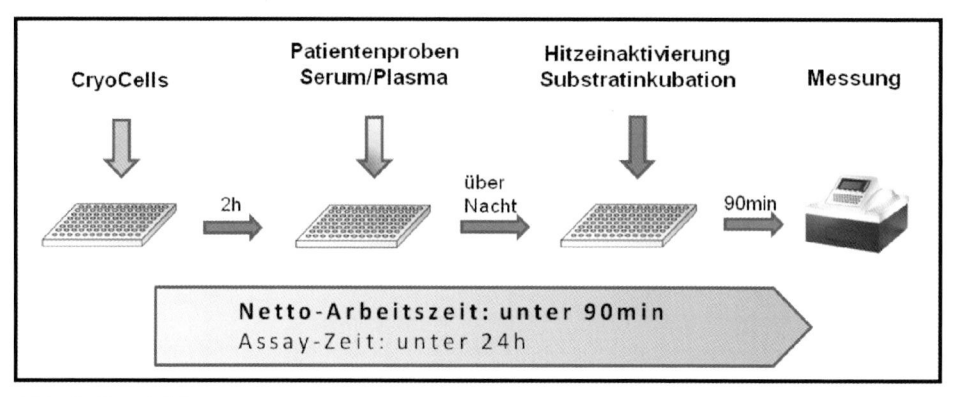

Abb. 2: Durchführung

Weitere besondere Vorteile des BioTRAb sind die wenigen Durchführungsschritte und geringer Materialverbrauch. Auch erfolgt die komplette Assay-Durchführung auf einer 96well-Mikrotiterplatte und dauert unter 24h, wobei die Netto-Arbeitszeit unter 90 min liegt.

Ergebnisse

Die statistische Auswertung der gemessenen Patientenproben belegt eine sehr gute Qualität des BioTRAb. Die Intra-/Interassayvarianzen liegen unter 10%, die Spezifität liegt bei 95,9% und die Sensitivität bei 91,0%

Die Stärken unserer Methode lassen sich am besten im direkten Vergleich mit dem TRAK®-Assay demonstrieren (Abb. 3).

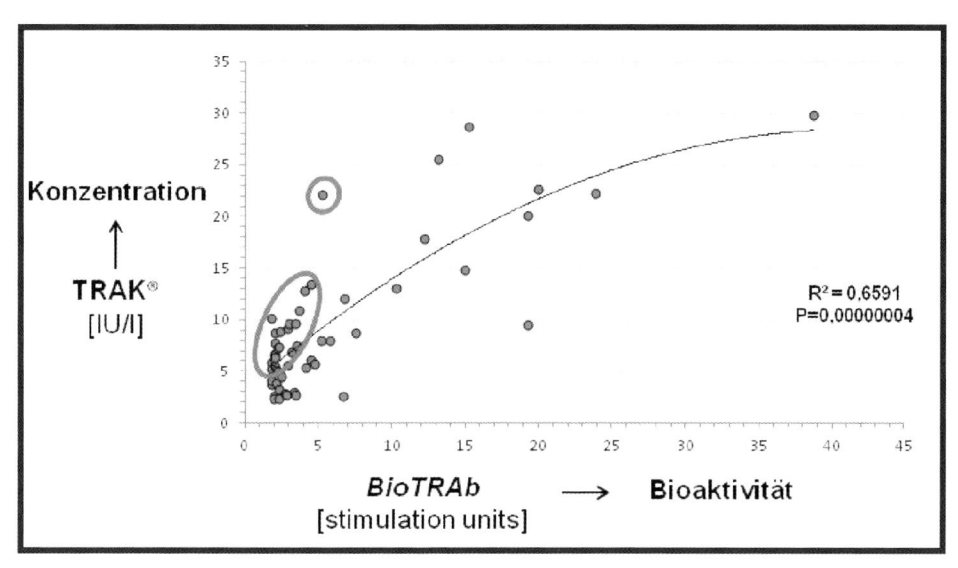

2.6 Neuartiger zellbasierter Assay zur Messung biologischer Aktivität

Abb. 3: Vergleich des KreLo-Bioassays mit dem „TRAK"-Assay

Zu einem zeigt der BioTRAb gute Korrelation mit dem in vitro-Assay. Aber bei der quantitativen Erfassung im TRAK®-Assay wird die biologische Wirkung unterschiedlicher Autoantikörper nicht berücksichtigt. Die Autoantikörper werden nach ihrer Fähigkeit erfasst, am immobilisierten TSH-Rezeptor zu binden und dabei das TSH zu verdrängen. Mit dieser Methode wird die Gesamtmenge von anti-TSHR Antikörpern detektiert und quantifiziert. So zeigen die Proben sowohl mit überwiegend blockierenden als auch mit überwiegend stimulierenden Antikörpern gleich hohe Werte.

In unserem Bioassay hingegen wird die biologische Aktivität der TSHR-Autoantikörper gemessen. Bei Patienten mit nur stimulierenden Antikörpern korreliert die Signalhöhe mit den Signalen des in vitro-Assays sehr gut. Aber bei vielen Seren mit erhöhten TRAK®-Werten werden mit unserer Methode sehr niedrige oder gar keine Signale detektiert (graue Kreise in Abb. 3). Diese Proben stammen von Patienten mit überwiegend blockierenden TSHR-Autoantikörpern, was auch durch die klinische Diagnose einer Hypothyreose bestätigt wird. Auf diese Weise kann indirekt der Anteil blockierender Autoantikörper an der Gesamtaktivität von TSHR-Ak bestimmt werden.

Insgesamt ermöglicht der BioTRAb eine differenziertere Diagnostik von Morbus Basedow und eine Abgrenzung gegenüber der Hypothyreose, die durch blockierende TSHR-Autoantikörper verursacht wird.

Zusammenfassung

Der BioTRAb ist ein standardisierter zellbasierter Assay zur Erfassung der biologischen Aktivität von TSH-Rezeptor-Autoantikörpern. Er bietet eine hohe klinische Relevanz, insbesondere bei der Beurteilung der Hyperthyreose und Hinweis auf blockierende Antikörper. BioTRAb zeichnet sich durch sehr gute Reproduzierbarkeit, hohe Spezifität und Sensitivität aus. Das einfache, kostengünstige Protokoll (Netto-Arbeitszeit unter 90min) sowie hoher Probendurchsatz (44 Patientenproben pro 96well-MTP) machen unseren Bioassay bestens geeignet für die Routinelabordiagnostik.

Literatur

[1] Devies TF., Ando T, Lin R-Y, Tomer Y, Latif R: Thyrotropin receptor-associated diseases: from adenomata to Graves disease. J Clin Invest. (2005) 115(8):1972-1983

[2] Rapoport B, McLachlan S M: The Thyrotropin receptor in Graves disease. Thyroid (2007) Vol.17 10: 911-919

[3] Morgenthaler NG, Ho SC, Minich WB: Stimulating and blocking thyroid-stimulating hormone (TSH) receptor autoantibodies from patients with Graves' disease and autoimmune hypothyroidism have very similar concentration, TSH receptor affinity, and binding sites. J Clin Endocrinol Metab. (2007) 92(3):1058-1065

[4] Costagliola S, Morgenthaler NG, Hoermann R, Badenhoop K, Struck J, Freitag D, Poertl S, Weglöhner W, Hollidt JM, Quadbeck B, Dumont JE, Schumm-Draeger PM, Bergmann A, Mann K, Vassart G, Usadel KH: Second generation assay for thyrotropin receptor antibodies has superior diagnostic sensitivity for Graves' disease. J Clin Endocrinol Metab. (1999) 84(1): 90-97

[5] Lytton SD, Kahaly GJ: Bioassays for TSH-receptor autoantibodies: an update. Autoimmun Rev. (2010) 10(12):116-22. Epub 2010 Aug 31. Review

[6] Morshed SA, Latif R, Davies TF: Characterisation of thyrotropin receptor antibody-induced signaling cascades. Endocrinology. (2009) 150(1):519-29. Epub (2008) Aug 21

2.6 Neuartiger zellbasierter Assay zur Messung biologischer Aktivität

[7]   Kamijo K, Nagata A, Sato Y: Clinical significance of a sensitive assay for thyroid-stimulating antibodies in Graves' disease using polyethylene glycol at high concentrations and porcine thyroid cells. Endocr J. (1999) Jun; 46(3):397-403.

3
Referate des „Forum Schilddrüse"

3.1

Struma mit Dysfunktion in der Schwangerschaft

R. Hehrmann

Für die **Diagnostik** und Therapie von Strumen mit Funktionsstörungen in der Schwangerschaft ist es wichtig, zumindest zwei physiologische Veränderungen in der Schwangerschaft zu kennen und zu berücksichtigen.

1. TBG-Anstieg im ersten Trimenon:
Unter den drei wesentlichen Bindungsproteinen TBG, Transthyretin (TBPA) und Albumin steigt TBG ab dem 20. postovulatorischen Tag mit einem Maximum in der 20-24. Schwangerschaftswoche an und fällt erst post partum wieder ab. Die Konsequenz waren früher erhöhte Gesamthormonkonzentrationen T4 und T3, die heute praktisch nicht mehr bestimmt werden. Die freien Hormone Ft3 und TT4 sind methodenabhängig: mit den sog. Analog-Tracer-Verfahren werden eher niedrige Werte gemessen, meist noch im unteren Normbereich. Mit den aufwendigeren Mehrschrittverfahren sind sie in der Regel normal.

2. HCG-Stimulation.
Mit Eintritt der Schwangerschaft steigt HCG von unter 100 auf maximal 20.000-200.000 in der 10.-14. Woche rasch an, auch wenn die thyreotrope Aktivität gering ist, reichen doch die sehr hohen Konzentrationen für eine Stimulation der Schilddrüse mit passagerer T4-Mehrsekretion und konsekutivem Abfall von TSH aus. Dieser Abfall liegt meist innerhalb des Normbereichs, bei 5-10% der Schwangeren wird TSH aber komplett supprimiert. Hier ist die Differentialdiagnose zu einer milden Hyperthyreose in der Frühschwangerschaft oft nicht leicht. In der Regel steigt TSH aber spontan wieder an und ist im zweiten Trimenon wieder normal.

Bei einer kleinen Untergruppe von Schwangeren mit Hyperemesis Gravidarum kommt es aber auch in den ersten acht Wochen zu einem meist leichten Anstieg von FT4 und FT3 und zu einer Gewichtsabnahme. Dieser Zustand wird auch als „transiente Hyperthyroxinämie bei Hyperemesis Gravidarum" (THHG) bezeichnet. Auch diese Konstellation bildet sich meist bis zur 12.-16. Woche der Schwangerschaft ohne Therapie spontan zurück. Hinweise auf eine Immunhyperthyreose gibt es bei diesen Patientinnen nicht.

Funktionsstörungen in der Schwangerschaft mit Struma sind relativ selten; bei den weitaus meisten handelt es sich um Autoimmunthyreopathien vom Typ Morbus Basedow oder um die chronische Autoimmunthyreoiditis Hashimoto.

Hyperthyreose in der Schwangerschaft

Epidemiologische Daten sind rar: 1985 fand Burrow, dass etwa 0,2% von schwangeren Frauen hyperthyreot waren. 1987 waren in Essen unter behandelten Hyperthyreosen 2% schwanger (Reinwein). Bei über 85% handelt es sich um einen M. Basedow, ca. 10% haben ein meist solitäres autonomes Adenom als Ursache. Extrem selten sind Hyperthyreosen in der Schwangerschaft durch eine De Quervain-Thyreoiditis, eine Hashimoto-Thyreoiditis oder HCG-induziert durch Blasenmole oder Chorionkarzinom.

Hyperthyreose in der Schwangerschaft sind deshalb problematisch, weil sie auf Seiten der Mutter wie auf Seiten des Kindes mit Komplikationen verknüpft sind. Im Prinzip sind alle Komplikationen des Schwangerschaftsverlaufes gehäuft: erhöhte Abortrate, Frühgeburten, Hypertonie, Eklampsie, vorzeitige Plazentalösung.

Beim Kind findet sich bei unbehandelter Hyperthyreose eine erhöhte Missbildungsrate von etwa 6%. Aus der größten vorliegenden Studie von Momotani 1984 an 643 Schwangeren mit M. Basedow geht eindeutig hervor, dass diese Erhöhung nicht durch Thyreostatika, in dieser Studie durch Thiamazol/Methimazol, zustande kommt, sondern durch die unbehandelte Hyperthyreose. (s. Tab. 1)

In den letzten Jahren sind jeweils in Einzelfällen Missbildungen unter der Therapie mit Thiamazol beschrieben worden – so die Aplasiacutisvorticisconngenita (ACC), Choanalatresie, tracheooesophagele Fistel. Unter Propythiouracil (PTU) kommen solche Einzelfallbeschreibungen fast nicht vor. Deshalb wurden von einzelnen Fachgesellschaften wie der Sektion Schilddrüse der DGE, der American Thyroid Association (ATA) und anderen vorübergehende Empfehlungen und sog.

3.1 Struma mit Dysfunktion in der Schwangerschaft

Leitlinien herausgegeben, die PTU anstelle von Thiamazol in der Schwangerschaft empfahlen. Inzwischen sind mehrfach schwere toxische Leberschäden von Schwangeren durch PTU beschrieben worden, so dass diese Bevorzugung von PTU in der Schwangerschaft widerrufen wurde [Bahn, Burch und Cooper 2009]. Seit diesem Meeting, das von der ATA und der Food and Drug Administration (FDA) gesponsert wurde, gilt PTU (wie früher in Deutschland) nicht mehr als Mittel der ersten Wahl in der Schwangerschaft. Ross hat den Kompromissvorschlag gemacht [Uptodate 2011], PTU nur in den ersten 3 Monaten einzusetzen und dann auf Thiamazol überzugehen. Die meisten Patientinnen kommen aber meist erst in der 6.-12. Woche zur Diagnostik und Therapie, so dass ein nochmaliges Umsetzen auf PTU für kurze Zeit wenig sinnvoll erscheint.

Tab. 1: Missbildungen bei M. Basedow in der Schwangerschaft (nach Momotani, 1984).

Gruppe	Euth./Hyper	MMI-Ther.	n	%Missbild.	Hyper/Euth.	MMMI/Ø
1	Hyper	Ø	50	3 = 6% →	3%	→ Ø 1%
2	Euth.	Ø	350	1 = 0,3		
3	Hyper	+	117	2 = 1,7		
4	Euth.	+	126	0 →	0,2%	→ MMI 0,8%
Ges.			643			

Eine weitere Komplikation beim Kind ist das Auftreten einer intrauterinen und connatalen Hyperthyreose: dies kommt aber nur dann vor, wenn die TSH stimulierenden Antikörper (TRAK) in der Schwangerschaft bei der Mutter sehr hoch sind.

Wegen der genannten Komplikationen der manifesten Hyperthyreose sollte eine Behandlung unmittelbar nach Diagnosestellung erfolgen. Wegen des diaplazentaren Transfers aller Thyreostatika wird eine Monotherapie mit möglichst niedriger Dosierung von Thiamazol, Carbimazol oder ausnahmsweise mit PTU (z. B. bei allergischer Reaktion auf Thiamazol) durchgeführt. Die initialen Dosen werden baldmöglichst auf die niedrigeren Dosen der Dauertherapie reduziert. (siehe Tabelle 2). Bei bereits behandelter Hyperthyreose kann nach Eintritt einer Schwangerschaft die bisherige Dosis oft noch reduziert werden. Ein typischer, komplikationsloser Verlauf einer Hyperthyreose in der Schwangerschaft ist in Tabelle 4 zusammengefasst.

Ein ungewöhnlicher Verlauf einer Patientin, die sich nach Schwangerschaft und Stillzeit mit einer schweren Hyperthyreose und asymmetrischer Struma vorstellte, ist in Tabelle 3 dargestellt, die Sonografie der links betonten Struma in Abbildung 1.

Hyperthyreose in der Schwangerschaft sollte interdisziplinär von Endokrinologen und Gynäkologen betreut werden unter frühzeitiger Einbeziehung eines endokrin versierten Pädiaters.

Hypothyreose in der Schwangerschaft

Die häufigsten Ursachen von Hypothyreosen in der Schwangerschaft sind die chronische Autoimmunthyreoiditis Hashimoto oder Patientinnen nach vorangegangener Schilddrüsenoperation. Bei letzteren wird die Hypothyreose in der Regel bereits behandelt, bei der Hashimoto-Thyreoiditis kann die Hypothyreose auch erst in der Schwangerschaft neu entdeckt werden. Meist handelt es sich dann um klinisch milde oder subklinische Hypothyreosen, da manifeste schwere Unterfunktionen mit Einschränkungen der Fertilität einhergehen, wenngleich die Patientinnen keineswegs immer infertil sind und durchaus schwanger werden können.

Wie bei der Hyperthyreose sind auch bei der Hypothyreose alle Komplikationen des Schwangerschaftsverlaufes erhöht. Deshalb sollte eine Hypothyreose in der Schwangerschaft unabhängig vom Zeitpunkt der Diagnose sofort durch Substitution von L-Thyroxin behandelt werden. Diese Therapie reduziert die Komplikationen des Schwangerschaftsverlaufs. Bei bereits behandelter Hypothyreose steigt im ersten Trimenon bei ca. 40-70% der Thyroxinbedarf an, was an meist leichtem Anstieg des TSH zu erkennen ist. Eine Dosiserhöhung um 25 bis 50 µg L-Thyroxin mit anschließender Kontrolle nach 4-6 Wochen ist erforderlich, da auch leichte oder latente Hypothyreose eine gewisse Einschränkung der intellektuellen und psychomotorischen Entwicklung der Kinder bewirken können [Haddow et al. 1999].

Ein „normaler", komplikationsloser Verlauf einer Hashimoto-Thyreoiditis ist in der Tabelle 4 dargestellt, einen ungewöhnlichen Verlauf mit Abfall der TSH-Konzentration im ersten Trimenon – wie bei THHG – zeigt die Tabelle 5.

Bei der Therapie der Hypothyreose wird eine Dosis gewählt, bei der die TSH-Konzentrationen in den unteren Normbereich gesenkt werden (ca. 0,3-1,5 µU/ml). Die Kontrollen sollten im ersten Trimenon zweimal stattfinden, danach ca. alle 3 Monate.

3.1 Struma mit Dysfunktion in der Schwangerschaft

Die adäquate T4-Substitution ist essentiell bei der seltenen fetalen Hypothyreose [Vuulsma 1989] und begünstigt die geistige Entwicklung auch bei schilddrüsengesunden Kindern [Haddow 1999]. Die zusätzliche Iodid-Therapie mit 100-150 µg Iodid ist in der Schwangerschaft und Stillzeit nach wie vor sinnvoll, wobei eine Doppelmedikation in der Schwangerschaft mit Folsäure-Iodid-Kombinationen vermieden werden soll.

Tab. 2: Dosierung von Thyreostatika in der Schwangerschaft

	Initialdosis	Dauertherapie
Thiamazol	5-15 mg	2,5-10 mg
Carbimazol	5-20 mg	2,5-15 mg
PTU	100-300 mg	25-150 mg

Tab. 3: Ungewöhnlicher Verlauf eines M. Basedow in der Schwangerschaft

- M.A, 29 Jahre: Erstvorstellung Januar 2011, 7 Monate nach Entbindung eines gesunden Jungen, Stillzeit seit 4 Wochen beendet
- Wenige Tage nach der Entbindung typische Hyperthyreose-Symptomatik, subjektiv nicht gravierend empfunden bzw. verdrängt
- Thyreostatische Therapie abgelehnt, Selen und Homöopathika eingenommen
- Klinisch ausgeprägte Hyperthyreose: Tremor, Tachykardie, Gewichtsabnahme, Wärmeintoleranz etc.
- Sichtbare, asymmetrische Struma li>>re
- FT3 24,6 pg/ml (<4,4), FT4 52 ng/l(< 17), TPO und TRAK nicht erhöht.
- Beginn mit PTU 3 x 100 mg für 1 Woche, dann 3 x 50 mg. Kontrolle nach 4 Wochen
- Klinik gebessert, FT3 noch 7,1; FT4 12
- Kontrollen im März und Juni unter 100 mg PTU: Klinisch Euthyreose. FT3 immer noch leicht erhöht, FT4 normal, TSH weiter supprimiert, Leberwerte normal
- Wegen großer Struma li und geringer Remissionswahrscheinlichkeit OP empfohlen, zunächst abgelehnt
- Tg 1299 ng/ml bei normaler WF und normalen TgAK
- OP jetzt in den Herbstferien terminiert

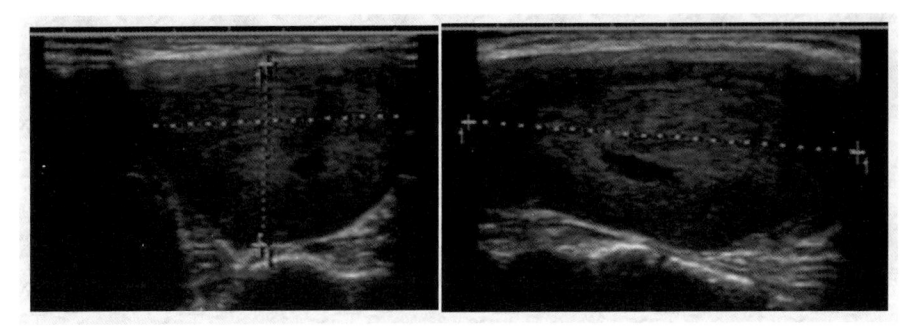

Abb. 1: Sonografie der asymmetrischen Basedow-Struma der Patientin in Tabelle 3

Tab. 4: Problemloser, üblicher Verlauf einer Hashimoto-Thyreoiditis in der Schwangerschaft

- Hypothyreose bei chronischer AIT seit 5 Jahren bekannt und mit L-Thyroxin 125 behandelt; TSH bei Kontrollen zwischen 0,6 und 1,5
- 8.SSW: TSH 5,6, FT3 und FT4 im unteren Normbereich, klinisch Euthyreose
- Erhöhung der L-T4-Dosis auf 150 µg
- TSH nach 4 Wochen 0,9. Dosis bis zur Entbindung konstant
- 3 Monate nach Entbindung: TSH supprimiert. Rückgang auf 125 µg L-T4

Tab. 5: Ungewöhnlicher Verlauf eine Hashimoto-Thyreoiditis im ersten Trimenon (ähnlich THHG)

- A.C. 27 Jahre, chronische AIT seit 15. Lebensjahr bekannt.
- Therapie in letzten 3 Jahren mit 150 µg L-T4 mit normalen TSH-Werten
- 30. August 2011: 7. SSW: Massive Übelkeit, gel. Erbrechen seit 2 Wochen, keine Hyperemesis
- TSH supprimiert, FT3 und FT4 an der oberen Normgrenze. (THHG???)
- L-Thyroxin reduziert auf 125 µg, Kontrolle in 4 Wochen. Erbrechen inzwischen sistiert, noch Nausea

Literatur

[1] Bahn RS, Burch HS, Cooper DS: The role of propythiouracil in the management of Graves' disease in adults: report of a meeting jointly sponsored by the American Thyroid Association and the Food and Drug Administration. Thyroid (2009) 19:673

3.1 Struma mit Dysfunktion in der Schwangerschaft

[2] Burrow GN: The management of thyrotoxicosis in pregnancy. In: Engl.J.Med. (1985) 313:562

[3] Cooper DS, Rivkees SA: Putting propythiouracil in perspective. J.Clin. Endocrin. Metab. (2009) 94:1881

[4] Haddow JE, Glenn E, Palomäki BS, et al: Maternal thyroid deficiency during pregnancy and subsequent neuropsychological development of the child. NEJM (1999) 341:549-555

[5] Hehrmann R: Schwangerschaft und Schilddrüse. Internistische Welt (1982) 3:99-107

[6] Hehrmann R, Grüters A, Bogner U, Bellmann U: Hyperthyreose und Schwangerschaft: Zusammenfassung. Akt. Endokr. Stoffw. (1992) 13:37-42 (Sonderheft)

[7] Hoff HG, Windeck R, Reinwein D: Die Behandlung von Schilddrüsenerkrankungen in der Schwangerschaft. Therapiewoche (1982) 32:1028

[8] Momotani N, Noh J, Oyanagi H, Ishikawa N, Ito K: Maternal hyperthyroidis and congenital malformation in the offspring. Clinical Endocrinology (1984) 20:695

[9] Ross DS: Overview of thyroiddisease in pregnancy. Uptodate (2010)

[10] Ross DS: Diagnosis and Treatment of hyperthyroidism during pregnancy. Uptodate (2011)

[11] Vulsma T, Gons MH, deVijlder JJM: Materno-feta transfer of thyroxine in congenital hypothyroidism due to total organification defect or thyroid agenesis. N.Engl.J.Med. (1989) 321:13-16

3.2

Struma beim alten Menschen

M. Beyer

Schilddrüsenprobleme nehmen mit höherem Alter naturgemäß an Häufigkeit zu. Dabei spielen folgende Faktoren eine Rolle

- Allgemeine Gefäßklerose
- Nachlassen von hypothalamisch-hypophysären Aktivitäten
- Apoptotische Abnahme der „Niche Cells" als Kontrollinstanz eines eher unkontrollierten Wachstums
- Vermehrung von Sklerosierungen und damit Verminderung der Hormone produzierenden Zellmasse
- Zunahme subklinischer und manifester Funktionsstörungen
- Zunahme von Knotenbildung, autonomen Bezirken und Karzinomen

Thema dieser Abhandlung sollte die Fragestellung sein, ob sich hier klinisch relevante Unterschiede im Vergleich zur Handhabung bei jungen Menschen ergeben.

Alte oder hochbetagte Menschen sind in diesem Zusammenhang älter als 75 Jahre. In unserer endokrinologischen Praxis sehen wir in dieser Altersgruppe ca. 2% der Schilddrüsenpatienten. Davon sind etwa 10-12% im Laufe ihres Lebens an der Schilddrüse operiert worden, etwa 5-6% (ausgenommen Patienten mit einer SD-Hormon-Medikation) haben eine subklinische Schilddrüsenfunktionsstörung [1]. Neu entdeckte Schilddrüsenkarzinome liegen bei weniger als 1%.

Altersbedingt kommen diese Patient(inn)en oft mit Angehörigen (Fremdanamnese), werden häufig ärztlich vorwiegend durch Hausbesuche betreut (wenig apparative oder laborchemische Diagnostik) und haben häufiger Probleme mit dem Hörvermögen und der Beschreibung eigener Beschwerden.

Das Therapieziel verschiebt sich in dieser Altersgruppe mit zunehmendem Alter hin zur Erhaltung oder Verbesserung der Lebensqualität und zur Verminderung von organbedingten Risiken.

Beachtenswerte Unterschiede in der Diagnostik

Bei der Sonografie ist außer der Erschwernis durch anatomische Verhältnisse die Echoarmut oft nicht so typisch für autoimmune Vorgänge wie bei jüngeren Menschen [2]. Die Punktion von Knoten sollte nur nach einer sorgfältigen Medikamentenanamnese (ggf. Nachfragen beim Hausarzt) durchgeführt werden (cave Gerinnungshemmung).

Die Labordiagnostik bietet außer eher niedrigeren FT3-Werten („NTI", Low T3 Syndrom) und wahrscheinlich geringeren TSH-Pulsationen im Alter keine wesentlichen neuen Aspekte. Die seit einigen Jahren immer wieder aufkommende Theorie, dass ein leicht erhöhtes TSH mit etwas niedrigerem FT4 zu einer Verlängerung der Lebenserwartung führt [3], lässt sich wahrscheinlich über einen vererbten Phänotyp des TSH-Rezeptors erklären, der mit einem „langen Leben" verknüpft ist. Eine Schlussfolgerung, die einer erworbenen subklinischen Hypothyreose einen diesbezüglichen Vorteil zuordnen würde, ist nach derzeitigen Erkenntnissen als falsch anzusehen [4, 5].

Unterschiede in der Therapie

Es besteht wohl ein Konsens, dass manifeste SD-Funktionsstörungen zunächst medikamentös ausgeglichen werden sollten (unabhängig von der Frage der eigentlichen Strumasanierung). Insbesondere bei der Substitution von Hypothyreosen ist die Gabe von T3-haltigen Präparaten obsolet, hier stehen auch die immer wieder als „natürlich" beworbenen Schweine- und Rinderschilddrüsenextrakte mit ihrem eher überhöhten T3-Anteil berechtigterweise in der Kritik.

Die Substitution einer manifesten Hypothyreose sollte unter der gebotenen Vorsicht mit anfangs niedrigen Dosierungen und unter sorgfältiger Beobachtung etwaiger Symptome einer koronaren Herzerkrankung (Angina pectoris) durchgeführt werden. Die Beschwerdefreiheit des Patienten hat in dieser Situation eindeutig Vorrang vor der Normalisierung von Laborwerten.

Die Behandlung subklinischer Schilddrüsenunterfunktionen muss unter sorgfältiger Abwägung der Nutzen-Risiko-Konstellation durchgeführt werden. Verschiedene Studien ergaben keinen eindeutigen Nutzen in Bezug auf kognitive [6] und somatische [3] Einschränkungen durch die Substitution bei Hochbetagten.

Patienten mit subklinischen Hyperthyreosen hingegen sollten wegen erhöhter kardialer Risiken (Herzrhythmusstörungen, Angina pectoris) maßvoll behandelt werden.

Operationsindikationen bei Hochbetagten sind unter strenger Indikationsstellung denkbar, wenn mechanische Behinderungen von Atmung und/oder Schluckvorgang drohen. Bei offensichtlichem Vorliegen eines (differenzierten) Schilddrüsen-Karzinoms macht eine Operation Sinn, wenn abzusehen ist, dass ansonsten die Lebenserwartung gegenüber einem „bewahrenden" Vorgehen deutlich eingeschränkt wäre. Undifferenzierte (sehr seltene) Schilddrüsen-Karzinome sind in dieser Hinsicht nur sehr individuell und normalerweise nicht unter kurativen Gesichtspunkten zu sehen.

Als Alternative zur Operation wäre bei dafür geeigneten Patienten auch bei nicht überwiegend autonomem Gewebe eine Verkleinerung des Schilddrüsengewebes durch eine Radioiodtherapie zu erwägen. In der Literatur sind hier Volumenreduktionsraten nach einem Jahr von 20-30% ohne und 40-60% mit vorheriger Gabe von rTSH beschrieben [7].

Literatur

[1]   Wilson, et al: JCEM (2006) 91:4809-4816

[2]   Szabolcs I, Feldkamp J: Clin End Oxf (1997) 47

[3]   Gussekloo, et al: JAMA 292 (2004) 21:2591-2599

[4]   Rozing, et al: JCEM 95 (2009) 11:4979-4987

[5] Corsonello, et al: Age Aging 39 (2010) 6:723-727

[6] Roberts, et al: Ann Int Med 145 (2006) 8:573-581

[7] Fast S, et al: Review in Eur J Endocrinol 160 (2009) 4:517-528

4

Therapie der euthyreoten Struma I: Medikamentöse Therapie

4.1

Hauptergebnisse der LISA-Studie: Levothyroxin und Iodid in der Strumatherapie als Mono- oder Kombinationstherapie

Chr. Reiners, M. Grußendorf, R. Paschke, K. Wegscheider (für die LISA-Studiengruppe)

Schilddrüsenknoten, die in erster Linie auf dem Boden eines Iodmangels entstehen, finden sich weltweit in unterschiedlicher Häufigkeit. In Deutschland ist etwa ein Viertel der erwachsenen Bevölkerung davon betroffen [3]. Im Gegensatz zu rein diffusen Schilddrüsenvergrößerungen, die sehr gut auf eine Behandlung mit Levothyroxin, Iodid allein oder eine Kombination von beidem ansprechen, war bis vor kurzem unklar, ob Schilddrüsenknoten sich mit einer medikamentösen Therapie in ähnlicher Weise beeinflussen lassen [4].

Studiendesign

Auf diesem Hintergrund wurde eine multizentrische, randomisierte Doppelblindstudie bei Patienten mit Schilddrüsenknoten konzipiert [2]. An der LISA-Studie nahmen 60 deutsche Studienzentren teil und rekrutierten 1020 Patienten im Alter von 18-65 Jahren mit einem oder mehreren Knoten mit einem Minimaldurchmesser von 10 mm. Die Behandlung schloss neben der Medikation von Levothyroxin, Iodid allein und der Kombination von beidem auch zum Vergleich die Verabreichung eines Placebos ein.

Primärer Endpunkt der Studie war die prozentuale Volumenabnahme aller Knoten und sekundärer Endpunkt die Abnahme des Gesamtvolumens der Schilddrüse, jeweils gemessen durch Ultraschall.

Studienablauf

Der Ablauf der Studie ist in Tabelle 1 dargestellt. Eine Besonderheit des Studiendesigns lag darin, dass die Thyroxindosen so adaptiert wurden, dass der TSH-Wert in einem Zielbereich von 0,2-0,8 mU/l lag.

Tab. 1: Ablauf der LISA-Studie

Visite 1: Screening
Visite 2: Einschluss des Pat. (0 Mon.): Sonografie

Randomisierung
    Gruppe T: 1 Tablette   L-Thyroxin 75
    Gruppe TJ: 1 Tablette   Thyronajod (75 T4 + 150 Iodid)
    Gruppe J: 1 Tablette   Iodetten 150
    Gruppe P: 1 Tablette   Placebo

Visite 3 (TSH-Adaption, 3 Mon. +/- 7 Tage): Sonografie
Serum für TSH an Zentrallabor, dort Messung von TSH

Email an CRO*):
    wenn TSH   0,2-0,8:   weiter so
    wenn TSH   <0,2:   - 25 T4 in T + Jodid
    wenn TSH   >0,8:   + 25 T4 in T + Jodid
(Placebo + Iodid weiter so)

CRO sendet neue Medikation an Prüfarzt, der diese an Pat. weiterleitet

*) CRO = Clinical Research Organisation (Auftragsforschungsinstitut)

Studienergebnisse

794 Patienten kamen in die definitive Auswertung. Der Verlauf der Volumina der Knoten und der Schilddrüse ist in Abbildung 1 dargestellt.

Die Abnahme des Knotenvolumens war am größten in der Behandlungsgruppe mit Levothyroxin und Iodid (-21,6%), gefolgt von der Levothyroxin-Gruppe (-12,1%) und der Iodidgruppe (-4,0%). Signifikant im Vergleich zum Placebo (-5,2%) war nur die Abnahme des Knotenvolumens unter der Kombinationstherapie. Auch bei der Abnahme des Schilddrüsenvolumens war die Kombinationstherapie den anderen Behandlungen signifikant überlegen: Levothyroxin und Iodid -9,7 %, Levothyroxin allein -7,1 %, Iodid allein -4,4 % vs. Placebo -1,0 %.

4.1 Hauptergebnisse der LISA-Studie

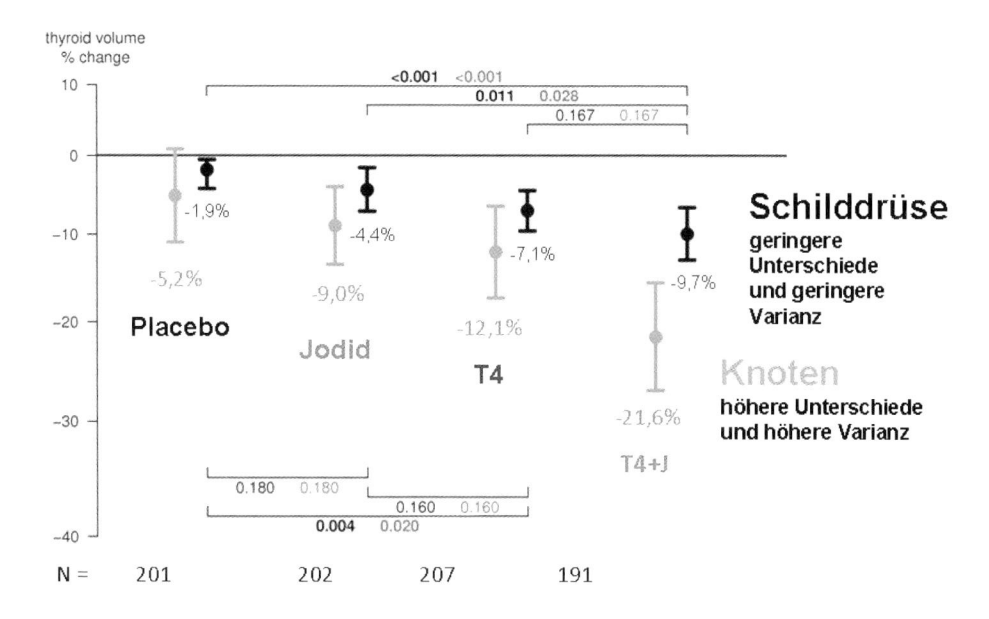

Abb.1: Verlauf der Volumina der Knoten und der Schilddrüse (modifiziert nach [1])

Zusammenfassung

Die LISA-Studie zeigt, dass eine doppelblinde Adaption der T4-Dosis nach dem TSH-Wert möglich ist. Bei nicht voll TSH-suppressiver Therapie ist die Gabe von Levothyroxin + Iodid den Einzeltherapien mit Levothyroxin oder Iodid deutlich überlegen. Die Schilddrüsenknoten nehmen deutlich mehr an Größe ab als die Schilddrüse selbst [1].

Literatur

[1] Grussendorf M, Reiners C, Paschke R, Wegscheider K: LISA Investigators. Reduction of thyroid nodule volume by levothyroxine and iodine alone and in combination: a randomized, placebo-controlled trial. J Clin Endocrinol Metab (2011) 9:2786-2795

[2] Grussendorf M, Vaupel R, Reiners C, Wegscheider K: LISA-Studiengruppe. The LISA trial-a-randomized, double-blind, placebo-controlled four-arm study of 1,000

patients with nodular goiter in Germany. Study Design and first results of feasibility]. Med Klin (Munich) (2005) 100 9:542-546

[3] Reiners C, Wegscheider K, Schicha H, Theissen P, Vaupel R, Wrbitzky R, Schumm-Draeger PM: Prevalence of thyroid disorders in the working population of Germany: ultrasonography screening in 96,278 unselected employees. Thyroid (2004) 11: 926-932

[4] Sdano MT, Falciglia M, Welge JA, Steward DL: Efficacy of thyroid hormone suppression for benign thyroid nodules: meta-analysis of randomized trials. Otolaryngol Head Neck Surg (2005) Sep;133 3:391-396

4.2

LISA-Studie: Subanalysen

K. Wegscheider

In diesem Beitrag werden zusätzliche Ergebnisse der statistischen Analyse der LISA-Daten vorgestellt, diskutiert und eingeordnet.

Stand des Wissens vor Beginn der LISA-Studie

Der Meilenstein-Charakter der LISA-Studie wird besonders deutlich, wenn man sich für einen Moment den Informationsstand zum Zeitpunkt der Planung der Studie vor Augen führt und mit dem heutigen Wissensstand nach der LISA-Studie vergleicht. Zum Zeitpunkt der Planung lagen zahlreiche Studien aus Iodmangelgebieten vor, in denen die Wirkung einer Thyroxin(T4)-Gabe ohne oder mit zusätzlicher Iod(I)-versorgung auf die Größe einer Struma untersucht worden waren. Die Evidenzlage galt als ausreichend für eine medikamentöse Therapie zur Volumenreduktion der Struma. Ebenso lagen Daten für die positive Wirkung einer alleinigen Iodversorgung vor. Es gab jedoch keine genügend große Studie zum Direktvergleich der Therapien untereinander bzw. mit einer Strategie des Zuwartens. Ebenso lag keine ausreichende Evidenz zu der Frage vor, welche Wirkung die Therapien auf die Größenentwicklung von Knoten haben. Ungeklärt war auch die Frage, in welchem Umfang die Größenveränderung von Strumen und Knoten ohne bzw. unter Therapie von Patientencharakteristika (z. B. Alter, Geschlecht, initialem Schilddrüsenvolumen bzw. Knotenvolumen, TSH) oder Lebensweise (z. B. Ernährung, sonstige Iodversorgung, Aktivität, Komorbidität) abhängt.

Die LISA-Studie wurde unternommen, um in einer großen gemeinsamen Anstrengung möglichst viele dieser Fragen zu klären.

Die LISA-Studie: Efficacy oder Comparative Effectiveness Trial?

Das Design der LISA-Studie orientierte sich formal zunächst an den Empfehlungen der Zulassungsbehörden für die Untersuchung der Wirksamkeit (Efficacy) von Kombinationspräparaten (hier: Iodid + T4). Demnach soll ein Kombinationspräparat stets gegen jedes seiner Komponenten und gegen Placebo getestet werden (vgl. Abbildung 1A). Fallzahlplanung und Auswertungsstrategie wurden entsprechend ausgearbeitet. Bereits zum Zeitpunkt der Planung wurden aber weitere Gesichtspunkte diskutiert, die über die unmittelbare Wirksamkeit hinaus den praktischen Nutzen der medikamentösen Therapie für den Patienten betreffen. So wurden für die Studie bewusst nicht nur wenige studienerfahrene Universitätsklinika ausgesucht, sondern Praxen, die nicht vorher ausgewählte Patienten einschließen sollten, beteiligt. Die Studie sollte zudem im Rahmen des normalen Praxisbetriebes ablaufen. Entsprechend wurde nur die an solchen Orten einsetzbare Technik verwendet. Um dennoch die erforderliche Dokumentationsqualität sicherzustellen, wurden zentrale TSH-Bestimmungen und ein paralleler Ringversuch zur Sonografie eines Schilddrüsenphantoms durchgeführt. Durch diese Orientierung kamen zahlreiche Elemente in die Studie hinein, die wir in heutiger Sprechweise als Merkmale einer vergleichenden Nutzenstudie (Comparative Effectiveness Trial) bezeichnen würden. In ihr werden verschiedene therapeutische Ansätze (inklusive des Zuwartens, wo vertretbar), zwischen denen der Arzt wählen kann und muss, im Direktvergleich betrachtet und ausgewertet.

In letzter Konsequenz entschloss sich daher die Studienleitung der LISA-Studie, das primäre Auswertungskonzept der Studie um den paarweisen Vergleich aller betrachteten Therapien untereinander zu erweitern (Abbildung 1B). Die Entscheidung wurde vor Entblindung getroffen und der Studienleitung dadurch erleichtert, dass sich bei einer Auswertung mit Hilfe des Abschlusstests nur ein marginaler Powerverlust gegenüber der ursprünglich geplanten Auswertung nach Bonferroni ergibt. Die LISA-Publikation enthält neben den nominalen p-Werten (jeweils oben in Table 2 der Originalpublikation) [1] die p-Werte und Konfidenzbereiche nach der Comparative-Effectiveness-Strategie (jeweils unten). Die LISA-Studie erlaubt somit nicht nur die Schlussfolgerung, dass T4+I das Knotenvolumen stärker senkt als jede Komponente oder ein Placebo (zweite Subtabelle Table 2).

4.2 LISA-Studie: Subanalysen

Es darf weiterhin geschlossen werden, dass sich Placebo, T4 und I Mono in ihrer Wirkung auf das Knotenvolumen untereinander höchstens in einer Größenordnung unterscheiden, die mit einer Studie wie LISA nicht nachweisbar ist. Im Hinblick auf die Reduktion des Schilddrüsenvolumens sind hingegen sowohl T4 als auch T4+I wirksamer als Placebo, aber untereinander nicht sicher zu unterscheiden (dritte Subtabelle Table 2).

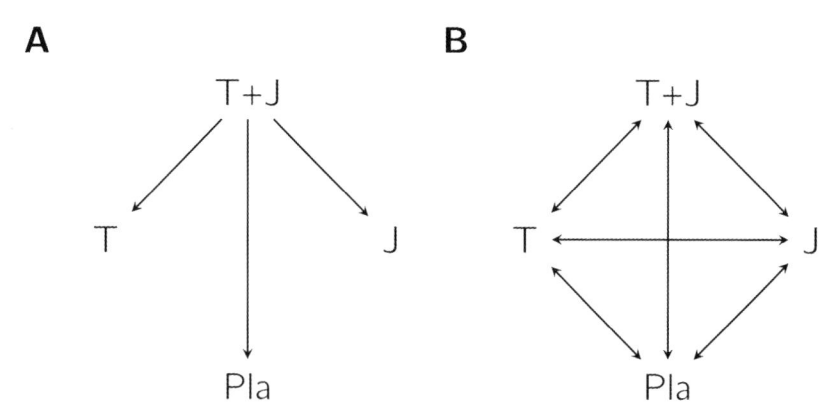

Abb. 1: Perspektivwechsel: Entwicklung des Designs der LISA-Studie von der initialen Betrachtung als Wirksamkeitsstudie eines Kombinationspräparates (A) zur Perspektive eines comparative effectiveness trials zum Vergleich des Nutzens konkurrierender Therapieansätze aus der Routineversorgung

Größe der Variabilität: Wie stark unterscheiden sich Patienten unter gleicher Therapie im Knotenwachstum?

*(**Hinweis**: Aus Gründen des Copyrights konnten die im Text zitierte Tabelle und die Originalabbildungen nicht abgedruckt werden, können jedoch jederzeit im Internet in der frei herunterladbaren Originalversion des Artikels eingesehen werden.)*

Vor LISA lagen keine belastbaren Daten zur Variabilität des Knotenwachstums vor. Die Fallzahlplanung für LISA ging daher von der Annahme aus, dass die Standardabweichung in den prozentualen Veränderungen der Knoten innerhalb der Therapiegruppen in der gleichen Größenordnung liegen würden wie beim Schilddrüsenvolumen und dass die Unterschiede zwischen den Therapiegruppen prozentual vergleichbar wären. Der erforderliche Stichprobenumfang wurde unter dieser Annahme aus den Schilddrüsenvolumenveränderungen einer früheren Nachbeobachtungsstudie berechnet. Tatsächlich wurden dann in LISA die Beobachtungen aus früheren Studien in LISA hervorragend reproduziert. Sowohl die Standardabweichung als auch die Therapieeffekte bzgl. der Schilddrüsenvolumina stimmen mit den früheren Beobachtungen überein (Abbildung 3B der Originalpublikation [1]). Die Abbildung zeigt eine nicht ignorierbare erhebliche individuelle Variabilität in allen Gruppen. Selbst in der Placebogruppe variieren die Volumenveränderungen der Schilddrüse zwischen einer Reduktion von 50% und einer Verdopplung (+100%). Unter den Therapien ist zwar ein Shift der Verteilungen in Richtung Reduktion zu erkennen, die erhebliche individuelle Variabilität bleibt aber erhalten. Wie jeder Praktiker bestätigen kann, können auch unter den beiden Therapien mit signifikantem Wirksamkeitsnachweis (T4 und T4+I) durchaus vernachlässigbare Reduktionsraten oder sogar ein weiteres Wachstum auftreten. Auch in diesem Fall muss im Übrigen nicht notwendig ein Therapieversagen vorliegen; es könnte durchaus sein, dass ohne Therapie das Wachstum noch stärker ausgefallen wäre. Genauso gut können aber auch erhebliche Reduktionen beobachtet werden, wobei Volumenreduktionen von mehr als 50% extrem selten sind.

Überraschend gestalteten sich hingegen die Veränderungen in den Knotengrößen völlig anders als die Veränderungen in den Größen der Schilddrüsenvolumina. Bereits bei der verblindeten Analyse der Daten zur Qualitätssicherung stellte sich heraus, dass die Variabilität in den ebenfalls sonografisch bestimmten Knotenveränderungen um ein Vielfaches höher war als in der Fallzahlkalkulation unterstellt. Die daraufhin intensivierte statistische Qualitätsprüfung der Daten ergab, dass hierfür zu einem gewissen Anteil ein einziges Zentrum mit stark abweichenden Reduktionsraten verantwortlich war. Dieses Zentrum wurde gezielt gemonitort und im Ergebnis zusammen mit einem anderen Zentrum wegen Dokumentationsmängeln aus der Analyse ausgeschlossen, weil sich die Daten nicht reproduzieren ließen. Aber auch in der schließlich entblindeten finalen Analyse war die individuelle Variabilität in den Veränderungen der Knotenvolumina innerhalb der Therapiegruppen etwa doppelt so groß wie in den Veränderungen der Schilddrüsenvolumina (Abbildung 3A der Originalpublikation [1]). Die LISA-Studie weist somit in Bezug auf die Knotenveränderungen eine deutlich geringere Power auf als in Bezug auf die Schilddrüsenveränderungen. Abbildung 3 lässt jedoch erkennen, dass nicht nur die Variabilität, sondern auch die Medikamenteneffekte auf das Knotenwachstum deutlich ausgeprägter sind als auf das Schilddrüsenwachstum. LISA war deshalb trotz der verminderten Power in der Lage, signifikante Medikamenteneffekte auf das Knotenwachstum zu demonstrieren. Abbildung 3A zeigt eindrucksvoll, dass zwar selbst unter der besten medikamentösen Therapie (T4+I) in durchaus beachtlichem Umfang ein relevantes weiteres Knotenwachstum auftreten konnte. Andererseits wurde bei immerhin 16% der Patienten eine Reduktion von über 50% erreicht.

4.2 LISA-Studie: Subanalysen

Es stellt sich die Frage, welche Ursachen die erhöhte Variabilität bei den Knotenveränderungen haben könnte. Interessant ist in diesem Zusammenhang, dass die Veränderungen im Knotenvolumen nur schwach korreliert sind mit den Veränderungen im Schilddrüsenvolumen ($r=0.21$, $p<0.001$). Was also verursacht die besondere Variabilität beim Knotenwachstum? Eine nahe liegende Idee wäre, dass es sich um Messfehler handeln könnte, die dadurch zustande kommen, dass im Vergleich zu den Schilddrüsenvolumina mit dem Knoten ein kleineres Objekt mit derselben optischen Auflösung untersucht wird. Parallel durchgeführte Phantomuntersuchungen legen jedoch nahe, dass dieser Effekt zwar geringfügig dazu beigetragen haben mag, als alleinige Erklärung jedoch nicht hinreichend ist. Hierzu wären allerdings weitere systematische Untersuchungen des Messverfahrens unter den Bedingungen der LISA-Studie wünschenswert. Wenn allerdings das Messverfahren nicht für die beobachtete Variabilität verantwortlich ist, ist die Vermutung naheliegend, dass andere Faktoren eine Rolle spielen, die speziell auf das Knotenwachstum, aber nicht oder nicht in gleichem Maße auf das Schilddrüsenwachstum einwirken.

Welche Faktoren beeinflussen das Wachstum von Schilddrüse und Knoten?

LISA hat den Einfluss einer Reihe bekannter oder vermuteter Faktoren erhoben und in ihrer Wirkung auf die beiden Hauptzielgrößen statistisch untersucht. Hierzu wurden jeweils die Gruppen mit eindeutig fehlenden oder vorhandenen Medikationseffekt in einem gemeinsamen statistischen Modell analysiert, in dem die jeweils interessierenden möglichen Einflussfaktoren simultan betrachtet wurden. Die Ergebnisse zeigt der Forest Plot in Abb. 4 der Originalpublikation [1]. Die rechte Seite zeigt die Effekte vermuteter Einflussfaktoren auf das Schilddrüsenvolumenwachstum. Es zeigt sich, dass das Wachstum mit dem BMI zunimmt, die Größe aber bei älteren Menschen, bei großer Struma und initialen TSH-Werten über 1 signifikant stärker abnimmt als bei jüngeren Menschen, Patienten mit kleiner Struma und niedrigeren Ausgangs-TSH-Werten.

Die Effekte dieser Einflussfaktoren liegen in der gleichen Größenordnung wie der Medikationseffekt. Sie sind in gleicher Stärke bei Patienten ohne und mit Medikation zu beobachten. Keiner dieser Faktoren erweist sich hingegen als signifikanter Einflussfaktor auf die Veränderungen des Knotenvolumens. Lediglich Alter und ein TSH über 1 sind mit ähnlichen Veränderungen assoziiert wie beim Schilddrüsenvolumen. Allerdings handelt es sich nur um nicht-signifikante Trends. Hier macht sich die reduzierte Power bei den Knotenvolumina bemerkbar. Demgegenüber tritt der Therapieeffekt der Kombinationsbehandlung deutlich hervor. In der

LISA-Studie ist es damit nicht gelungen, Einflussfaktoren zu identifizieren, die die erheblichen Unterschiede in den Knotenveränderungen erklären können.

Eine weitere Suche sollte sich daher auf Faktoren konzentrieren, die in der LISA-Studie nicht untersucht werden konnten. In erster Linie ist hier die Nahrungsaufnahme inklusive der Iodaufnahme neben der Medikation zu nennen, ebenso wie der Hormonstatus, die körperliche Aktivität und Gesundheit, der Lebensstil sowie psychische und genetische Faktoren.

Zusammenfassung

Hier noch einmal zusammengefasst die drei wesentlichen Erkenntnisse zur Veränderung des Knotenvolumens, die aus der LISA-Studie abgeleitet werden können:

- Die simultane Versorgung mit Iod und Thyroxin bewirkte die stärksten mittleren Ein-Jahres-Reduktionen von Knotenvolumen und Schilddrüsenvolumen, verglichen mit den anderen untersuchten Verordnungen.
- Die Veränderungen des Knotenvolumens weisen eine erheblich größere individuelle Bandbreite auf als die Veränderungen des Schilddrüsenvolumens. Auch weiteres Wachstum ist selbst unter bestmöglicher medikamentöser Therapie nicht selten.
- Die simultane Therapie mit Iod und Thyroxin ist der einzige Einflussfaktor auf das Knotenvolumen, der in der LISA-Studie identifiziert werden konnte.

Weiterhin gibt es eine Reihe wichtiger Forschungsfragen zum Knotenwachstum und seiner medikamentösen Therapie, die LISA nicht im Fokus hatte und deren Beantwortung für Therapiewahl wie Patienten relevant ist:

- Welche Faktoren steuern das Knotenwachstum?
- Gelten die Aussagen von LISA auch in Gebieten mit ausreichender natürlicher Iodversorgung?
- Wie lange sollte therapiert werden? Muss nach Absetzen mit einem verstärkten Wachstum gerechnet werden?
- Welche Risiken sind damit verbunden, wenn man die Knoten einfach wachsen lässt?
- Welche Langzeitrisiken sind damit verbunden, wenn man dauerhaft medikamentös therapiert?

4.2 LISA-Studie: Subanalysen

Literatur

[1] Grussendorf M, Reiners C, Paschke R, Wegscheider K, on behalf of the LISA investigators: Reduction of thyroid nodule volume by levothyroxine and iodine alone and in combination: A randomized, placebo-controlled trial. J Clin Endocrinol Metab (2011) 96:2786-2795 (Free full text in pubmed)

4.3

Wie erklärt man die Therapieergebnisse der LISA-Studie? – Versuch eines pathophysiologischen Konzeptes

R. Paschke

Die Urin-Iodausscheidung in Deutschland beträgt nach den beiden letzten Untersuchungen im Mittel 132 bzw. 117 ug/l [1, 2]. Diese Werte liegen nur knapp über dem unteren Wert des recht breiten WHO-Zielbereichs von 100-200 ug/l. Allein aufgrund der Gausschen Normalverteilung der Urin-Iodausscheidungs-Werte und auch aufgrund des sehr breiten „WHO-Normalbereichs" für die Urin-Iodausscheidung kann davon ausgegangen werden, dass die Urin-Iodausscheidung für einen erheblichen Anteil der deutschen Bevölkerung weiterhin nicht ausreichend ist. Insbesondere für die Risikogruppe der Schwangeren ist ein manifester Iodmangel in Deutschland belegt [3]. Die Ioduriedaten der LISA-Studie zeigen zudem erstmals, dass auch die Urin-Iodausscheidung von Patienten mit Schilddrüsenknoten mit im Mittel 60 ug/l deutlich unter dem WHO-Normalbereich und insbesondere deutlich unter den Mittelwerten der Gesamtbevölkerung liegt. Die Tatsache, dass Patienten mit Schilddrüsenknoten in Deutschland in der Regel weiterhin einen erheblichen Iodmangel haben sowie der Umstand, dass bei vielen Patienten mit Struma nodosa eine genetische Prädisposition vorliegt [6, 7], bestätigt das in Abbildung 1 zusammengefasste Leipziger Konzept zur Pathophysiologie der Schilddrüsenknoten [4, 5, 6], dessen Ausgangssituation eine genetisch bedingte Fehlanpassung an eine (relative) Iodmangelsituation ist.

Zudem führt der Nachweis eines erheblichen Iodmangels bei Patienten mit Schilddrüsenknoten unmittelbar zur pathophysiologisch begründeten Empfehlung, Patienten mit benignen Schilddrüsenknoten grundsätzlich mit Iod zu behandeln. Diese Iod-Therapieempfehlung gilt insbesondere für Schilddrüsenknoten bzw. Struma-Patienten mit einer positiven Familienanamnese für Strumen und/oder Schilddrüsenknoten [7], da insbesondere bei diesen Patienten von einer genetischen Prädisposition für die Entwicklung von Schilddrüsenknoten bzw. Strumen ausgegangen werden muss, welche zur Kompensation sehr wahrscheinlich eine deutlich bessere Iodversorgung als die „Normalbevölkerung" benötigt.

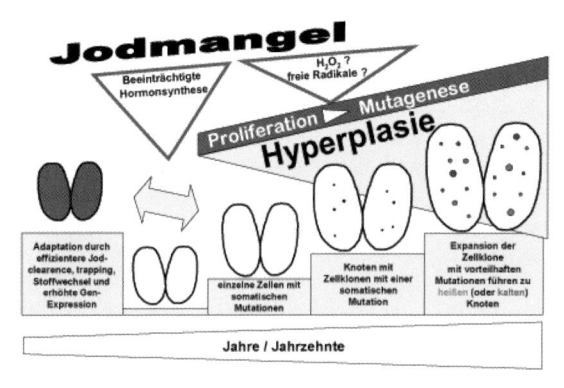

Abb. 1: nach Krohn et al., Endocrine Reviews, 2005. Die genetische Prädisposition für Struma/Schilddrüsenknoten [6, 7] entscheidet, ob unter den Bedingungen des relativen Iodmangels eine Anpassung (links) oder Fehlanpassung (rechts) an den Iodmangel erfolgt. Insbesondere bei genetischer Prädisposition für Schilddrüsenknoten und insbesondere im Fall der zumeist erfolgenden Fehlanpassung führt der Iodmangel zu einer ineffizienteren Schilddrüsenhormonsynthese, für welche eine „Kompensation" durch Steigerung der Schilddrüsenhormonsynthesemechanismen mittels vermehrter H_2O_2-Synthese mit konsekutiv erhöhtem Anfall freier Radikale erfolgt. Die in der Schilddrüse gegenüber anderen Organen ohnehin bereits deutlich höhere basale Spontanmutationsrate [8], der vermehrte Anfall freier Radikale und die durch den Iodmangel bedingte direkte Steigerung der Schilddrüsenepithelzellproliferation führen zu einer erhöhten DNA-Mutationsrate. Betreffen diese somatischen Mutationen den TSH-Rezeptor, so entstehen heiße Knoten. Werden andere, bisher noch nicht bekannte Gene durch die somatischen Mutationen betroffen, welche nur zu einer Proliferationsstimulation (und nicht, wie bei den heißen Knoten auch zu einer Stimulation der Schilddrüsenhormonsynthese) führen, so entstehen kalte oder szintigrafisch nicht differente Schilddrüsenknoten. Das weitere Wachstum der aus einer einzigen mutierten Zelle hervorgehenden Zellklone bis zur Bildung eines Schilddrüsenknotens dauert Jahre bis Jahrzehnte und wird durch weiterhin bestehenden Iodmangel beschleunigt [4, 5, 6].

Da Schilddrüsenknoten ganz überwiegend aus Schilddrüsenepithelzellen bestehen, werden langfristige, nach Jahren (bzw. mehrjähriger Therapie) feststellbare

4.3 Wie erklärt man die Therapieergebnisse der LISA-Studie?

(klinisch relevante) Veränderungen des Schilddrüsenknotenvolumens insbesondere durch die Hemmung oder die Stimulation der Proliferation und/oder der Apoptose der Schilddrüsenepithelzellen der Schilddrüsenknoten determiniert. Adulte Schilddrüsenzellen haben eine sehr niedrige Proliferationsrate. Daher zeigen dementsprechend klinische Verlaufsuntersuchungen an unbehandelten Schilddrüsenknoten

- erst nach 5 Jahren eine signifikante Volumenzunahme [9]
- in 3 Jahren nur in 15% eine Knotenvolumenzunahme [10]
- eine Latenzzeit = > 3 Jahre bis zur Volumenzunahme von > 30% [11]

Aus diesen Daten folgt, dass die Detektion einer deutlichen Abnahme des Schilddrüsenknotenvolumens mehrere Jahre erfordert.

Die Therapiedauer in der LISA-Studie betrug jedoch nur ein Jahr. Daher bedingt diese relativ kurze Therapiedauer der LISA-Studie Einschränkungen für die Detektion von in der Regel erst nach mehreren Jahren (s. o.) feststellbaren klinisch relevanten Knotenvolumenveränderungen, welche durch Veränderungen der Schilddrüsenepithelzellproliferation bedingt sind. So führt die relativ kurze Therapiedauer in der LISA-Studie zu einer Erhöhung der Wahrscheinlichkeit, dass die nach einem Jahr detektierten Schilddrüsenknotenvolumenveränderungen auch durch andere Variablen mit kurzfristigen Auswirkungen auf das Schilddrüsenknotenvolumen bedingt sein können. So kann z. B. die Schilddrüsenzellhyperplasie bei niedrigerem TSH abnehmen oder die Durchblutung durch den TSH Spiegel oder andere Parameter beeinflusst werden. Veränderungen der Schilddrüsenepithelzellhyperplasie oder der Vaskularisation könnten insbesondere aufgrund der in der LISA-Studie angestrebten nicht suppressiven TSH Absenkung zu kurzfristigen Veränderungen des Schilddrüsenknotenvolumens geführt haben.

Diese Einschränkungen durch die kurze Therapiedauer können aufgrund der hohen Interobservervarianz bei der wiederholten Bestimmung des Schilddrüsenknotenvolumens [12] nur zum Teil durch die hohe Patientenzahl der LISA-Studie ausgeglichen werden

Wie oben dargestellt, werden die nach Jahren bzw. mehrjähriger Therapie feststellbaren, langfristig klinisch relevanten Veränderungen des Schilddrüsenknotenvolumens insbesondere durch die Hemmung oder die Stimulation der Proliferation und der Apoptose der Schilddrüsenepithelzellen in den Schilddrüsenknoten determiniert. Kurzfristige antihypertrophe Wirkungen auf die Schilddrüsenepithelzellen oder die Auswirkungen einer verminderten Durchblutung auf das Schilddrüsenknotenvolumen werden langfristig nicht weiter zunehmen und somit für längerfristige (klinisch relevante) Schilddrüsenknotenvolumenveränderungen weniger relevant sein. Daher müssen sich pathophysiologische Erklärungsversuche für die klinisch relevanten Therapieeffekte der LISA-Studie trotz bzw. besser gerade wegen der o. g. möglichen weiteren kurzfristig wirksamen Einflussfaktoren auf das Schilddrüsenknotenvolumen insbesondere mit langfristig wirksamen klinisch relevanten Mechanismen einer jahrelangen Therapie zur Beeinflussung des Schilddrüsenknotenvolumens insbesondere mit möglichen Mechanismen der Beeinflussung der Schilddrüsenepithelzellproliferation befassen.

Die für benigne Schilddrüsenknoten bekannten Signalwege mit Einfluss auf die Schilddrüsenepithelzellproliferation sind insbesondere:

- der TSH-Rezeptor Signalweg
  (in normalen Schilddrüsenzellen, cAMP-PKA, IP-PKC)
- lokale Wachstumsfaktoren: IGF1, FGF, Insulin
- somatische Mutationen = Oncogene (in Knoten)

Eine Hemmung der Schilddrüsenepithelzellproliferation durch Iod konnte insbesondere durch folgende Ergebnisse nachgewiesen werden:

- inverse Korrelation von Iodgehalt und Knotenhäufigkeit [13]
- inverse Korrelation zwischen Iodgehalt und Proliferation [14]
- organifiziertes Iod führt zur Bildung von Iodlactonen, welche über eine Hemmung der Proteinkinase C die Schilddrüsenzellproliferation hemmen [15]

Obwohl die LISA-Studie nur für die Iod-Thyroxin-Kombinationstherapie (und nicht für die Iod-Monotherapie) eine signifikante Abnahme des Schilddrüsenknotenvolumens zeigte, ist eine pathophysiologische Erklärung für diesen zusätzlichen Effekt der nicht TSH suppressiven Thyroxintherapiekomponente schwierig, da bisherige Experimente die Effekte von supprimiertem und stimuliertem TSH verglichen. So wurden TSH abhängige Proliferationsunterschiede für auf Nacktmäuse transplantiertes humanes Schilddrüsenknotengewebe nur für supprimiertes versus stimuliertes, jedoch nicht für leicht erniedrigtes, nicht supprimiertes TSH versus normales TSH beschrieben [16]. Ein indirekter Hinweis für eine mögliche antiproliferative Wirkung von Thyroxin könnte aus der für T3 gezeigten Hemmung der RNA-Synthese abgeleitet werden [17]. Zudem könnte eine Schilddrüsenepithelzellproliferation möglicherweise über eine T3 vermittelte Degradation des pituitary tumor transforming gene (PTTG), welches auch in der Schilddrüse exprimiert wird, bewirkt werden [18]. Diese möglichen indirekten Erklärungshypothesen bedürfen jedoch experimenteller Bestätigungen. Zudem wird eine evtl.

verminderte Stimulation der TSH-Rezeptorkaskade nicht die für das Wachstum der Schilddrüsenknoten wichtigen Wachstumsfaktorsignalkaskaden und sehr wahrscheinlich auch nicht die durch Oncogene stimulierten Signalkaskaden beeinflussen.

Zusammenfassend ist daher eine Hemmung der Schilddrüsenepithelzellproliferation und damit eine klinisch relevante langfristige Abnahme des Schilddrüsenknotenvolumens durch eine Therapie mit Iod gesichert. Für einen zusätzlichen Effekt der nicht TSH suppressiven Thyroxintherapiekomponente der LISA-Studie fehlen derzeit direkte experimentell gesicherte Erklärungen. Aufgrund der Tatsache, dass 75 ug Thyroxin ca. 50 ug Iod enthalten, sollte daher auch die Möglichkeit erwogen werden, dass die signifikanten Therapieeffekte der Iod-Thyroxin-Kombinationstherapie auch durch die in diesem Therapiearm höhere Ioddosis bedingt sein könnten, obwohl sich dies nicht durch messbare Urin-Iodkonzentrationsunterschiede zwischen den Therapiegruppen ausgewirkt hat.

Literatur

[1] Thamm M, Ellert U, Thierfelder W, Liesenkotter KP, Volzke H. [Iodine intake in Germany. Results of iodine monitoring in the German Health Interview and Examination Survey for Children and Adolescents (KiGGS)]. Bundesgesundheitsblatt Gesundheitsforschung Gesundheitsschutz (2007) 50:744-749.

[2] Hampel R, Bennöhr G, Gordalla A, Below H: Urinary iodine excretion in adults in Germany 2005 meets WHO Target Exp Clin Endocrinol Diabetes. (2010) 118:254-257

[3] Hampel R, Körber S, Below H, Niederstrasser O, Briese V: Current results on urinary iodine excretion in pregnant women on the day of childbirth in Germany. Jahrestagung der Deutschen Gesellschaft für Endokrinologie, Hamburg (2011) Abstract OP 1-4

[4] Krohn K, Führer D, Bayer Y, Eszlinger M, Brauer V, Neumann S, Paschke R: Molecular pathogenesis of euthyriod and toxic multinodular goiter. Endocrine Reviews (2005) 26:504-524

[5] Krohn K, Maier J, Paschke R: Mechanisms of Disease hydrogen peroxide, DNA damage and mutagenesis in the development of thyroid tomors. Nature Clinical Practice Endocrinology & Metabolism (2007) 3 (10):713-720

[6] Böttcher Y, Eszlinger M, Tönjes A, Paschke R: The genetics of euthyroid familial goiter. Trends in Endocrinology and Metabolism (2005) 16 (7):314-319

[7] Singer J, Eszlinger M, Wicht J, Paschke R: Evidence for a more pronounced effect of genetic predisposition than environmental factors on goitrogenesis by a case control study in n area with low normal iodine supply. Horm Metab Res (2011) 43:349-354

[8] Krohn K, Maier J, van Steeg H, van Oostrom C, Karger S, Paschke R: DNA damage and spontaneous mutagenesis in the thyroid gland of rats and mice.Endocrinology (2006) 147:3391-3397

[9] Papini E, Petruchci L, Guglielmi R, Pantuzi C, Rinaldi R, Bacci V, Crescenzi A, Nardi F, Fabbrini R, Pacella CM: Long-term changes in nodular goiter: A 5-year prospective randomized trial of levothyroxine suppressive therapy for benign cold thyroid nodules. J. Clin. Endocrinol. Metab. (1998) 83: 780-783

[10] Alexander EK, Hurwitz S, Heering JP, Benson CB, Frates MC, Doubilet PM, Cibas ES, Larsen PR, Marquese E: Natural history of benign solid and cystic thyroid nodules. Ann Int. Med. (2003) 138:315-318

[11] Quadbeck B, Pruellage J, Roggenbuck U, Hirche H, Janssen OE, Mann K, Hoermann R: Long-term follow-up of thyroid nodule growth. Exp Clin Endocrinol Diabetes (2002) 110:348-354

[12] Brauer VFH, Eder P, Miehle K, Wiesner TD, Hasenclever D, Paschke R: Interobserver variation for ultrasound determination of thyroid nodule volumes Thyroid (2005) 15(10):1169-1175

[13] Marine D, Williams WW: Arch Int. Med. 1908

[14] Stübner D, Gärtner R, Greil W, Gropper K, Brabant G, Permanetter W, Horn K, Pickardt CR: Hypertrophy and hyperplasia during goiter growth and involution in rats – separate bioeffects of TSH and iodine. Acta Endocrinol (1987) 116:537-548

[15] Gärtner R: Growth factors in thyroid cells. Curr. Tp. Pathol. (1997) 91:65-81

[16] Peter HJ, Gerber H, Studer H, Smeds S: Pathogenesis of heterogeneity in human multinodular goiter. A study on growth and function of thyroid tissue transplanted onto nude mice. J. Clin. Invest. (1985) 76: 1992-2002

4.3 Wie erklärt man die Therapieergebnisse der LISA-Studie?

[17] Kleimann de Pisarev DL, Pisarev MA, Juvenal G: Action of KI and several iodocompounds on 3Huridine incorporation into thyroid RNA. Acta Endocrinol, 89:316-322

[18] Ying H, Furuya F, Zhao L, Araki O, West L, Hanover JA, Willingham MC, Cheng SY: Aberrant accumulation of PTTG1 induced by a mutated thyroid hormone beta receptor inhibits mitotic progression. J. Clin. Invest. (2006) 116: 2972-2984

4.4 LISA-Studie: Konsequenzen für die tägliche Praxis

M. Grußendorf

Die kürzlich publizierte LISA-Studie [1] ist deswegen von großer Bedeutung, weil erstmalig der Effekt verschiedener Therapien der Struma nodosa in einer prospektiven, randomisierten Untersuchung mit ausreichend großer Probandenzahl untersucht wurde. Da solche Untersuchungen bisher nicht vorlagen, sind die Befunde der LISA-Studie sämtlich neu für den klinisch tätigen Thyreologen, der bisher die medikamentöse Therapie seiner Patienten mehr oder weniger empirisch begründet hat.

Die Antworten auf die folgenden 5 Fragen sollen dem behandelnden Thyreologen einen Leitfaden für seine weitere Therapie von Patienten mit Knotenstruma an die Hand geben.

Frage 1: *Die Durchführung der LISA-Studie wurde von der Firma Sanofi, Berlin finanziert. Konnte die Firma nicht doch die Ergebnisse auf irgendeine Weise beeinflussen? Immerhin hat eine Untersuchung gezeigt, dass solche gesponserten Untersuchungen häufiger vom Sponsor beeinflusst wurden* [2].

Nein, eine Einflussnahme der Firma war nicht möglich. Eine eigene frühere retrospektive vergleichende Untersuchung der Effekte von Iod, Thyroxin und Thyroxin + Iod hatte bereits gezeigt, dass lediglich unter der Kombinationstherapie mit Thyroxin und Iodid eine schwach signifikante Reduktion der Knotenvolumina zu erreichen war, nicht jedoch mit Iodid oder Thyroxin allein [3]. Dies wurde jetzt mit der LISA-Studie eindrucksvoll bestätigt.

Im Übrigen sind die Bedingungen für Arzneimittelstudien nach dem neuen Arzneimittelgesetz so streng, dass eine Einflussnahme des Sponsors auf die Ergebnisse unmöglich war, dies wurde u. a. auch durch Audits und Inspektionen der Regierungsbehörden überprüft.

Frage 2: *Warum soll überhaupt eine medikamentöse Therapie der Knotenstruma erfolgen?*

In dem ehemaligen Iodmangel-Gebiet Deutschland ist die Prävalenz von Schilddrüsenveränderungen immer noch sehr hoch (mehr als die Hälfte aller Deutschen über 45 Jahre Jahren haben Schilddrüsenveränderungen [4]), ebenso die Zahl der Schilddrüsenoperationen (ca. 100.000 im Jahr). Durch eine effektive medikamentöse Therapie, die von den behandelnden Ärzten als „Stufe I-Therapie" der nicht-suspekten Knotenstruma begonnen werden sollte, ließe sich die Zahl der Operationen sicherlich senken, was natürlich einen deutlichen Effekt auf die (in nicht-spezialisierten Kliniken) relativ hohe Komplikationsrate der Schilddrüsenoperation (Recurrensparese und parathyreopriver Hypoparathyreoidismus [5]) hätte. Die Therapie ist nicht teuer (ca. 60 bis 90 Euro pro Jahr), es muss natürlich darauf geachtet werden, dass eine komplette TSH Suppression vermieden wird (die ebenfalls zu Komplikationen führen würde).

Frage 3: *Sollen denn jetzt alle Patienten mit Knotenstrumen mit einer Kombination von Iodid und niedrig dosiertem Thyroxin behandelt werden?*

Nein! Vor einer medikamentösen Therapie muss durch eine sorgfältige Diagnostik, entsprechend den gültigen Leitlinien [6], eine Malignität der Knoten weitgehend ausgeschlossen worden sein. Auch wenn eine Autonomie vorliegt, ist die Kombinationstherapie nicht sinnvoll, ebenso nicht bei Vorliegen einer Autoimmunthyreoiditis (dann sollte kein Iodid gegeben werden) oder bei Nachweis eines TSH Wertes im unteren Bereich (dann sollte eventuell nur Iodid gegeben werden).

Frage 4: *Wie sollte man jetzt nach den Ergebnissen der LISA-Studie behandeln?*

Nach weitgehendem Ausschluss von Malignität, Autonomie und Autoimmunthyreoiditis könnte man mit einer niedrig dosierten Kombinationstherapie (in der Regel 50 ug/d Thyroxin + 150 ug/die Jodid) beginnen und nach 3 Monaten überprüfen, ob TSH im erwünschten Bereich (0,2-0,8 mU/l) liegt. Die Thyroxin-Dosis sollte dann angepasst werden. Eine nächste sonografische Kontrolle sollte nach einem Jahr erfolgen, bei Größenzunahme der Knoten sollte die Medikation beendet werden. Bei Größenkonstanz oder Größenabnahme wird man die Therapie in der Regel fortführen, jährliche Kontrollen sollten dann durchgeführt werden.

4.4 LISA-Studie: Konsequenzen für die tägliche Praxis

Frage 5: *Wie lange soll man behandeln?*

Zur Beantwortung dieser Frage können die Ergebnisse der LISA-Studie, die lediglich 12 Monate durchgeführt wurde, keinen Beitrag leisten, ebenso wie fast alle anderen prospektiven randomisierten Studien zur Therapie der Struma nodosa, die ebenfalls nur maximal 1 Jahr gedauert haben.

Die einzige Ausnahme bildet die Studie von Papini et al. [7], in der der Verlauf der Schilddrüsenknoten bei einer kleinen Fallzahl (n= 83) unter voll suppressiver Thyroxin-Therapie mit Placebo verglichen wurde: Die Autoren fanden, dass die Knotenveränderungen (Zunahme, Abnahme oder unverändertes Volumen der Knoten) bis auf wenige Ausnahmen den gleichen Verlauf im Gesamtverlauf (5 Jahre) wie im ersten Jahr der Therapie nahmen: Dies könnte ein Hinweis sein, dass auch eine länger dauernde medikamentöse Therapie sinnvoll ist.

Literatur

[1] Grussendorf M, Reiners C, Paschke R, Wegscheider K, on behalf of the LISA investigators : Reduction of thyroid nodule volume by levothyroxine and iodine alone and in combination: A randomized, placebo-controlled trial. J Clin Endocrinol Metab (2011) 96:2786-2795 (Free full text über pubmed)

[2] Schott G, Pachl H, Limbach U, Gundert-Remy U, Lieb K, Ludwig WD: Finanzierung von Arzneimittelstudien durch pharmazeutische Firmen und die Folgen Dtsch Arztebl Int. (2010) Apr. 107(17):279-285

[3] Grussendorf, M.: Internistische Therapie der Knotenstruma, in: „Schilddrüse 2003" Henning-Symposium: 16. Konferenz über die menschliche Schilddrüse, Heidelberg. M. Dietlein, H. Schicha (Hrsg.) (2004) Walter de Gruyter Verlag, 107-112

[4] Reiners C, Wegscheider K, Schicha H, Theissen P, Vaupel R, Wrbitzky R, Schumm-Draeger P-M: Prevalence of Thyroid Disorders in the Working Population of Germany: Ultrasonography Screening in 96,278 Unselected Employees. Thyroid (2004) 14:926-932

[5] Dralle H, Sekulla C: Schilddrüsenchirurgie: Generalist oder Spezialist? Zentralbl Chir. (2005) Oct.130 (5):428-432

[6] Gharib H, Papini E, Paschke R, Duick DS, Valcavi R, Hegedüs L, Vitti P: AACE/AME/ETA Task Force on Thyroid Nodules. American Association of Clinical Endocrinologists, Associazione Medici Endocrinologi, and EuropeanThyroid Association Medical Guidelines for Clinical Practice for the Diagnosis and Management of Thyroid Nodules. Endocr Pract. (2010) May-Jun;16 Suppl 1:1-43.(Free full text über pub med)

[7] Papini E, Petrucci L, Guglielmi R, Panunzi C, Rinaldi R, Bacci V, Crescenzi A, Nardi F, Fabbrini R, Pacella CM: Long-term changes in nodular goiter: a 5-year prospective randomized trial of levothyroxine suppressive therapy for benign cold thyroid nodules. J Clin Endocrinol Metab. (1998) 83 (3):780-783

4.5

Transiente Hyperthyreose nach Parathyroidea-Adenom-Entfernung

K.-H. Usadel, W. A. Mann und H. Dralle

Nach einer gynäkologischen Vorsorgeuntersuchung bei Beschwerdefreiheit fand sich bei der Routine-Blutuntersuchung der 48-jährigen Patientin ein auffallend hoher Ca-Wert (s. Tabelle 1). Die sich unmittelbar anschließende internistisch-endokrinologische Untersuchung ergab bei ansonsten unauffälliger Anamnese, normaler körperlicher und geistiger Leistungsfähigkeit der aktiven Managerin einen absoluten Normalbefund.

Tab. 1: Nov. 2010: Gynäkologische Routineuntersuchung

Labor:			
	Ca	2,73 mmol/L	(2,1-2,6)
	PTH	119,8 ng/L	(11-54)
	25-OH-Vit D	24,8 ug/l	(30-100)

Laboratoriumschemisch wurde bei bestehender Euthyreose die Laboratoriumskonstellation eines primären Hyperparathyreoidismus vorgefunden (s. Tabelle 2). In der gesamten Hals- und Schilddrüsenregion konnte kein pathologischer Tastbefund erhoben werden. Die Ultraschalluntersuchung ergab eine nicht vergrößerte unauffällige Schilddrüse, keine Knoten. Die MIBI-Szintigrafie ergab keine Traceranreicherung. Der Versuch, mittels einer NMR-Bildgebung ein Adenom auszumachen, gelang nicht. Am ehesten wurde an eine Hyperplasie der 4 Epithelkörperchen gedacht. Der Befund war nicht eindeutig. Die sich anschließende Operation ergab im rechten caudalen Schilddrüsenbereich ein eindeutiges Epithelkörperchen-Adenom von 12x8x5 mm. Die histologische Untersuchung ergab ein eindeutiges Nebenschilddrüsenadenom. Die Parathormon- und Ca-Werte sanken bereits intraoperativ auf Normwerte ab.

Tab. 2: 4. November 2010: Klinisch absolut unauffälliger Befund

Labor:			
	Ca	2,8 mmol/l	(2,1-2,6)
	PO4	0,9 mmol/l	(0,87-1,45)
	PTH	14,5 pmol/l	(1,3-6,8)
	25-OH-Vit D	61,2 ug/l	(17,5-116)
	Ca (24 h SU)	8,8 nmol/l	(2,5-8)
	FT3	2,8 pg/ml	(2,4-4)
	FT4	9,9 ng/l	(9,3-17)
	TSH	1,72 mIU/l	(0,27-2,5)
	TPO-AK	5,9 IU/ml	(0-34)
	TRAK	<0,3 IU/l	(0-1)

Bei Wiedervorstellung knapp eine Woche nach der Operation hatte die Patientin eine mittlere Herzfrequenz von 86/min ohne Rhythmusstörungen, einen deutlich feinschlägigen Fingertremor und eine deutliche Nervosität entwickelt. Die zu diesem Zeitpunkt bestimmten Laboratoriumswerte ergaben weiterhin eine Normalisierung der PTH- und Ca-Werte. Allerdings hatte sich eine eindeutige hyperthyreote Stoffwechsellage ergeben (s. Tabelle 3), wobei eine autoimmunologische oder Knoten-vermittelte Genese ausgeschlossen war. Eine dennoch möglicherweise disseminierte Autonomie war aufgrund des absolut normalen Ultraschalls unwahrscheinlich.

Da keine Rhythmusstörungen aufgetreten waren, entschlossen wir uns zu einem abwartenden Verhalten (s. Abbildung 1). Innerhalb von 2 Wochen war die Patientin wieder absolut euthyreot und blieb dies auch anhaltend in der Folgezeit.

4.5 Transiente Hyperthyreose nach Parathyroidea-Adenom-Entfernung

Tab. 3: 1. März 2011: Wiedervorstellung im Endokrinologikum mit Tremor, Schwitzen, Nervosität, HF 86/ min

	SD-Sono	unauffällig	
Labor:	Ca	2,14 mmol/l	(2,1-2,6)
	PTH	1,7 pmol/l	(1,3-6,8)
	FT3	4,9 pg/ml	(2,4-4)
	FT4	26,5 ng/l	(9,3-17)
	TSH	0,03 mIU/l	(0,27-2,5)
	TPO-AK	5,5 IU/ml	(0-34)
	TRAK	<0,3 IU/l	(0-1)

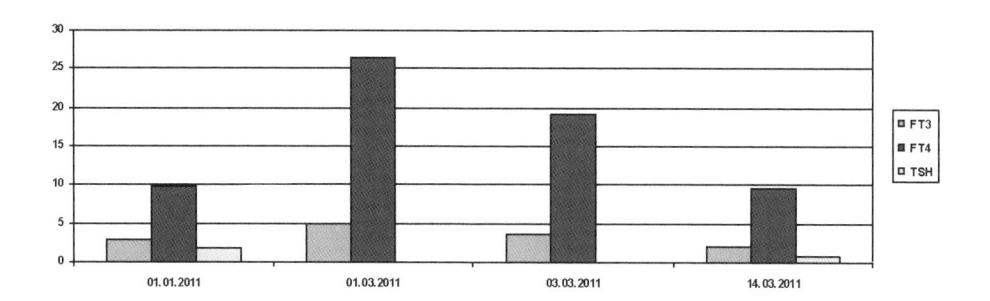

OP 25. Februar 2011

Abb. 1: Entwicklung von FT3, FT4 und TSH

Wir stellten die Diagnose: Transiente Hyperthyreose nach operativer Parathyroidea-Entfernung. Die Pathophysiologie muss als Operations-Manipulations-Folge gedeutet werden. Histologische Verlaufsbefunde sind uns unbekannt. Eine solche Hyperthyreose-Entwicklung ist aufgrund einer Literaturrecherche wohl nicht so selten (s. Tabelle 4).

Tab. 4: Literaturrecherche

Autor	Jahr	Journal	Fallzahl	Ergebnis
Walfish et al.	1992	JCEM	3	3/3 pop Hyperthyreose
Lindblom et al.	1999	Langenbecks Arch Surg	26	11/26 pop Hyperthyreose
Stang et al.	2005	Surgery	125	31,2% pop Hyperthyreose
Sato et al.	2008	Int Med	1	pop Hyperthyreose Vorhofflimmern
Lederer et al.	2008	Wien. Klin. Wochenschr	2	pop Hyperthyreose
Rudowsky et al.	2011	Eur J Med Res	40	20 % pop Hyperthyreose

Zusammenfassend muss empfohlen werden, auf eine passagere Hyperthyreose-Entwicklung nach Parathyreoidea-Entfernung mittels Schilddrüsenhormonbestimmungen zu achten. Sie scheint besonders 1-2 Wochen postoperativ aufzutreten, um relativ schnell wieder zu verschwinden. Beim Auftreten von Rhythmusstörungen muss bedacht werden, ob eine kurzfristige Therapie z. B. mit Betablockern erforderlich ist.

5

Therapie der euthyreoten Struma II: Operation und Radioiodtherapie

5.1

Die zweizeitige Thyreoidektomie: Sinn und Patientenakzeptanz

M. Melin, K. Schwarz, B. J. Lammers, P. E. Goretzki

Einleitung

Intraoperatives Neuromonitoring (IONM) wird seit 2001 bei jeder Schilddrüsenoperation in unserer Klinik verwendet. Die vereinbarte Strategie bei Signalverlust auf der ersten Seite eines beidseitig geplanten Eingriffs bestand seit 2006 in der Wahl zwischen der Übernahme durch den erfahrensten endokrinen Chirurgen und/oder dem Abbruch der Operation und einem zweizeitigen Vorgehen. Wir haben alle Patienten, die zwischen Januar 2008 und Oktober 2010 operiert wurden, erfasst und das IONM sowie unser operatives Vorgehen in Abhängigkeit davon untersucht. Im Rahmen der Follow-Up-Untersuchungen erfolgte eine Befragung zur Zufriedenheit mit der Behandlung.

Auswertung des intraoperativen Neuromonitorings

Zwischen 01/2008 und 10/2010 wurden 2.546 Patienten mit IONM operiert (4.074 nerves at risk). 114 Patienten zeigten eine postoperative Stimmlippendysfunktion. Die Rate an permanenten Recurrensparesen beträgt 0,37%. Die statistische Auswertung des IONM ergibt eine Sensitivität von 98,8%, eine Spezifität von 80,8% sowie einen positiven Vorhersagewert (PPV) von 99,4% und einen negativen Vorhersagewert (NPV) von 66,4%.

Die Zweizeitige Thyreoidektomie

Der Zweck des zweizeitigen Vorgehens bei Signalverlust auf der ersten Seite einer bilateralen Operation ist die Vermeidung von bilateralen Recurrensparesen. Die statistische Auswertung der Rate an bilateralen Paresen (siehe Tabelle 1) zeigt einen signifikanten Unterschied zwischen dem ein- und zweizeitigen Vorgehen nach Signalverlust auf der ersten Seite der Thyreoidektomie (p=0,0016).

Tab. 1

	Keine OP-Konsequenz bei SV der 1. Seite	OP-Konsequenz bei SV der 1. Seite
Bilaterale Parese (Goretzki et al.)	3/ 17	0/ 32
Bilaterale Parese (Neuss 01/2008-10/2010)	3/ 24	0/ 42
Gesamt	6/ 41	0/ 74

Zwischen Januar 2008 und Oktober 2010 kam es in 66 Fällen zu einem Signalverlust auf der ersten Seite eines beidseitig geplanten Eingriffs. In 24 Fällen wurde der Eingriff fortgesetzt und die Gegenseite durch den erfahrensten endokrinen Chirurgen im Haus operiert. Dabei traten drei bilaterale Recurrensparesen auf. Zwei Patienten haben eine vollständige Erholung der Stimmlippenfunktion erfahren. Ein Patient hat weiterhin eine beidseitige Minderbeweglichkeit.

Die restlichen 42 Eingriffe wurden als einseitige Operationen beendet. Der zweite Eingriff ist bei 18 Patienten durchgeführt worden. Bei 24 Patienten wurde der zweite Eingriff nicht durchgeführt. Der häufigste Grund war eine Relativierung der Operationsindikation (19/24). In zwei Fällen steht die Restitutio noch aus. Ein Patient lehnt den zweiten Eingriff ab, und bei einem Patienten wird eine vorrangige andere Therapie zuerst durchgeführt.

Patientenzufriedenheit nach zweizeitiger Thyreoidektomie

Die zweizeitig operierten Patienten wurden gebeten, ihre Zufriedenheit mit der Behandlung an Hand einer 5-Punkte-Skala zu bewerten („zufrieden, eher zufrieden,

5.1 Die zweizeitige Thyreoidektomie: Sinn und Patientenakzeptanz

unbestimmt, eher nicht zufrieden, nicht zufrieden"). 11 Patienten waren zufrieden, ein Patient eher zufrieden, und zwei Patienten waren mit ihrer Behandlung nicht zufrieden. Vier Patienten waren zur Follow-Up-Untersuchung nicht verfügbar. Es gab keinen statistisch signifikanten Unterschied in der Zufriedenheit zwischen den Patienten mit falsch negativen IONM und den Patienten mit einer temporären Stimmlippendysfunktion.

Zusammenfassung

Das IONM erlaubt die Anpassung der operativen Strategie, um eine bilaterale Recurrensparese zu vermeiden. Dies muss aufgrund der erheblichen Morbidität für den Patienten Priorität bei jeder Schilddrüsenoperation haben. Wir haben einen signifikanten Unterschied im Outcome für Patienten gezeigt, abhängig davon, ob weiter operiert wurde oder ein zweizeitiges Vorgehen gewählt wurde. Die Patientenakzeptanz der zweizeitigen Thyreoidektomie ist bei entsprechender, präoperativer Aufklärung hoch.

5.2.A

Chirurgische Therapie der gutartigen Struma nodosa – Komplikationen aus chirurgischer Sicht

P. E. Goretzki, K. Schwarz, N. Sehnke, B. Lammers

Voraussetzung

Die Chirurgie gutartiger Schilddrüsenveränderungen gehört mit über 100.000 Operationen pro Jahr zu den häufigsten Eingriffen, die in Deutschland vorgenommen werden. Damit sind auch bei geringem Morbiditätsrisiko und einem kaum bezifferbaren Letalitätsrisiko typische Folgeschäden für den Einzelnen und für die Gesamtbevölkerung von nicht zu vernachlässigender Bedeutung [1, 10, 18, 20].

Leider gibt es eine teilweise nur unzureichende Übereinstimmung über die Indikation zur Operation, die Operations-Strategie und die sich daraus ergebenden Risiken, wenn Kollegen unterschiedlicher Fachgebiete gefragt werden. Während postoperative Blutungen oder intraoperative Nervenverletzungen in der chirurgischen Literatur ausgiebig behandelt werden, fehlt bis heute z. B. eine klare Definition des permanenten postoperativen Hypoparathyreoidismus, der in der Nachbehandlung der Patienten eine besondere Herausforderung für Endokrinologen/Internisten und Hausärzte darstellt [19]. Dies allein erklärt schon einen Teil der unterschiedlichen Sichtweise spezifischer Fachkollegen.

Doch selbst unter Chirurgen ist die Einschätzung über die Notwendigkeit einer Operation und die über das Ausmaß der Operation keineswegs allgemein konsensfähig [16]. So werden von einigen Autoren die in etwa 5% zufällig entdeckten papillären Schilddrüsenkarzinome unter 1 cm (papilläre Mikrokarzinome) als Begründung für die Notwendigkeit einer generellen radikalen Schilddrüsen-Chirurgie angegeben, während z. B. besonders die „Heidelberger Schule" (Czerny-Röher-Wahl und deren Schüler) immer schon für eine funktionskritische Chirurgie (Entfernung aller Knoten und Belassen „normalen" Schilddrüsengewebes) plädierte [4, 10, 20]. Grundlage für diese eher zurückhaltende Vorgehensweise stellt besonders das Wissen um die Zunahme von Komplikationen bei radikaler Chirurgie dar sowie die nur fragliche biologische Bedeutung der papillären Mikrokarzinome. Dass auch in der Vorgehensweise dieser „funktionskritischen Chirurgie" die Zahl ausgedehnter Resektionen zugenommen hat, ist auf technische Veränderungen und die weitergehende Reduktion des operativen Risikos zurückzuführen. Sie sollte nicht als Übereinstimmung mit Operateuren fehlgedeutet werden, die eine Hemithyreoidektomie bzw. Thyreoidektomie als generell anzustrebendes Therapieziel ansehen [1, 5, 10].

Bedeutung allgemeiner und spezifischer chirurgischer Komplikationen

Tab. 1

Allgemeine Komplikationen	Spezifische Komplikationen	Belastungen und Belästigungen
Thrombosen, Embolien	Stimmbandlähmung	postop. Schmerzen
intra- und postoperative Herz-Kreislaufprobleme	Nebenschilddrüsen Unterfunktion (Ca+Vit-D)	Schluckstörung, Schwellung, Verwachsungen
Tracheitis und Pneumonie	Nachblutungen, Wundheilungstörung, Sepsis	Hypothyreose und notwendige T4 Substitution

Allgemeine Komplikationen

Thromboembolie, Pneumonie, Letalität
Mit zunehmendem Alter unserer Patienten steigt auch für Patienten mit geplanten Operationen an einer gutartigen Struma die Zahl relevanter Nebenerkrankungen. Dies betrifft besonders das Herz-Kreislaufsystem und die Lunge [1, 18]. Die damit begründete Gabe gerinnungshemmender Medikamente (Plättchenaggregations-Hemmer, Vitamin-K-Antagonisten etc.) führt zu einem erhöhten Blutungsrisiko wie auch zu einem erhöhten Thrombo-Embolie-Risiko. Zusätzliche metabolische Störungen, wie ein Diabetes mellitus, können das operative Risiko weiter erhöhen. Die Indikation zur Operation wird deshalb besonders kritisch gesehen und führt letztlich zu einer Auswahl besonders gefährdeter älterer Patienten mit langjähriger Strumaanamnese, großen Strumen, begründetem Verdacht auf ein malignes Geschehen (~20% bei Patienten <65.LJ und >30% bei Patienten >75.LJ) oder der Notwendigkeit einer dringlichen Operation bei z. B. thyreotoxischer Krise nach Amiodarone-Therapie.

5.2.A Chirurgische Therapie der gutartigen Struma nodosa

So steigt das Letalitätsrisiko nach unserer Erfahrung an 5.962 Patienten von 0,02% unter dem 65.LJ (1/5282 Pat.)(vergleichbar dem Risiko von Patienten mit Leistenhernien-OP) auf 0,4% im Alter von 65-75 Jahre (2/507 Pat.) und auf 1,73% (3/173 Pat.) im Alter über 75 Jahren.

Die Todesfälle älterer Patienten waren in einer ersten Analyse 1986-1999 besonders auf thromboembolische Komplikationen zurückzuführen, weshalb wir ab 2001 bei allen über 65 Jahre alten Patienten eine low-dose-Heparin Prophylaxe vornahmen. In der Analyse von 2001-2010 waren 3/5 Fällen an den Folgen einer thyreotoxischen Krise und einmal an den Folgen einer präoperativ bestehenden Pneumonie mit Asphyxie (Pat. 95 Jahre) verstorben. Nur bei einer Patientin über 75 Jahre war eine Lungenembolie als Todesursache zu verzeichnen. Bei der Patientin unter 65 Jahre (49.LJ) blieb eine Reanimation am ersten postoperativen Tag, direkt nach einem plötzlichen Herzstillstand (ohne elektrische Aktivität), leider erfolglos. Die nachfolgende Sektion ergab keinen Hinweis auf die Ursache des plötzlichen und unwiderruflichen Herzstillstandes.

Insgesamt sind mögliche Todesfälle nach Operationen gutartiger Schilddrüsentumoren dann zu bedenken, wenn die thyreotoxische Krise bei Patienten mit zusätzlicher Komorbidität – und besonders mit ausgeprägter Herzinsuffizienz – die dringliche Operations-Indikation darstellt. Die Letalität bei den von uns operierten der über 75-jährigen Patienten entspricht in etwa dem Risiko aller Patienten, die im Staat New York wegen einer retrosternalen oder intrathorakalen Struma operiert worden waren [8, 17] (siehe: Risiko intrathorakale Struma).

Angaben über allgemeine Komplikationen nach Operationen gutartiger Strumen, wie die über postoperative Pneumonien, Cystitiden etc. fehlen in der Literatur, können aber aufgrund der Kürze der Operationszeiten (20 Min-3Std) und der direkt postoperativen Mobilität der Patienten als sehr gering angenommen werden.

Spezifische Chirurgische Komplikationen

Nachblutungen, Wundheilungsstörungen und postoperative Schwellungen
Postoperative Nachblutungen stellen fraglos eine gefährliche spezifische Komplikation der Schilddrüsenchirurgie dar, da sie über eine reaktive Schleimhautschwellung im Larynx- und Pharynxbereich Patienten mit einer möglichen Asphyxie bedrohen. Dies betrifft besonders Blutungen aus den arteriellen Gefäßen und wird mit einer Frequenz von 0,7-6% in der Literatur angegeben. Da gut 90% dieser Blutungen innerhalb der ersten 24 Stunden nach Operation auftreten, haben

die chirurgischen Leitlinien der DGAVC dies berücksichtigt und die Empfehlung einer 24-stündigen stationären Überwachung ausgesprochen [3, 6, 10, 14, 17, 18]. Nach eigener Erfahrung lag die Inzidenz von Nachblutungen nach Primäreingriffen unter 0,5%, stieg aber bei Rezidiveingriffen auf 2,2% (7/311). Weitere Risikofaktoren waren zudem große Strumen (>90ml), retrosternal eintauchende und intrathorakal gelegene Strumen und mehr als eine Voroperation (2.-n. Rezidiv). Bei diesen Patienten erhöhte sich die Nachblutungsfrequenz auf 5/100 Patienten (5%).

Wundheilungsstörungen mit Abszessen treten in um/unter 1% der Fälle auf und werden eher nach langwierigen Operationen, nach intrathorakal erweitertem Vorgehen und nach Rezidiveingriffen gesehen, so dass wir bei diesen Patienten eine perioperative Antibiotikaprophylaxe empfehlen (nicht evidence based!). Lebensbedrohliche Entzündungen des Mediastinums und nekrotisierende Fasciitiden aufgrund hämolysierender Streptokokken wurden auch schon nach Schilddrüsenoperationen beschrieben, sind aber extrem selten (1/5900 Pat. nach eigener Erfahrung) und verlangen eine frühzeitige Diagnose, Wunderöffnung mit ggf. Nekrosektomie und parallel dazu eine breit angelegte Antibiotikatherapie [8].

Lästig, aber nicht gefährlich, sind dagegen Schwellungen im Bereich der Narbe, die sich meist oberhalb einer lokal fixierten Narbe darstellen und nach subkutanen Nachblutungen häufiger zu verzeichnen sind. Hier addieren sich das lokale Hämatom und die postoperative Lymphschwellung und werden von den Patienten als äußerst unangenehm empfunden. Die Probleme lösen sich meist spontan nach einigen Wochen und sollten zu keiner übereilten Nachoperation veranlassen. Diese ist erst indiziert, wenn die fixierte Narbe und Schwellung mehr als 6 Monate weiter besteht.

Störungen der Stimmbandbeweglichkeit und verminderte Stimmqualität
Mit sehr sensitiven Computerprogrammen ist in bis zu 80% nach Operation der Schilddrüse eine veränderte Stimmqualität nachweisbar (Lombardi et al. 2006), die klinisch in bis zu 50% auch den Patienten auffällt (Page et al. 2007). Diese Veränderungen können nach Pereira et al. (2003) in über 20% der Fälle mehr als 4 Jahre persistieren. Zu 2/3 werden schwerwiegende Veränderungen der Stimmbandbeweglichkeit nach Echternach et al. (2009) durch Tubus bedingte Schwellungen und Verletzungen der Stimmbänder verursacht und zu 1/3 sind sie durch den Chirurgen bedingt. Allein diese Aufstellung mag widerspiegeln, wie komplex die Prozesse von Stimmveränderungen nach Schilddrüsenoperationen wirklich sind. Daten über Nervus laryngeus recurrens (NLR) abhängige Funktionsschäden der Stimmbandmotilität (Parese: ja / nein) müssen deshalb als grobe Vereinfachungen eines weit komplizierteren Ablaufes angesehen werden [13]. Aus diesem Grunde wird z. Zt. im eigenen Haus die postoperative Stimmbandfunktion prospektiv geprüft und in 3 Grade eingeteilt (rein subjektive Stimmveränderung / Mo-

tilitätsbeeinträchtigung des Stimmbands / Stimmbandstillstand). Nur so werden wir langfristig klare Ergebnisse zu klinisch relevanten Stimmveränderungen nach Schilddrüsenoperationen aufzeigen können. Da jedoch solche Daten in der Literatur fehlen, beziehen wir uns auf den postoperativen Stimmbandstillstand aufgrund eines NLR-Schadens.

Sichtdarstellung des Nerven gilt heute als unabdingbare Voraussetzung für die Schilddrüsenresektion, wie auch Vergleiche nur zulässig sind, wenn prä- und postoperativ die Stimmbandbeweglichkeit gemessen wurde. Letzteres fehlt bei vielen Veröffentlichungen – oder die explizite Angabe dazu wird nicht gegeben. Diese Einschränkung trifft für fast alle Veröffentlichungen aus den USA und Australien zu und erklärt viele Ungereimtheiten, die bei Vergleich unserer Daten mit diesen entstehen [1, 5, 15].

So zeigen die ungesicherten Daten keine Unterschiede der Stimmbandlähmung (ungenau als NLR-Parese bezeichnet – gemessen wird aber die Stimmbandbeweglichkeit !!) in Abhängigkeit von der Radikalität des Eingriffs (subtotale Resektion versus Thyreoidektomie: 1,7%/1,8% vorübergehende und 0,9%/0,6% dauerhafte Paresen) und meist ein Verhältnis von vorübergehenden zu dauerhaften Paresen von 2-3/1. Aus eigener Erfahrung steigt die Zahl vorübergehender Paresen bei radikaler Chirurgie, großen Strumen, männlichem Geschlecht etc. (Tabelle 2) um den Faktor 1.6-2.1 und das Verhältnis von vorübergehenden zu dauerhaften Paresen liegt bei etwa 10/1, bei einer Rate von jedoch unter 0,5% dauerhaftem einseitigen Stimmbandstillstand [2, 3, 9, 13].

Tab. 2

Gruppe 1	NAR/VCP	(%)	Gruppe 2	NAR/VCP	(%)	P (Chi2)	x-fach
shTX	344/6	1.7%	hTX	2478/67	2.7%	P<0.01	1.6
MNG°II	2266/47	2.1%	MNG °III	556/25	4.5%	P<0.01	2.1
weiblich	2171/48	2.2%	Männlich	651/25	3.8%	P<0.05	1.7
2.S	1161/19	1.6%	1.S	1661/54	3.3%	P<0.01	2.1

Vergleichbare Tendenzen wurden auch in der ostdeutschen Evaluationsstudie für die dauerhaften Paresen ermittelt. Die Daten lagen hier bei 0,8% für Teilresektionen der Schilddrüse und 2,3% für Thyreoidektomie [20].

Intraoperatives Neuromonitoring

Zusätzliche Risiken für vorübergehende und dauerhafte Funktionsprobleme der Stimmbandbeweglichkeit stellen die extralaryngeale Aufteilung des NLR und die Rezidivoperation dar [3, 19]. Im Verhältnis zur allgemeinen Erstoperation ist die NLR-Gefährdung mit einem Faktor von 3-8 sowohl für den vorübergehenden, wie auch den dauerhaften Schaden anzusetzen [3]. Während die intraoperative Nervenstimulation, (so genanntes intraoperatives Neuromonitoring – IONM) für einen einseitigen Erstoperations-Befund keinen nachgewiesenen Vorteil aufweist, hat sie bei den o. g. gefährdeten Patienten einen festen Platz errungen (Barczynski et al. 2009) [2], wie sie auch für alle beidseitigen Operationen als strategisch wichtige Zusatzinformation (bei Signalverlust nach Operation der ersten Seite aufhören und Operation der 2. Seite erst nach Wiederkehr der Funktion) genutzt werden kann [9]. Auch wenn die Sicherheit des Eingriffs damit weiter gestiegen ist, kann postoperativ trotz aller Vorsichtsmaßnahmen ein beidseitiger Stimmbandstillstand nicht mit 100%-iger Sicherheit ausgeschlossen werden und ist nicht zwangsläufig auf chirurgisches Fehlverhalten zurückzuführen [19].

Postoperativer Hypoparathyreoidismus

Postoperative Hypokalzämie aufgrund eines postoperativen Hypoparathyreoidismus
Schon die Definition des postoperativen Hypoparathyreoidismus ist ungenau; noch ungenauer sind die Aussagen darüber wenig fundiert und auch nicht nachgeprüft [16, 18, 19]. So wird nur die Vereinbarung über die Definition vorübergehender und dauerhafter Störungen international gleich benutzt (bis ½ Jahr nach Operation = vorübergehend; über ½ Jahr nach Operation dauerhaft). Als Einteilung haben wir neben der Grundvoraussetzung einer Kalzium-Erniedrigung auf unter 2,1mmol/l (unter Berücksichtigung eines Gesamteiweißausgleichs) für die Definition des postoperativen Hypoparathyreoidismus zunehmend die Messung der prä- und postoperativen Parathormon-Spiegel verwendet, da sie schon frühzeitig (nach 24 Stunden) eine Vorhersage über die Wahrscheinlichkeit einer klinisch relevanten (symptomatischen) postoperativen Hypokalzämie abgeben können (Cavichi et al. 2008) (Tabelle 3).

Fraglos steigt die Zahl vorübergehender Hypoparathyreoidismusfälle mit der Größe der Struma (Spiliotis et al. 2010), der Ausdehnung der Operation [1] und ist nach Operationen eines M. Basedow [10] und einer Rezidivstruma [19] größer als nach Ersteingriff einer Struma nodosa mit Euthyreose. So haben die bilateralen Resektionen (>90% Thyreoidektomien) bei Patienten mit Mb. Basedow und Patienten mit einer Rezidivstruma in 30%-42% einen transienten Hypoparathyreoidismus verursacht, der in knapp 2% leider trotz einem normal-niedrigen Serum-Parathormon und normalem Serum-Kalzium-Wert bei Anstrengung der Patienten zu Symptomen führte. Eine Substitution mit Vitamin D und niedrigen Kalziumdosen erscheint uns hier auch bei noch normalem Serum-Kalzium als sinnvoll und vertretbar.

Tab. 3: 24 Stunden postoperatives Parathormon und Abfall des Parathormonspiegels nach 24 Stunden als prädiktive Messung postoperativer Hypokalzämie. PPW ist 89% und 81% und NPW 82% und 92% für PTH unter 12 ng/ml und für einen Abfall des PTH Spiegel von über 70% nach 24 Stunden, im Vergleich zum präoperativen Wert.

	PTH <12 pg/ml	PTH >12 pg/ml	Δ PTH >70%	Δ PTH <70%
Ca <2 mmol/l	33 **89%**	17 18%	34 **81%**	6 8%
Ca >2 mmol/l	4 11%	76 **82%**	8 19%	70 **92%**
Gesamt	37	93	42	76

Retrosternale und intrathorakale Strumen

Neben der chirurgischen Therapie des Mb. Basedow, der Schilddrüsenkarzinome und der Rezidive gilt auch die Operation der Patienten mit intrathorakalen und der tief retrosternalen Strumen als Spezialaufgabe für entsprechend erfahrene Kollegen und entsprechende Abteilungen [7, 17]. So konnte eine Vergleichsstudie des State New York zeigen, dass die perioperative Letalität dieser Patienten abhängig von der Operationsfrequenz und der Erfahrung zwischen 0,3% und 2,7% variiert. In der eigenen Klinik mit 272 Patienten (172 retrosternale und 100 intrathorakale Strumen; davon 34 Rezidiveingriffe) lag die Letalität bei 1/272 (0,4%) und betraf die o. g. 92-jährige Patientin mit präoperativer Pneumonie und Asphyxie. Trotz aller Vorsicht und auch frühen Sternotomie bzw. Thorakotoomie zur Schonung des NLR ist diese Gruppe der Patienten für die Komplikation einer postoperativen Rekurrensparese und eines postoperativen Hypoparathyreoidismus besonders gefährdet (NLRP passager 3% / permanent 0,3%; Hypoparathyreoidismus passager 11% / permanent 1%), welches bei der Vorgehensweise immer mitbedacht werden muss.

Zusammenfassung

Die allgemeinen und chirurgisch spezifischen Komplikationen sind auch bei geringer Gesamtmorbidität der Strumachirurgie in der Indikationsstellung zu bedenken und sollten jeweils für den Einzelfall in Abhängigkeit zur Erkrankung (Größe der Struma, Hyperthyreose etc.) und des spezifischen Risikos des Patienten (Alter, Nebenerkrankungen, Medikation etc.) sowie der vorliegenden Erfahrung der angestrebten chirurgischen Abteilung (Erfahrung, Operationsfrequenz etc.) abgewogen werden. Dies unterstützt die Bestrebungen zu integrativen endokrinologisch-chirurgisch-nuklearmedizinischen Konferenzen prä- und postoperativ. Hier können mögliche Komplikationen gemeinsam erörtert werden und sind eventuell zu verhindern. Bei eingetretener Komplikation kann dem Patienten zumindest ein gemeinsam getragenes weiterführendes therapeutisches Konzept von den direkt und indirekt betroffenen Kollegen angeboten werden. Das setzt jedoch ein offenes und ehrliches Umgehen mit Komplikationen und den Folgen von Komplikationen voraus [6, 11, 12].

Literatur

[1] Agarwal G et al.: Is total thyroidectomy the surgical procedure of choice for benign multinodular goiter? An evidence-based review. World J Surg (2008) 32:1313-1324

[2] Barczynski M et al.: Randomized clinical trial of visualization versus neuromonitoring of recurrent laryngeal nerves during thyroidectomy. Br J Surg (2009) 96:240-246

[3] Casella C et al.: Does extralaryngeal branching have an impact on the rate of postoperative transient or permanent RLNP? World J Surg (2009) 33:261-265

[4] Delbridge L: Total thyroidectomy: the evolution of surgical technique. ANZ J Surg (2003) 73:761-768

[5] Emre AU et al.: Complications of total thyroidectomy performed by surgical residents versus specialist surgeons. Surg Today (2008) 38:879-885

[6] Flin R et al.: Crew recouce management: improving team work in high reliability industries. Team performance management (2002) 3:68-78

5.2.A Chirurgische Therapie der gutartigen Struma nodosa

[7] Foroulis CN et al.: Primary intrathoracic gooiter: a rare and potentially serious entity. Thyroid (2009) 19:213-218

[8] Ghaferi AA et al.: Variation in hospital mortality associated with inpatient surgery. N Engl J Med (2009) 361:1368-1375

[9] Goretzki PE et al.: The impact of intraoperative monitoring (IONM) on surgical strategy in bilateral thyroid disease: is it worth the effort. World J Surg (2010) 34:1274-1284

[10] Goretzki et al.: Chirurgie der gutartigen Struma nodosa mit Euthyreose. Allgemein- und Viszeralchirurgie up2date (2011) 1:23-46

[11] Hager-van der Laan J, Schlein U: Fehlerkultur: nicht den Schuldigen suchen, um ihn zu bestrafen, sondern aus Komplikationen und Beinahe-Fehlern lernen. Der Chirurg BDC (2010) 5:260-262

[12] Haynes AB et al.: A surgical safety checklist to reduce morbidity and mortality in a global population. N Engl J Med (2009) 360:491-499

[13] Hermann M et al.: Neuromonitoring in thyroid surgery: prospective evaluation of intraoperative electrophysiological responses for the prediction of recurrent laryngeal nerve injury. Ann Surg (2004) 240:9-17

[14] Leyre et al.: Thyroid surgery an ambulant procedure? Arch Surg (2008) 393:733-737

[15] Moalem J et al.: Treatment and prevention of recurrence of multinodular goiter: an evidence based review of the literature. World J Surg (2008) 32; 1301-1312

[16] Musholt T et al.: Leitlinien der DGVAC: Operative Therapie benigner Schilddrüsenerkrankungen. AWMF /11/003-0021.htm

[17] Pieracci FM et al.: Substernal thyroidectomy is accociated with increased morbidity and mortality as compared with conventional thyroidectomy. J Am Coll Surg (2007) 205:1-7

[18] Schulte KM, Röher HD: Complications in the surgery of benign thyroid diseases. Acta Chir Austriaca (2001) 33:164-172

[19] Schwarz K et al.: Therapeutisches Vorgehen bei Hyperthyreose. Allgemein- und Viszeralchirurgie up2date (2009) 6:345-358

[20] Thomusch et al.: Rolle der totalen Thyreoidektomie im primären Therapiekonzept der benignen Knotenstruma. Chirurg (2003) 74:437-443

[21] White ML et al.: Evidence based surgical management of substernal goiter. World J Surg (2008) 32:1285-1300

5.2.B

Komplikationen von Schilddrüsenoperationen: Internistische Sicht

M. Hüfner

Die alltägliche Erlebniswelt des Chirurgen und des Internisten ist sehr unterschiedlich; somit ist auch die Sichtweise auf die Komplikationen von Operationen unterschiedlich bei Verwendung der gleichen Fakten. Wenn wir Schilddrüsenoperationen betrachten, so hat der Chirurg vor allem mit den akuten, meist passageren Problemen zu tun, mit denen er gut umgehen kann .Der Internist/Endokrinologe ist vor allem beeindruckt von den permanenten Folgen, die oft viel Geduld und Zuwendung erfordern und für den Patienten eine dauerhafte Einschränkung der Lebensqualität bedeuten.

Ich möchte im Folgenden einige sicherlich subjektiv gefärbte und durchaus provokant gemeinte allgemeine Thesen formulieren, die die Häufigkeit von Komplikationen bei Schilddrüsenoperationen problematisiert. Ich möchte damit zu einer Diskussion beitragen, die meines Erachtens in Deutschland unbedingt unter den Fachleuten geführt werden sollte

Tab. 1: Komplikationen von Schilddrüsenoperationen

Klassische Komplikationen	- Recurrensparese - Hypoparathyreoidismus - Wundheilungs- und Narbenprobleme
Atypische, nicht etablierte Komplikationen	- Gewichtszunahme - Scheinbare Schilddrüsenhormonunverträglichkeit oder Resorptionsstörung - Fälschlich der Schilddrüsenoperation angelastete Befindlichkeitsstörungen

In Tabelle 1 sind die wichtigsten Komplikationen und negativen Folgen einer Schilddrüsenoperation aufgeführt. Ich unterteile diese Operationsfolgen in die so genannten klassischen („harten") Nebenwirkungen – also den postoperativen Hypoparathyroidismus (passager oder permanent) – und die Recurrensparese (passager oder permanent), auch die Wundheilungsstörungen und Narbenprobleme zähle ich dazu. Daneben kennen wir die nichtklassischen („weichen") postoperativen Probleme: Gewichtszunahme, die (scheinbare) Schilddrüsenhormon-Unverträglichkeit oder Resorptionsstörung sowie die Projektion aller möglichen oft schon früher vorhandenen Befindlichkeitsstörungen, die jetzt plötzlich der fehlenden Schilddrüsen und dem Operationstrauma angelastet werden. Der permanente Hypoparathyroidismus ist aus endokrinologischer Sicht sicherlich das Hauptproblem, dessen stabile Einstellung oft selbst dem Erfahrenen große Mühe macht und mit dem die Hausärzte häufig wenig anzufangen wissen.

These I: In Deutschland werden zu viele Schilddrüsen operiert.

In Tabelle 2 ist die Zahl der Schilddrüsenoperationen pro Mill. Einwohner in einigen Ländern dargestellt – die Zahlen hat mir unser Tagungspräsident zu Verfügung gestellt. Sie sehen, dass die Frequenz der Schilddrüsenoperationen (überwiegend Knotenstrumen) ein sehr breites Spektrum umfasst. Es fällt schwer, diesen eklatanten Unterschied nur dem seit vielen Jahren weitgehend behobenen Iodmangel anzulasten. Ich habe unter meinen Augen unter Schilddrüsenhormon und/oder Iodidtherapie nur wenige Schilddrüsen soweit wachsen sehen, dass eine Operation notwendig wurde. Meist gelingt der Erhalt des Status quo, und in der Regel ist dies ausreichend.

Tab. 2: Frequenz von Schilddrüsenoperationen in verschiedenen Ländern

In **Deutschland** werden über 100 000 Schilddrüsenoperationen pro Jahr durchgeführt = **1/800 Einwohner**		
Im Vergleich	England	1/6000
	USA	1/25000

Tab. 3: Hauptindikationen zur Schilddrüsenoperation bei Struma nodosa

1.	Dringender Verdacht auf Malignität
2.	Funktionelle Autonomie
3.	Objektivierbare mechan. Beschwerden bei großer Struma
4.	Beschwerden, die mit einer bekannten Struma zusammenhängen könnten
5.	Kalte Knoten ohne Beschwerden in präventiver Absicht (Krebsangst)

Schauen Sie sich einmal die Indikationsliste für eine Operation bei Struma nodosa an (Tabelle 3) .Indikation 1-3 sind hierbei weniger umstritten und sollen nicht weiter kommentiert werden. Nach meiner Erfahrung, liegt zu häufig die weiche Indikation 4 oder 5 vor. Ich bin immer wieder erstaunt, mit welch lockerer Hand ohne wirklich zwingendem Grund in Deutschland Schilddrüsenoperationen empfohlen werden, ohne mögliche Langzeitfolgen zu bedenken. Oft handelt es sich um zufällig entdeckte Knotenstrumen, deren Träger bisher überhaupt keine Beschwerden hatten. Sie werden plötzlich mit einem (angeblich) dringenden Karzinomverdacht konfrontiert. Nicht selten beginnt das Leiden überhaupt erst mit der Operation, insbesondere, wenn sich zu allem Unglück noch ein postoperativer Hypoparathyreoidismus oder eine Recurrensparese einstellt.

Besonders fatal für die Indikationsstellung von Schilddrüsenoperationen ist die diffuse Krebsangst, die den Ärzten bei allen Knoten über Jahrzehnte eingeimpft wurde. Bei der Schilddrüse, die fast regelhaft mit zunehmendem Alter (ganz überwiegend) harmlose Knoten ausbildet, ist das besonders problematisch. Es bedarf also einer sehr selektiven Indikationsstellung für eine operative Klärung. Davon sind wir zur Zeit weit entfernt angesichts von ca. 2.500 klinisch relevanten Schilddrüsenkarzinomen pro Jahr (Reiners et al. 2005), die durch die 100.000 Operationen gefunden werden. Vielleicht sollte die OP-Indikation von zwei verschiedenen Disziplinen gestellt werden, wobei immer ein Internist/Endokrinologe dabei sein sollte, weil dieser die klinische Gesamtsituation am besten beurteilen kann und auch die Langzeitfolgen der Operation behandeln muss.

These II: In Deutschland werden zu viele Schilddrüsenoperationen in nicht spezialisierten Abteilungen oder in Abteilungen mit einem niedrigen Patientenaufkommen durchgeführt („low volume Chirurgen") mit zu aggressiven Operationsverfahren.

Fast unbemerkt von der medizinischen Öffentlichkeit hat die internationale Schilddrüsenchirurgie die totale Thyroidektomie (eigentlich ein onkologisches Verfahren) als Regeleingriff der benignen Knotenstruma propagiert, und dies wird auch zunehmend von nicht spezialisierten Abteilungen umgesetzt. Wozu das in Deutschland führen könnte, hat eine große prospektive Studie über die neuen Bundesländer gezeigt, die 2003 unter der Leitung von Dralle et al. publiziert [1] wurde. 45 chirurgische Abteilungen nahmen daran teil und evaluierten an ca. 5.200 Patienten die Qualität des Operationsergebnisses bei benignen Strumen, wobei 3 verschiedene Operationsverfahren verglichen wurden. Tabelle 4 zeigt die Rate der Komplikationen; achten Sie besonders auf die Häufigkeit des permanentem Hypoparathyreoidismus. Die Zunahme an Hypopara nach totaler Thyroidektomie ist erschreckend – und das bei einer gutartigen Erkrankung. Bei dem subtotalen Verfahren (Gruppe ST) ist das Ergebnis mit 0,9 % durchaus international konkurrenzfähig. Allerdings ist die Studie nicht gut balanciert und nicht randomisiert, wie die geringe Zahl totaler Thyroidektomien zeigt.

Tab. 4: O. Thombusch, C. Sekulla, H. Dralle: Rolle der totalen Thyroidektomie im primären Therapiekonzept der benignen Knotenstruma, Chirurg (2003) 74:437-443

	TT	RHD-OP*	ST
Operations (n)	88	527	4580
Permanent RLN palsy (%)	2.3	1.4	0.8
Permanent hypoparathyroidism (%)	10.5	2.1	0.9
Seroma, hematoma (%)	1.1	0.6	2.9
Hemorrhage requiring reoperation (%)	0	0.6	1.6
Wound infection requiring reoperation (%)	1.1	0	0.1

*RHD-OP, unilateral lobectomy combined with contralateral subtotal thyroid resection according to Riedel, Hartley, and Dunhill
RLN = recurrent laryngeal nerve, TT = total thyroidectomy, ST = subtotal thyroidectomy

Wesentlich repräsentativer sind die Ergebnisse einer großen (n = 3660) multizentrischen Studie in Skandinavien von Bergenfelz et al. (2009) [2], an der auch nicht spezialisierte Zentren teilnahmen. Hier wurden immerhin 4,4% permanente Fälle von Hypoparathyreoidismus bei beidseitiger Schilddrüsenoperation beschrieben, überwiegend totale Thyroidektomien (n = 1394). Die Autoren waren hierüber selbst überrascht und beunruhigt .

In der Literatur gibt es allerdings eine Anzahl von Publikationen mit Hypoparathyreoidismus- und Recurrensparese-Rate unter 1% (z. B. Barczynski et al. 2010 [3]; Tezelmann et al. 2009 [4]) auch bei totaler Thyroidektomie. Dies zeigt zweierlei: 1. Es ist offensichtlich möglich, mit viel Training Schilddrüsenoperationen und auch totale Thyroidektomien mit minimaler Komplikationsrate durchzuführen. 2. Diese Zahlen haben aber mit der Realität „auf dem flachen Lande" bei uns nichts zu tun. Die totale Thyroidektomie darf deshalb in der augenblicklichen Chirurgielandschaft in Deutschland auf keinen Fall als Regelverfahren propagiert werden.

Tabelle 5 fasst die Argumente der Befürworter eines radikalen Verfahrens zusammen. Dazu könnte viel gesagt werden. Hier nur so viel: 50% Rezidive nach subtotaler Strumaresektion ist kaum nachvollziehbar und hat sicherlich nichts mit klinisch relevanten Schilddrüsenvergrößerungen zu tun. Die Indikation zu einer

5.2.B Komplikationen von Schilddrüsenoperationen: Internistische Sicht

Rezidivoperation habe ich in meinem ganzen Leben nur in einer Handvoll Fällen gestellt.

Tab. 5: Warum totale Thyroidektomie?

- Knotenstruma ist eine Erkrankung der Gesamtschilddrüse
- Kaum Rezidive, bei inkompletten Verfahren angeblich bis zu 50%
- Keine komplikationsträchtigen Rezidiveingriffe
- Keine Komplettierungsoperation bei Malignität

In der Literatur wird die Zahl der operationswürdigen Rezidive nach subtotalen Operationsverfahren mit ca. 5% angegeben. Es sei in diesem Zusammenhang auch auf Möglichkeiten der Radioiodtherapie hingewiesen.

Tab. 6: Was spricht gegen eine regelhafte totale Thyroidektomie?

- Die Zahl der operationswürdigen Rezidivstrumen wird in der Literatur mit etwa 5% angegeben (keine genaue Definition der Operationswürdigkeit).
- Von chirurgischer Seite werden die Möglichkeiten der Radioiodtherapie in dieser Situation zu wenig berücksichtigt.
- Die Häufigkeit der Komplettierungsoperationen wird erheblich übertrieben. Häufig sind die zufällig gefundenen Tumore papilläre Mikrokarzinome, bei denen eine Komplettierungsoperation nicht notwendig ist, da auch keine Radioiodtherapie indiziert ist.
- Die Komplikationsrate ist in kleineren Abteilungen auf jeden Fall höher als bei subtotalen Verfahren und dies ist in Deutschland von besonderer Relevanz.

Bei der Tagung der Sektion Schilddrüse 2009 hat Prof. Dralle die totale Thyroidektomie als Regeleingriff propagiert. Es kam daraufhin zu einer kontrovers und emotional geführten Diskussion mit einigen Endokrinologen. In einer kürzlichen Übersicht [5] ist er von dieser radikalen Haltung abgerückt und empfiehlt nun ein individualisiertes Vorgehen. Dem kann man nur zustimmen. Für nicht spezialisierte Zentren sind subtotale Resektionsverfahren unbedingt zu bevorzugen. Das sehen übrigens auch einige der internationalen Experten der Schilddrüsenchirurgie so.

These III: Die attraktive Vergütung der Schilddrüsenoperation für die Krankenhäuser begünstigt die weitere Verbreitung dieser Leistung, statt – wie eigentlich erwünscht – eine Zentralisierung zu unterstützen.

Das augenblickliche DRG-System ist also kontraproduktiv. Eine zunehmende Zahl von nicht spezialisierten Abteilungen an der chirurgischen Versorgung von Schilddrüsenpatienten zu beteiligen, wird zu einer Zunahme von Komplikationen führen. Hier müssen unbedingt Steuerungsmechanismen eingebaut werden, z. B. Forderung eines Mindestvolumens an Schilddrüsenoperationen, das sich an der Lernkurve orientiert und zu einer nennenswerten Reduktion nicht spezialisierter Abteilungen führt. Oder spürbare Vergütungsabschläge bei permanenten operativen Schäden, denn der Hypoparathyreoidismus und die Recurrensparese verursachen nicht nur eine deutliche Einschränkung der Lebensqualität, sondern auch erhebliche Folgekosten. Es kann doch nicht sein, dass leicht vermeidbare Gesundheitsschäden der Patienten in Kauf genommen werden, nur um einige Krankenhausabteilungen finanziell besser zu stellen oder um einigen Chirurgen, die sich für omnipotent halten, ein geeignetes Betätigungsfeld zu gewähren. Zur Verbesserung der Transparenz für Patienten und Ärzte wäre es wünschenswert, wenn jede Abteilung, die Schilddrüsenoperationen durchführt, die Zahl der jährlichen Eingriffe und die Komplikationsrate zuverlässig erfasst und im Internet veröffentlicht

Zusammenfassendes Fazit

1) Die Zahl der Schilddrüsenoperationen in Deutschland ist viel zu hoch wegen zu undifferenzierter Indikationsstellung; verschiedene Möglichkeiten, das zu verbessern, sollten diskutiert werden – z. B. Zweitmeinung.

2) Mit der Zahl der Operationen steigt auch die Zahl der Komplikationen. Die negativen Folgen des postoperativen Hypoparathyreoidismus (und der Recurrensparese) für die Lebensqualität des Patienten und die finanziellen Folgen werden in der Öffentlichkeit zu wenig wahrgenommen.

3) Die wirkliche Häufigkeit der permanenten Komplikationen wird durch Publikationen spezialisierter Zentren in internationalen Zeitschriften überhaupt nicht realistisch wiedergegeben.

4) In Deutschland werden zu viele Schilddrüsenoperationen an nicht spezialisierten Zentren mit (wahrscheinlich) hoher Komplikationsrate durchgeführt, diese Entwicklung wird gefördert vom DRG-System.

5) Diese Entwicklung zu mehr Komplikationen wird weiterhin gefördert durch die Empfehlung der totaler Thyroidektomie als Regeleingriff bei benignen Knotenstrumen.

6) Im Prinzip müsste jede Abteilung, die Schilddrüsenoperationen durchführt, verpflichtet werden, eine genaue Statistik über ihre Komplikationen zu führen und diese im Internet oder am „schwarzen Brett" der Öffentlichkeit zugänglich zu machen. .Tatsächlich aber kennen die meisten chirurgischen Abteilungen die Zahl ihrer permanenten Fälle von Hypoparathyreoidismus und Recurrensparese überhaupt nicht. Es fehlt also ein zuverlässiges Dokumentationssystem.

Fazit: Die totale Thyroidektomie bei benignen Knotenstrumen als Regelverfahren ist für Deutschland ungeeignet!

Literatur

[1] Thomusch O, Sekulla C, Dralle H: Rolle der totalen Thyroidektomie im primären Therapiekonzept der benignen Knotenstruma, Chirurg (2003) 74:437-443

[2] Bergenfelz A et al.: Complications to thyroid surgery: results as reported in a database from a multicenter autid comprising 3660 patients. Langenbecks Arch. Surg (2008) 393:667-673

[3] Barczynski M, Konturek A, Hubalewska-Dydejczyk A, et al.: Five-year Follow-up of a Randomized Clinical Trial of Total Thyroidectomy versus Dunhill Operation versus Bilateral Subtotal Thyroidectomy for Multinodular Nontoxic Goiter. World J Surg (2010) 34:1203-1213

[4] Tetzelman et al : The Change in Surgical Practice from Subtotal to Near-Total or Total Thzyrektomy in the Traitement of Patients with Benign Multinodular Goiter. World J Surg (2008) 33: 400-405

[5] Dralle H, et al.: State of the art: surgery for endemic goiter – a plea for individualizing the extent of resection instead of heading for routine total thyroidectomy. Langenbecks Arch. Surg. (2011)

5.3

Radioiodtherapie der euthyreoten Struma – gestern und heute

F. Grünwald, B. Sauter, Chr. Happel, T. Kranert

Weltweit erfolgte die erste Radioiodtherapie 1941 beim Morbus Basedow, damals noch mit J-130 [10]. Die erste Radioiodtherapie in Deutschland wurde 1949 von C. Winkler am Luisenhospital in Aachen durchgeführt. Die Behandlung, die mit extrem großem logistischen Aufwand bei der Beschaffung des I-131 verbunden war, erfolgte bei einer Patientin mit Struma maligna. Benigne Erkrankungen werden in Deutschland seit den 50er Jahren regelmäßig mittels Radioiod therapiert. In einer Übersicht aus dem Jahr 1967 [16] wird über „mehr als 40 Kliniken oder medizinische Institute, an denen nuklearmedizinische Therapien durchgeführt werden" berichtet. Zurzeit gibt es knapp 120 Einrichtungen in Deutschland, die stationäre Behandlungen mit radioaktiven Isotopen anbieten [12]. Jährlich erfolgen rund 50.000 Radioiodtherapien bei Schilddrüsenerkrankungen, davon ca. 35.000 wegen benigner Erkrankungen und davon wiederum ca. 4.000 zur Verkleinerung bei euthyreoter Struma [12, 17].

In den 50er Jahren wurden (neben malignen Erkrankungen) nahezu ausschließlich Hyperthyreosen behandelt. Noch 1991 [20] wird über lediglich 2% Strumen ohne Autonomie im behandelten Kollektiv berichtet. Sowohl der Zeitpunkt der Indikationsstellung zur Radioiodtherapie bei der Entwicklung der euthyreoten Struma als auch Dosiskonzepte und Entlassungsrichtlinien haben sich seitdem wesentlich geändert, so dass die modernen Therapien kaum mit denen vergleichbar sind, die in den Anfangszeiten der Radioiodtherapie durchgeführt wurden. Im Folgenden sollen die Prinzipien der Radioiodbehandlung bei der euthyreoten Struma mit Hinweisen auf Unterschiede zu früheren Behandlungsmethoden dargestellt werden.

5 Therapie der euthyreoten Struma II: Operation und Radioiodtherapie

Allgemeine Grundlagen der Behandlung

Die Radioiodbehandlung wird als Therapieverfahren der ersten Wahl bei der funktionellen Autonomie und zur Behandlung der Autoimmunhyperthyreose (insbesondere bei kleinen Schilddrüsen und fehlender e. O.), aber auch zunehmend bei der euthyreoten Struma eingesetzt. Eine Altersgrenze für Erwachsene existiert auch bei benignen Schilddrüsenerkrankungen nicht. In Deutschland wird I-131 verwendet, welches eine vorwiegend für die Wirkung im Gewebe verantwortliche Betastrahlungskomponente (E_{max} = 0,61 MeV) mit einer mittleren Reichweite von 0,5 mm sowie eine hochenergetische Gammastrahlungskomponente aufweist, die zur Bildgebung und für den Radioiodtest genutzt werden kann. Die Halbwertszeit von I-131, welches sich metabolisch wie das stabile (nichtradioaktive) I-127 verhält und entsprechend metabolisiert wird, beträgt 8,04 Tage und ist somit ausreichend lang, um die gewünschte Strahlendosis zu erzielen.

Gesetzliche Grundlagen

Aus Strahlenschutzgründen ist in Deutschland die stationäre Aufnahme auf eine nuklearmedizinische Therapiestation vorgeschrieben, um vor allem eine direkte Bestrahlung anderer Personen durch behandelte Patienten und eine Belastung der Umwelt durch ausgeschiedenes oder exhaliertes Iod zu minimieren. In den meisten Staaten, so z. B. in der Mehrzahl der europäischen Nachbarländer, ist es gestattet, eine Radioiodtherapie bis zu bestimmten Grenzen ambulant vorzunehmen. In den Vereinigten Staaten ist die Applikation von bis zu 1110 MBq ambulant erlaubt. Laut „Richtlinie Strahlenschutz in der Medizin" muss der für die Behandlung verantwortliche Arzt die Indikation zur Behandlung stellen und eine Abwägung von Nutzen und Risiko in Relation zu anderen Behandlungsformen vornehmen, bei der euthyreoten Struma natürlich insbesondere gegenüber einer Schilddrüsenoperation. Die Strahlenschutzverordnung und die „Richtlinie Strahlenschutz in der Medizin" regeln die in Deutschland relativ strengen Sicherheitsauflagen. Der durchführende Arzt muss eine entsprechende Umgangsgenehmigung sowie Fach- und Sachkunde auf dem Gebiet der Anwendung radioaktiver Stoffe in Diagnostik und Therapie haben. Weiterhin muss ein physikalisch-technischer Strahlenschutzbeauftragter (Medizinphysikexperte, MPE) bei der individuell dosierten Therapie anwesend sein.

Der Mindestaufenthalt beträgt aufgrund gesetzlicher Vorschriften 48 Stunden. Die Entlassung hängt dann von der Restaktivität im Körper ab. Wenn die Dosisleistung in 2 Meter Abstand 3,5 µSv/h unterschreitet, kann der Patient entlassen werden

5.3 Radioiodtherapie der euthyreoten Struma – gestern und heute

(Gesamtdosis 1 mSv in 2 Metern Abstand). Dies entspricht einer Restaktivität von etwa 250 MBq. Die stationäre Aufenthaltsdauer beträgt im Mittel etwa 3 bis 5 Tage und ist vor allem vom Zielvolumen abhängig. Während bei kleinen Adenomen oft ein 48-stündiger Aufenthalt ausreichend ist, kann die Aufenthaltsdauer bei großen Strumen bis zu etwa 7 bis 10 Tagen betragen. In besonderen Situationen, z. B. bei akuten lebensbedrohlichen Erkrankungen, ist auch eine vorzeitige Entlassung nach Anzeige oder Genehmigung durch die Aufsichtsbehörde jederzeit möglich.

Bis Ende der 90er Jahre existierten strengere Entlassungsrichtlinien (1,5 mSv Gesamtexposition in 1 m Abstand), so dass Patienten erst ab einer Gesamtaktivität von ca. 95 MBq entlassen werden konnten. Dies wurde 1997 (Veröffentlichung im Bundesanzeiger 68 vom 11.4.1997) geändert, was insbesondere bei der Therapie der euthyreoten Struma eine deutliche Entlastung in Bezug auf die Aufenthaltsdauer bedeutete.

Bei der Entlassung werden die Patienten auf besondere Strahlenschutzmaßnahmen gegenüber der Umgebung hingewiesen, dies betrifft vor allem den Kontakt mit kleinen Kindern und Schwangeren. Hierzu wird den Patienten ein Merkblatt ausgehändigt. Auch über mögliche Probleme bei externen Radioaktivitätsmessungen z. B. an Flughäfen sollte der Patient aufgeklärt werden. Dies ist insbesondere bei Flügen in und aus den Staaten der ehemaligen Sowjetunion wichtig.

Durchführung der Radioiodtherapie

Die erforderliche Therapieaktivität wird meist als Kapsel verabreicht, alternativ steht Radioiod auch flüssig für die orale oder ggf. intravenöse Applikation zur Verfügung, z. B. für Patienten, welche keine Medikamentenkapseln schlucken können. Dies trifft für Patienten mit Struma permagna natürlich häufiger zu als bei Patienten mit fokalen Autonomien oder M. Basedow. Wenn möglich, sollte das Radioiod aber als Kapsel gegeben werden, da die Gefahr einer unbeabsichtigten Kontamination bei flüssiger Aktivität deutlich größer ist. Die Applikation erfolgt in den meisten Einrichtungen am Vormittag der stationären Aufnahme.

Radioiod wird im Magen rasch resorbiert und in die Schilddrüse über den Natriumiodidsymporter aufgenommen. Um die tatsächlich erzielte Herddosis möglichst exakt zu bestimmen, erfolgen in den ersten Tagen nach der Applikation Messungen der Schilddrüsenaktivität mit einer Sonde oder einer Gammakamera. So kann die wirksame Herddosis im Zielgewebe und bei der fokalen Autonomie auch im paranodulären bzw. nicht-autonomen Gewebe bestimmt werden. Falls die ursprünglich angestrebte Dosis im Zielgewebe nicht erreicht worden ist, wird in einigen Einrichtungen eine Nachbehandlung durchgeführt, um eine Aufsättigung der Zieldosis zu erreichen. Die Bestimmung der therapeutisch wirksamen Schilddrüsenherddosis ist auch sinnvoll, um zu erkennen, ob der Patient eine Dosis im gewünschten Bereich erhalten hat. Somit ist z. B. die Wahrscheinlichkeit einer frühzeitigen Hypothyreose besser abzuschätzen, um die Nachsorge optimal planen zu können.

Indikationsstellung

Eine definitive Therapie bei euthyreoten Strumen ist insbesondere bei Patienten mit Knotenstruma indiziert, bei denen trotz ausreichender Iodid- und/oder Thyroxinmedikation das Volumen der Knoten und der gesamten Schilddrüse stetig zunimmt. Vor allem bei Rezidivstrumen nach Operation kommt die Radioiodbehandlung zum Einsatz, da die Risiken der Rekurrensschädigung und des postoperativen Hypoparathyreoidismus bei der Zweitoperation sehr viel höher als beim Ersteingriff sind. Bedingt durch den vor allem in früheren Jahrzehnten vorherrschenden Iodmangel in Deutschland besteht bei multinodösen Strumen sehr oft auch eine funktionelle Autonomie, so dass durch die Radioiodtherapie gleichzeitig auch eine günstige funktionelle Wirkung auf die autonomen Bezirke zu erwarten ist.

Vorbereitung

Für eine möglichst hohe Aufnahme des Radioiods in das erkrankte Gewebe ist eine Iodkarenz wichtig. Vor allem iodhaltige Röntgenkontrastmittel und Cordarex (Amiodarone) müssen gemieden werden. Aber auch iodhaltige Externa (z. B. Betaisodona) sind zu berücksichtigen. Bei wasserlöslichen Kontrastmitteln ist eine Karenz von ca. 6 Wochen ausreichend, bei Cordarex kann die Schilddrüse deutlich mehr als ein Jahr soweit blockiert sein, dass keine Radioiodtherapie möglich ist. Iod in Nahrungsergänzungsstoffen muss ebenfalls vor der Radioiodtherapie vermieden werden. Eine Iodaufnahme über iodiertes Speisesalz lässt sich nicht komplett vermeiden. Sinnvoll ist das Einhalten einer iodarmen Diät insbesondere innerhalb der letzten Woche vor Radioiodtest und Radioiodtherapie. Fisch und Meeresfrüchte sollten gemieden werden. Wichtig ist das Einhalten der iodarmen Diät besonders in Staaten mit hohem Iodgehalt in Lebensmitteln, wie z. B. in den USA. Aufgrund der besseren Iodversorgung spielt dies in Deutschland eine deutlich größere Rolle als früher. Insgesamt muss man davon ausgehen, dass die Iodaktivität im Vergleich zu früheren Jahren in der Bevölkerung im Mittel abgenommen hat.

5.3 Radioiodtherapie der euthyreoten Struma – gestern und heute

Bei Struma mit multifokaler Autonomie erfolgt eine TSH-Suppression, wenn der funktionelle Aspekt der Autonomie im Vordergrund steht, während die Radioiodtherapie ohne vorbereitende Schilddrüsenhormongabe durchgeführt wird, wenn es vor allem um eine Volumenreduktion geht. Bei gleichzeitigem Vorliegen einer Autonomie wird eine peripher euthyreote Stoffwechsellage, ggf. mit TSH-Suppression angestrebt, um einen möglichst hohen Quotienten der Iodaufnahme autonomes/normales Schilddrüsengewebe zu erreichen. Bei einer „kompensierten" Autonomie (initial keine vollständige TSH-Suppression bzw. szintigrafisch noch deutliche Speicherung im paranodulären Gewebe) ist daher – wie bei der Suppressionsszintigrafie – u. U. die Gabe von Schilddrüsenhormonen vor der Radioiodtherapie notwendig. Bei der euthyreoten Struma ohne Autonomie wird die Radioiodtherapie fast immer ohne eine schilddrüsenspezifische Medikation durchgeführt.

Inzwischen existieren einige Studien zum Einsatz von rekombinantem TSH, welches für die Nachsorge des Schilddrüsenkarzinoms entwickelt wurde, um die Radioiodaufnahme im Schilddrüsengewebe bei der euthyreoten Struma zu steigern. Somit lässt sich zum einen die Strahlenexposition des Restkörpers reduzieren und zum anderen die Effektivität steigern. Beim Einsatz von rTSH sind allerdings auch die Risiken, insbesondere der lokalen Komplikation durch akute Kompression (auch bereits durch rTSH-Applikation allein!) zu berücksichtigen. Romao et al. (2009) applizierten 0,1 mg rTSH vor der Radioiodgabe (Standarddosis 1100 MBq) und konnten bei euthyreoten Patienten eine Volumenreduktion von im Mittel 153 auf 32 ml erreichen. In dieser Subgruppe traten in 18% der Fälle Nebenwirkungen auf. Bei hyperthyreoten Patienten wurden in 60% unerwünschte Nebenwirkungen beobachtet. In der kürzlich von Ceccarelli et al. (2011) publizierten Studie wurde bei einem Radioioduptake von <40% 0,03 mg rTSH gegeben und damit eine Steigerung des Uptakes von im Mittel 30% auf 43% erreicht. Die notwendige Dosis konnte so von 1300 MBq auf 1073 MBq reduziert werden. Nach 3 bzw. 12 Monaten ergab sich eine Volumenreduktion auf 74% bzw. 53%. In einer internationalen Multicenterstudie [8] an insgesamt 95 Patienten wurde bei einem Ausgangsvolumen von im Median 96 ml durch die Gabe von 0,3 mg rTSH nach 6 Monaten eine Volumenreduktion um 33% (Placebo 23%) erreicht.

Schon vor Beginn des Radioiodtests sollte der Patient über das Prozedere (einschließlich Risiken und möglicher Nebenwirkungen) von Test und Radioiodtherapie aufgeklärt werden. Bei Patientinnen im gebärfähigen Alter muss eine Schwangerschaft sicher ausgeschlossen werden. Bei großen Strumen oder bei klinischen Hinweisen auf eine Trachealstenose muss ggf. eine Trachea-Röntgenzielaufnahme oder eine Schnittbildgebung erfolgen.

Radioiodtest und Dosisermittlung

In Deutschland ist eine individuelle Dosisermittlung vor der Radioiodtherapie benigner Schilddrüsenerkrankungen obligat. In die Berechnung der erforderlichen Aktivitätsmenge gehen das Zielvolumen, das Aktivitätszeitintegral sowie die angestrebte Dosis im Zielgewebe ein. Das Zielvolumen wird bei der euthyreoten Struma meist sonografisch ermittelt. Bei der Struma permagna ist eine Volumetrie meist nur mittels Schnittbildgebung möglich.

Das Aktivitätszeitintegral ist vor der Radioiodtherapie mittels eines Radioiodtests zu bestimmen. Die erfassten Parameter sind der maximale Uptake sowie die effektive Halbwertszeit. Nach Applikation einer sehr geringen Radioiodmenge („Testdosis", als Isotop werden Iod-131 oder Iod-123 verwendet), die ohne stationäre Aufnahme verabreicht werden darf, wird zu bestimmten Zeitpunkten die Aktivität in der Schilddrüse gemessen. Je mehr Messpunkte vorliegen, desto exakter ist die Ermittlung des tatsächlichen Aktivitätszeitintegrals. Für die Struma ist gegebenenfalls eine einzige Messung nach 24 Stunden ausreichend. Die effektive Halbwertszeit, die nur relativ geringe interindividuelle Varianzen aufweist, muss dann empirisch bestimmt werden. Sie liegt bei etwa 4 bis 6 Tagen. Zum Teil werden Messungen zu zwei Zeitpunkten durchgeführt, bei der Struma z. B. nach 48 und 96 Stunden. Zur Strumaverkleinerung (ohne nennenswerte Autonomie) werden meist Dosen von 100 bis 150 Gy angestrebt, wobei die errechneten Mengen bei sehr großen Strumen nicht immer eingesetzt werden können, da das Risiko einer Radiothyreoiditis ansonsten zu hoch wäre. Zu den Anfangszeiten der Radioiodtherapie erfolgte die Vorausberechnung der Dosis nach der Formel von Billion [15] mit einer Zieldosis von 8000 rad (80 Gy) bei der Hyperthyreose. Die Therapieaktivität wird heute anhand der Marinelli-Formel ermittelt:

$$\text{Aktivität (MBq)} = \frac{\text{Herddosis (Gy)} \times \text{Zielvolumen (ml)} \times 24.67}{\text{Maximaler Uptake (\%)} \times \text{HWZeff (d)}}$$

Aktivität:	Die zu applizierende Radioiodmenge, um die angestrebte Herddosis zu erreichen.
Herddosis:	Die im Zielvolumen angestrebte Strahlungsdosis.
Zielvolumen:	Bei Vorliegen von szintigrafisch kalten Arealen (z. B. Zysten) muss deren Volumen subtrahiert werden.
Maximaler Uptake:	Das anhand des Radioiodtests ermittelte Maximum der Radioaktivität (in Relation zur applizierten Menge) im Zielvolumen.
HWZeff:	Effektive Halbwertszeit der Aktivität im Zielvolumen.

Um möglichst gleiche Bedingungen für die Iodkinetik zu schaffen, ist der zeitliche Abstand zwischen Radioiodtest und Radioiodtherapie möglichst gering zu halten.

5.3 Radioiodtherapie der euthyreoten Struma – gestern und heute

Nachuntersuchungen

Die Verantwortung für die Nachsorge liegt bei dem Nuklearmediziner, der die Radioiodtherapie durchgeführt hat, sie kann aber an fachkundige Kollegen übertragen werden. Bei der Autonomie und bei der Struma erfolgt die erste Kontrolle des klinischen Befundes und der Laborwerte meist etwa 4 Wochen nach der Radioiodtherapie.

Eine abschließende Kontrolle des Therapieeffektes einschließlich Hormonbestimmung, Sonografie und Szintigrafie erfolgt nach etwa 3 bis 6 Monaten, da der größte Teil der Wirkung der Radioiodtherapie zu diesem Zeitpunkt beurteilt werden kann. Zum Teil tritt die Wirkung des Radioiods (oft eine weitere Volumenabnahme) noch in den folgenden Monaten bis Jahren auf. Nygaard et al. (1996) kontrollierten das Volumen nach 1, 3, 6, 12, 24 und 60 Monaten und fanden eine Volumenreduktion bis zur Untersuchung nach 24 Monaten. Daher sollte insbesondere nach der Therapie der Struma die Indikation zu einer Wiederholungsbehandlung nicht zu früh gestellt werden.

Ergebnisse

Bei euthyreoter Struma verbessert sich die lokale Symptomatik in mehr als 80% aller Fälle. Die verwendete Dosis liegt bei 100 bis 150 Gy [11]. Die Volumenabnahme hängt vom Ausgangsvolumen ab. Bei einem Ausgangsvolumen von 100 ml kann eine Volumenreduktion um etwa 50% erreicht werden. Bei Struma permagna kann wegen der Gefahr einer Thyreoiditis/Trachealkompression oft keine für eine Zieldosis von 100 oder 150 Gy ausreichende Aktivitätsmenge appliziert werden. Eine Struma mit einem Ausgangsvolumen von 250 ml lässt sich durch eine Radioiodapplikation um ca. 30 bis 40% reduzieren. Bei sehr großen Strumen sind zum Teil mehrere Radioiodbehandlungen notwendig, um eine nachhaltige Volumenreduktion zu erreichen. Bei rechtzeitiger Indikationsstellung und adäquater Dosierung können heute Volumenreduktionen um 66% bereits nach einem Jahr erreicht werden [1].

Nebenwirkungen

Die Strahlenexposition von Organen, in denen kein Radioiod gespeichert wird, ist wegen der geringen Reichweite der Betastrahlung, die vorwiegend für die lokale Energiefreisetzung verantwortlich ist, niedrig. Dies trifft auch für Organe zu, die sich in unmittelbarer Nachbarschaft der Schilddrüse befinden (z. B. die Nebenschilddrüsen). Zu einer vorübergehenden Iodanreicherung kommt es in Geweben, die den Natriumiodidsymporter exprimieren, also z. B. in Magen und Speicheldrüsen. Die Organe, die an der Iodausscheidung beteiligt sind (Nieren, Harnblase, Darm) weisen ebenfalls eine vorübergehende Speicherung auf. Da in keinem der genannten Organe eine Organifizierung des Iods stattfindet, wird das Radioiod relativ rasch wieder eliminiert, so dass sich ein vergleichsweise niedriges Aktivitätszeitintegral ergibt. Daher sind bei der Radioiodtherapie benigner Schilddrüsenerkrankungen für diese Organe keine Nebenwirkungen zu erwarten. Akute Nebenwirkungen kommen insgesamt nur in wenigen Fällen vor und sind meist harmlos. Eine Radiothyreoiditis, die in den ersten Tagen nach der Therapie auftreten kann, ist bei korrekter Durchführung der Therapie selten. Sie lässt sich durch lokale Maßnahmen (wie z. B. eine Eiskrawatte) und Antiphlogistika meist gut therapieren. Sehr selten sind vorübergehend Glucocorticoide notwendig. Die Hypothyreoserate nach Radioiodbehandlung der euthyreoten Struma ist auch vom Ausmaß der autonomen Anteile in der Schilddrüse abhängig.

Bei bestehender Gravidität ist eine Radioiodtherapie kontraindiziert. Nach Radioiodtherapie ist eine Gravidität innerhalb von 6 Monaten zu vermeiden, da zum einen für die Schwangerschaft eine möglichst stabile und euthyreote Stoffwechsellage vorliegen sollte und zum anderen auch aufgrund allgemeiner strahlenbiologischer Überlegungen.

Literatur

[1] Bachmann J, Kobe C, Bor S, Rahlff I, Dietlein M, Schicha H, Schmidt M: Radioiodine therapy for thyroid volume reduction of large goitres. Nucl Med Commun (2009) 30:466

[2] Bell E, Grünwald F: Radiojodtherapie bei benignen und malignen Schilddrüsenerkrankungen. Springer-Verlag Berlin, 1999

[3] Biersack HJ, Grünwald F: Endocrinological applications in nuclear medicine. Semin Nucl Med (1995) 25:92-110

[4] Biersack HJ, Hotze A: The clinician and the thyroid. Eur J Nucl Med (1991) 18:761-778

[5] Bockisch A, Brand-Mainz K, Görges R: Dosiskonzepte und Dosimetrie bei der Radiojodtherapie benigner Schilddrüsenerkrankungen. Nuklearmediziner (1997) 20:315-322

[6] Ceccarelli C et al: Radioiodine 131-I treatment for large nodular goiter: recombinant human thyrotropin allows the reduction of radioiodine 131-I activity to be administered in patients with low Uptake. Thyroid (2011) 21:759

[7] Dietlein M, Dressler J, Grünwald F et al.: Leitlinie zur Radioiodtherapie (RIT) bei benignen Schilddrüsenerkrankungen (Version 4). Nucl Med (2007) 46:220-223

[8] Graf H et al.: Modified-release recombinant human TSH (MRrhTSH) augments the effect of (131) I therapy in benign multinodular goiter: results from a multicenter international, randomized, placebo-controlled study. J Clin Endocrinol Metab (2011) 96:1368

[9] Grünwald F: Wann ist Radioiod sinnvoll? Der Allgemeinarzt (2006) 4:6-9

[10] Hertz S und Roberts A: Application of radioactive iodine in therapy of Graves' disease: J Clin Invest (1942) 21:624

[11] Huysmans DA, Hermus AR, Corstens FH, Barentsz JO, Kloppenborg PW: Large, compressive goiters treated with radioiodine. Ann Int Med (1994) 121:757

[12] Lorenz R, Dietlein M, Reiners C: Nuclear medical inpatient treatment in Germany – analysis of structured quality reports 2004-2008. Nuklearmedizin (2010) 49:49

[13] Nüchel C, Boddenberg B, Schicha H: Die Bedeutung des Radioiodtests für die Berechnung der therapeutischen Dosis bei benignen Schilddrüsenerkrankungen. Nucl Med (1993) 32: 91-98

[14] Nygaard B, Faber J, Hegedüs L, Hansen JM: I-131 treatment of nodular goitre; Eur J Endocrinol (1996) 134:15

[15] Petersen F, Gauwerky F, Hübner E: Kritische Betrachtungen zur Hypothyreosefrequenz nach Radiojodtherapie der Hyperthyreose. In C. Winkler; Nuclearmedizin – Entwicklung – Methoden – Ergebnisse. Akademischer Verlag Bonn. (1967) 119

[16] Rajewsky B: Nuclearmedizin in Deutschland. In C. Winkler; Nuclearmedizin – Entwicklung – Methoden – Ergebnisse. Akademischer Verlag Bonn (1967) 20

[17] Reiners C, Düren C: Optimierung der Radioiodbehandlung bei der Knotenstruma. In: Tagungsband 40. Jahrestagung der Sektion Schilddrüse der DGE (2010) 112

[18] Romao R, et al.: High prevalence of side effects after recombinant human thyrotropin-stimulated radioiodine treatment with 30 mCi in patients with multinodular goiter and subclinical/clinical hyperthyroidism. Thyroid (2009) 19:945

[20] Schicha H, Dietlein M: Morbus Basedow und Autonomie – Radioiodtherapie. Nucl Med (2002) 41: 63-70

[21] Schicha H: Radioiodtherapie Knotenstruma. In: Röher HD, Weinheimer B: Schilddrüse 1991 Henning-Symposium (1991) 165

[22] Schober O, Lerch H: Radioiodtherapie der diffusen Jodmangelstruma. In: Röher HD, Weinheimer B: Schilddrüse 1991 Henning-Symposium (1991) 110

[23] Spilker L, Happel C, Döbert N, Grünwald F: Is radioiodine therapy conducted too late in patients suffering from thyroid autonomy? Nuklearmedizin (2008) 47: 8

5.4

Ausmaß der Volumenreduktion nach einzeitiger, individualisierter Radioiodtherapie bei großen Strumen ohne und mit Autonomie bzw. mit M. Basedow

A. Hering, C. Neumann, M. Enzian, B. Meller, M. Bähre

Problemstellung

Diese prospektive Studie wurde zur Beurteilung der Volumenreduktion nach einzeitiger, individualisierter Radioiodtherapie bei Patienten mit ausgeprägter Struma initialisiert. Eine separate Bestimmung des Reduktionspotenzials bei Strumen ohne Autonomie (A), bei Strumen mit unifokaler A, mit multifokaler/disseminierter A bzw. mit M. Basedow (MB) wurde durchgeführt.

Methode

Seit Juli 2010 wurden bisher 60 Patienten mit einem Schilddrüsenvolumen von mindestens 60 ml (60-330; Median 93) erfasst. Nach Radioiodzweiphasentest wurde die Therapieaktivität in Abhängigkeit von der zugrunde liegenden benignen Schilddrüsenerkrankung mittels Marinelli-Formel ermittelt (Zieldosis: 150-400 Gy). Die Therapieaktivität ^{131}I (710-3770 MBq) wurde einzeitig als Kapsel appliziert. Nachkontrollen erfolgen 3, 6 und 12 Monate nach Entlassung (Ultraschall, Szintigrafie, Labor).

Ergebnisse

Folgende Volumenreduktionen konnten bisher ermittelt werden:

(1) **Median subgruppen-übergreifend**: nach 3 Monaten (n=44) 40,7% (17,4-90,1); nach 6 Monaten (n=35) 56,7% (21,4-93,6); nach 12 Monaten (n=4) 44,0-64,1%.

(2) **Struma mit Euthyreose**: nach 3 Monaten (n=13) 30,1% (17,4-53,8); nach 6 Monaten (n=9) 21,4-72,3% [Median orient. 52,1 %]; nach 12 Monaten (n=1) 62,8%.

(3) **Struma mit unifokaler A**: nach 3 Monaten (n=3) 31,7-58,2%; nach 6 Monaten (n=1) 38,2%; nach 12 Monaten (n=0).

(4) **Struma mit multifok./diss. A**: nach 3 Monaten (n=25) 42% (18,9-74,2); nach 6 Monaten (n=21) 56,7% (30,4-75,0); nach 12 Monaten (n=3) 44,0-64,1%.

(5) **Struma mit MB**: nach 3 Monaten (n=3) 50,8-90,1%; nach 6 Monaten (n=4) 64,6-93,6%; nach 12 Monaten (n=2*) 93,5-96,8% (*nach 2. Radioiodtherapie nach 6 Monaten*).

Schlussfolgerung

Die einzeitige, individualisierte Radioiodtherapie ist – auch bei großvolumigen Schilddrüsen – sehr effektiv, vor allem im Vergleich zur medikamentösen Therapie der Struma mit Euthyreose, nebenwirkungsarm, lang anhaltend ohne Rezidivneigung und von den Patienten trotz längerer Liegedauer sehr positiv bewertet.

Als gleichfalls definitiver Therapieansatz stellt die Radioiodtherapie eine sehr gute Alternative zur bisher noch dominierenden Operation dar. Die Radioiodtherapie erzielt eine wesentlich höhere Volumenreduktion bei Strumen mit Euthyreose als die medikamentöse Therapie. Zur Verbesserung der Therapiestrategie werden noch weitere Daten erhoben, um künftig eine Patienten-zentrierte optimale Therapie zu realisieren.

6

Therapie der euthyreoten Struma III

6.1

Euthyreote Struma: Wann welche postablative Therapie?

M. Derwahl

Die Substitutionstherapie mit Levothyroxin nach ablativer Therapie der Struma bereitet in der Regel keine besonderen Schwierigkeiten. Die komplette Substitutionsdosis beträgt 1,5 µg/kg Körpergewicht. Für Frauen liegt die Dosis zwischen 100 und 150 µg/Tag und für Männer zwischen 150 und 200 µg/Tag. Allerdings ist die durchschnittliche Substitutionsdosis in der Regel mit 75-100 µg Levothyroxin/Tag deutlich geringer. Bei ausreichendem funktionellem Gewebe nach ablativer Therapie ist auch eine Kombination mit Iodid sinnvoll. Bei der Entscheidung für ein Levothyroxinpräparat sollte die Therapie auf Dauer mit diesem erfolgen und ein Präparatewechsel vermieden werden, da unterschiedliche Levothyroxinpräparate eine etwas unterschiedliche Bioverfügbarkeit haben und bei jedem Wechsel deshalb die Schilddrüsenfunktion überprüft werden muss. Außerdem kann ein Wechsel zu Beschwerden bei dem Patienten führen.

In dieser Übersicht soll auf einige Besonderheiten und mögliche, wenn auch seltene Probleme hingewiesen werden, die nur bei einer kleinen Anzahl der Patienten unter Levothyroxintherapie auftreten.

Adaptierte Levothyroxintherapie: Höhere postoperative fT4-Spiegel erforderlich

Die Substitutionstherapie erfolgt in der Regel mit Levothyroxin, das peripher zu T3 konvertiert wird. Da die Schilddrüse sowohl T3 als auch T4 synthetisiert und sezerniert, muss nach ablativer Therapie das relative T3-Defizit durch eine zusätzliche T4-Gabe kompensiert werden. Jonklass und Mitarbeiter [1] haben beim Vergleich der prä- und postoperativ gemessenen Schilddrüsenparameter von 50 euthyreoten Strumapatienten im Alter von 18-65 Jahren festgestellt, dass postoperativ signifikant höhere fT4-Spiegel unter Levothyroxintherapie erforderlich sind, um die postoperativen fT3-Spiegel an die präoperativen anzugleichen (siehe Abbildung).

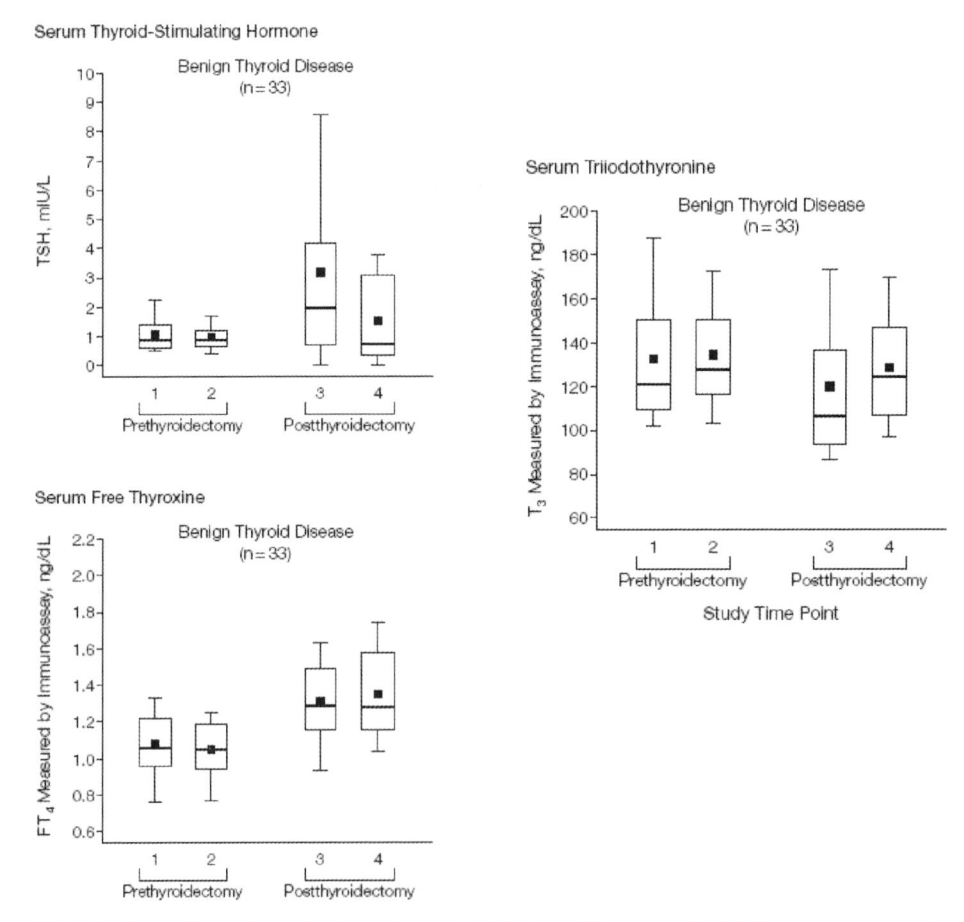

Abb. 1: Unter Levothyroxintherapie nach ablativer Therapie sind höhere postoperative fT4-Spiegel erforderlich, um die postoperativen an die präoperativen fT3-Spiegel anzugleichen [1].

Individuelle TSH-Zielwerte unter Levothyroxintherapie: Levothyroxinsubstitution in verschiedenen Lebensabschnitten.

Eine Levothyroxintherapie sollte so dosiert werden, dass in der Regel bei vorausgegangener euthyreoter Stoffwechsellage auch postoperativ die TSH-Werte den präoperativen entsprechen. Im Allgemeinen wird in Lehrbüchern ein TSH-Zielwert von 1,0 + 0,5 mU/l angegeben [2]. Neben dem TSH-Zielwert sollte auch das Wohlbefinden des Patienten berücksichtigt werden, so dass durchaus höhere oder niedrigere TSH-Werte möglich sind, sofern der TSH-Spiegel im Referenzbereich liegt. In jedem Fall muss ein supprimiertes TSH vermieden werden, da eine latente Hyperthyreose, besonders in höherem Alter, erhebliche kardiale Nebenwirkungen haben kann.

In der Schwangerschaft muss der TSH-Wert in jedem Fall im 1. Trimester kleiner als 2,5 mU/l sein und sollte im 2. und 3. Trimester 3 mU/l nicht überschreiten, da sonst mit einer erhöhten Abortrate zu rechnen ist.

In höherem Alter (>75 Jahre) liegt der TSH-Zielbereich zwischen 4 und 6 mU/l, da dieser Zielbereich mit einer geringeren cerebro- und kardiovaskulären Mortalität verbunden ist [3] und, wie eine holländische Studie gezeigt hat, besonders im sehr hohen Alter mit einer geringeren Mortalität assoziiert ist [4].

Beschwerden trotz euthyreoter Stoffwechsellage nach ablativer Therapie

Trotz optimaler euthyreoter Stoffwechsellage klagen einige Patienten nicht selten über unspezifische Beschwerden wie Müdigkeit, Abgeschlagenheit etc., die an eine hypothyreote Stoffwechsellage denken lassen. Zulewski und Mitarbeiter [5] fanden in einer Schweizer Studie unter Levothyroxin-Substitution bei wenigen Prozent der untersuchten euthyreoten Patienten persistierende Hypothyreose-Symptome. Bestätigt wird diese Studie durch eine englische Studie von Panicker und Mitarbeitern [6], die bei 1.265 euthyreoten Patienten, älter als 40 Jahre, unter Levothyroxintherapie im Vergleich zu 17.694 Frauen ohne Schilddrüsenfunktionsstörungen in verschiedenen psychologischen Tests höhere Angst- und Depressionswerte nachwiesen. Dabei bestand eine positive Korrelation zwischen TSH- und Depressionswerten bei den Frauen unter Levothyroxintherapie, aber nicht im Kontrollkollektiv.

TSH-Tagesrhythmik und relativer T3-Mangel

Der TSH-Spiegel steigt bei Gesunden in den späten Abendstunden bis Mitternacht an, fällt dann nur leicht ab und führt so zu relativ hohen TSH-Spiegeln in den Morgenstunden. Die Tagesrhythmik des fT3 ist zeitversetzt zu der TSH-Rhythmik und führt ebenfalls zu höheren T3-Spiegeln in den Morgenstunden. Die niedrigsten Spiegel für fT3 werden in den frühen Abendstunden gemessen [7].

Unter einer Levothyroxintherapie kommt es im Vergleich zu Gesunden zu einem relativen Mangel an T3 in den Morgenstunden [8]. Bei Einnahme von Levothyroxin in den Morgenstunden ist der T4-Spiegel erhöht, führt aber durch periphere Konversion erst verzögert zu einem T3-Anstieg. Bei wenigen Patienten führt dieser relative T3-Mangel in den Morgenstunden zu klinischen Beschwerden. Prinzipiell kann dieser Mangel durch die Gabe eines T3-T4-Kombinationspräparates kompensiert werden. Der Nachteil einer solchen T3-T4-Kombinationstherapie ist jedoch eine morgendliche T3-Hyperthyreose, die bei einigen Patienten zu kardialen Nebenwirkungen (Herzklopfen etc.) oder zentralnervösen Beschwerden führen kann. In jedem Fall ist bei Patienten mit einer koronaren Herzkrankheit eine T3-T4-Kombinationstherapie in der Regel kontraindiziert. Indiziert wäre bei Patienten mit einem relativen morgendlichen T3-Mangel ein retardiertes T3-Präparat, das den T3-Spiegel langsam anhebt, aber eine T3-Hyperthyreose vermeidet. Ein solches Medikament ist jedoch auf dem Markt nicht verfügbar.

Lokale Regulation der Schilddrüsenhormonwirkung

Die Einstellung der Schilddrüsenfunktion unter Levothyroxin erfolgt bekannterweise anhand des TSH-Wertes unter Berücksichtigung der Schilddrüsenhormon-Spiegel. Dabei werden die periphere Konversion von T4 nach T3 und der Transport der Schilddrüsenhormone in die Zelle allerdings nicht berücksichtigt. 80% des intrazellulären T3 im Gehirn entsteht aber lokal durch Deiodination aus T4. Das lokal entstehende T3 ist daher für die Euthyreose der Hirnzelle von elementarer Bedeutung.

Es sind verschiedene Polymorphismen, d. h. genetische Veränderungen, beschrieben worden, die für den Transport und die Umwandlung von T4 nach T3 und damit für die Euthyreose der Gehirnzelle relevant sind, jedoch keine Auswirkungen auf die peripheren Schilddrüsenhormonparameter haben. Panicker und Mitarbeiter [9] haben die Relevanz eines solchen Gendefektes nachgewiesen. Sie behandelten 552 Patienten mit Levothyroxin wegen einer Hypothyreose. 16% dieser Patienten wiesen einen Polymorphismus im Deiodinase 2-Gen auf. Unterschiede im TSH- und den T3- und T4-Serumspiegeln bestanden bei den Gen-Trägern nicht. Bei Behandlung mit einem T3-T4-Kombinationspräparat wiesen die Träger dieser Genvarianten geringere Befindlichkeitsstörungen und Beschwerden als unter einer T4 Monotherapie auf. Ob wirklich alle Patienten mit persistierenden Beschwerden derartige genetische Veränderungen haben, müssen weitere Studien zeigen.

Morgendliche Levothyroxineinnahme versus Bed-time-LT4-Einnahme

Üblicherweise wird LT4 morgens 30 Minuten vor dem Frühstück eingenommen. In einer Cross-over-Studie wiesen Bolk et. al. [10] nach, dass die Einnahme von Levothyroxin vor dem Schlafengehen zu einer besseren Resorption und in der Folge zu höheren Schilddrüsenhormonspiegeln und konsekutiv zu niedrigeren TSH-Werten führen. Wesentlich scheint dabei im Hinblick auf die bessere Resorption der Hormone der Zeitpunkt des Abendessens bzw. die Latenz zwischen Abendessen und Hormoneinnahme, wahrscheinlich auch die Opulenz der Mahlzeit zu sein.

Gewichtszunahme unter Levothyroxineinnahme nach Operation oder Radioiodtherapie

Das Schilddrüsenhormon T3 hat in der Gewichtsregulation eine duale Wirkung: Zentral steigert es den Appetit und damit die Nahrungsaufnahme und peripher den Grundumsatz. Scheidhauer und Mitarbeiter [11] wiesen bei Patienten nach Radioiodtherapie wegen eines Morbus Basedow oder einer Autonomie eine signifikante postoperative Gewichtszunahme im Vergleich zu einer Kontrollgruppe nach. Eine ähnliche postablative Gewichtszunahme unter Levothyroxintherapie ist auch bei Strumapatienten mit latenter Hyperthyreose zu beobachten. Präoperativ oder vor einer Radioiodtherapie bleibt bei diesen Patienten das Gewicht im Allgemeinen konstant; nur selten kommt es zu einer Gewichtsabnahme. Dies ist bedingt durch eine gesteigerte Nahrungsaufnahme (zentraler Effekt). Postoperativ kommt es nach Erreichen einer euthyreoten Stoffwechsellage unter Levothyroxin in der Folge dann bei unveränderter (gesteigerter) Nahrungsaufnahme zu einer Gewichtszunahme. Häufig wird dann auf diese Gewichtszunahme mit einer weiteren Steigerung der Schilddrüsenhormondosis reagiert, ohne dass dies nachhaltige Auswirkungen auf die Gewichtszunahme hat. Bei einigen Patienten kommt es sogar zu einer weiteren Zunahme des Gewichts. Hilfreich sind deshalb in dieser Situation diätetische Hinweise, insbesondere der Ratschlag, in der Diät die Kohlenhydrataufnahme zu reduzieren.

Literatur

[1] Jonklaas J, Davidson B, Bhagat S, et al.: Triiodothyronine levels in athyreotic individuals during levothyroxine therapy. JAMA (2008) 299:769-777

[2] Derwahl M: Autoimmunerkrankungen der Schilddrüse. Book 2. Auflage, Uni-Med Verlag, Bremen (London, Boston) (2010)

[3] Parle JV, Maisonneuve P, Sheppard MC, et al.: Prediction of all-cause and cardiovascular mortality in elderly people from one low serum thyrotropin result: a 10-year cohort study. Lancet (2001) 358:861-865

[4] Gussekloo J, van Exel E, de Craen AJ, et al.: Thyroid status, disability and cognitive function, and survival in old age. JAMA (2004) 292:2591-2599

[5] Zulewski H, Muller B, Exer P, et al.: Estimation of tissue hypothyroidism by a new clinical score: evaluation of patients with various grades of hypothyroidism and controls. J Clin Endocrinol Metab (1997) 82:771-776

[6] Panicker V, Evans J, Bjoro T, et al.: A paradoxical difference in relationship between anxiety, depression and thyroid function in subjects on and not on T4: findings from the HUNT study. Clin Endocrinol (Oxf) (2009) 71:574-580

[7] Russell W, Harrison RF, Smith N, et al.: Free triiodothyronine has a distinct circadian rhythm that is delayed but parallels thyrotropin levels. J Clin Endocrinol Metab (2008) 93:2300-2306

[8] Saravanan P, Siddique H, Simmons DJ, et al.: Twenty-four hour hormone profiles of TSH, Free T3 and free T4 in hypothyroid patients on combined T3/T4 therapy. Exp Clin Endocrinol Diabetes (2007) 115:261-267

[9] Panicker V, Saravanan P, Vaidya B, et al.: Common variation in the DIO2 gene predicts baseline psychological well-being and response to combination thyroxine plus triiodothyronine therapy in hypothyroid patients. J Clin Endocrinol Metab (2009) 94:1623-1629

[10] Bolk N, Visser TJ, Nijman J, et al. Effects of evening vs morning levothyroxine intake: a randomized double-blind crossover trial. Arch Intern Med (1996-2003) 170

[11] Scheidhauer K, Odatzidu L, Kiencke P, et al.: [Body weight gain after radioiodine therapy in hyperthyroidism]. Nuklearmedizin (2002) 41:47-51

6.2

Schwangerschaft und Struma

B. Quadbeck

Zusammenfassung

1) Für die Schwangerschaft gelten zwei Regeln: 1. Gewährleistung einer euthyreoten Stoffwechsellage für Mutter und Kind. 2. Ausreichende Iod-Versorgung während der gesamten Schwangerschaft, um eine neurophysiologische fetale Reifung zu gewährleisten. Während der gesamten Schwangerschaft ist der Fetus auf die maternale Iodzufuhr angewiesen. Der gesteigerte Iodstoffwechsel in der Schwangerschaft macht somit eine zusätzliche Einnahme von Iod (ca. 200 µg/d) bei jeder Schwangeren erforderlich. In der Schwangerschaft steigt der Bedarf an Schilddrüsenhormon um ca. 40-60%. Ein TSH-Wert <2.5 IU/l sollte angestrebt werden.

2) Bei jeder fünften Schwangeren kommt es in der Frühschwangerschaft zu einer plazentaren Überstimulation der Schilddrüse durch hCG, das an den TSH-Rezeptor binden kann. Klinisch resultiert eine schwangerschaftsbedingte TSH-Erniedrigung, die nicht spezifisch therapiert werden muss und sich spontan nach der 18. SSW mit dem Abfall der hCG-Spiegel normalisiert. Seltener kommt es zu einer manifesten Hyperthyreose, meist kann aber auch hier der Spontanverlauf mit dem Absinken der hCG-Spiegeln abgewartet werden.

3) Davon abzugrenzen ist die selten auftretende manifeste Hyperthyreose in der Schwangerschaft, die in 85% der Fälle auf eine Autoimmunhyperthyreose zurückzuführen ist. Diese ist in der Regel mit antithyreoidalen Medikamenten (im 1. Trimenon Propylthiouracil, ab dem 2. Trimenon Thia-

mazol/Carbimazol) gut zu beherrschen. Die Frühschwangerschaft und die Postpartalzeit sind bei allen bekannten Autoimmunthyreopathien vulnerable Phasen.

Physiologische Anpassung der Schilddrüse in der Schwangerschaft

In der Schwangerschaft ist eine ausreichende Versorgung mit Schilddrüsenhormonen für die Entwicklung des Feten erforderlich, da bereits neurologische Entwicklungsverzögerungen durch milde Hypothyreosen im 1. Trimenon vorkommen können. Der Embryo ist zwar bereits in der 12. SSW zur Iodaufnahme und Hormonbildung fähig, ein funktionierender Regelkreis unter TSH-Kontrolle reift jedoch erst wesentlich später aus (>32.SSW), so dass der Fetus während der gesamten Schwangerschaftsperiode auf die maternale/plazentare Hormonversorgung angewiesen ist. Eine neuronale Migration zur Hirnentwicklung über einen so genannten permissiven Membraneffekt (Membrantransporter MCT8 für T3) ist wesentlich an eine ausreichende maternale Schilddrüsenhormonversorgung geknüpft (2.-6. Monat).

Der Bedarf an Schilddrüsenhormon ist in der Schwangerschaft um ca. 40-60 % gesteigert und wird in der Frühschwangerschaft durch ein duales System kontrolliert: hCG für die Frühschwangerschaft und TSH für den weiteren Verlauf. Die Beziehung zwischen basalem TSH und hCG ist durch eine gegenläufige Korrelation gekennzeichnet (Abb. 1) [2, 3]. In der Frühschwangerschaft kommt es häufig zu einer physiologischen Erniedrigung der hypophysären TSH-Sekretion. Diese Befundkonstellation darf nicht mit einer beginnenden Hyperthyreose verwechselt werden, da sich im weiteren Verlauf mit dem Absinken der hCG-Spiegel der TSH-Wert wieder normalisiert. Gleichzeitig besteht in der Schwangerschaft eine erhöhte renale Iodausscheidung (ca. Verlust von 50 µg/die), eine Vergrößerung des Iodverteilungsraumes durch Hämodilution, eine erhöhte mütterliche Iodabgabe an den Feten (ca. 30-50 µg/die), eine Zunahme des Bindungsproteins (Thyroxin-Bindendes-Globulin, TBG) durch eine verminderte Clearance und eine erhöhte Steigerung der thyreoidalen Iodclearence infolge des Iodverbrauchs durch den Feten. Die Iodversorgung einer Schwangeren ist somit trotz Verbesserung in den letzten Jahren nicht ausreichend, so dass eine zusätzliche Supplementierung mit 150-200 µg Iodid täglich erforderlich wird.

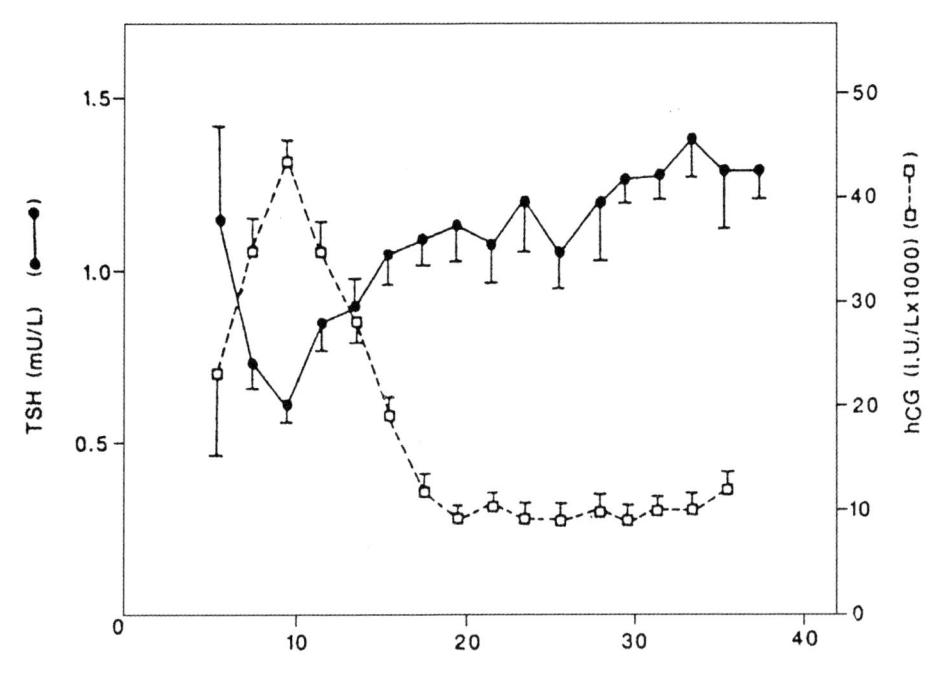

Abb. 1: Beziehung von TSH und hCG-Spiegeln im Verlauf der Schwangerschaft (modifiziert nach [2])

Struma und Knoten in der Schwangerschaft

Klinisch wird die physiologische Adaptation der Schilddrüse aufgrund des intrathyreoidalen Iodmangels von einer Vermehrung intrathyreoidaler Wachstumsfaktoren mit Zellhypertrophie begleitet.

Die physiologische Anpassung der Schilddrüse in der Schwangerschaft bedingt eine physiologische Schilddrüsenvolumenzunahme bis zu 20%. Wenngleich sich die Iodmangelsituation in Deutschland in den letzten Jahren verbessert hat, ist die angestrebte tägliche Iodaufnahme von 150-300 µg nicht erreicht. So war es nicht verwunderlich, dass in moderaten Iodmangelgebieten die Schilddrüsenvolumina in der Schwangerschaft stärker zunahmen als in Gebieten mit ausreichender Iodversorgung (in Schottland als mildes Iodmangelgebiet mit 70% der Fälle, hingegen in Island als Gebiet ausreichender Iodversorgung mit nur 20% der untersuchten Schwangeren) [1].

Eine Untersuchung in Berlin zur Iodsupplementation bei Frauen in der Frühschwangerschaft (10-12 SSW) und postpartal (38 Frauen, die 300 µg Iodid erhielten und 70 ohne Iodid) ergab, dass sich das mütterliche Schilddrüsenvolumen in den beiden Gruppen postpartal nicht unterschied, jedoch die Schilddrüsenvolumina der Neugeborenen mit Iodideinnahme der Mütter signifikant niedriger war [11].

In einer anderen Arbeit wurde die gängige Iodeinnahme während der Schwangerschaft in Berlin untersucht (Oktober 1999-Februar 2000). Von den 109 Schwangeren hatte jede fünfte einen Iodmangel I. Grades nach den WHO-Kriterien; 12,7% der Frauen hatten eine Struma. Nur 58% der Schwangeren hatten Iod während ihrer Schwangerschaft eingenommen [12]. In einer aktuellen Studie in der Türkei fanden die Autoren eine Strumaprävalenz von 24,8%. 95% der Schwangeren gaben immerhin an, Iodsalz zu verwenden. Der Median der Iodurinausscheidung lag immerhin bei 149,7 µg/L [13].

Ältere Daten weisen darauf hin, dass bei Schwangeren mit Strumen in bis zu 10% der Fälle mit einer Neuentstehung von Knoten während der Schwangerschaft zu rechnen ist. Nach der Geburt wären dann diese Veränderungen nur teilweise reversibel, so dass der Prophylaxe des Strumawachstums bzw. der Behandlung der bereits vorbestehenden Struma ein besonderer Stellenwert zukommt.

In einer aktuellen Untersuchung von Karger et al. aus Thüringen und Sachsen – in einem Gebiet mit milden bzw. grenzwertigen Iodmangel – betrug die Strumaprävalenz 19,1%, solitäre Knoten wurden bei 21,5% der Frauen und multiple Knoten bei 23,8% entdeckt. Die Schwangerschaft hatte jedoch offensichtlich keinen Einfluss auf die Prävalenz einer Struma oder auf die Knotenbildung [6].

Zur Prophylaxe eines Strumawachstums sollte jeder Schwangeren Iodid (z. B. in Kombination mit Folsäure/200 µg Iodid + 400 µg Folsäure) supplementiert werden. Idealerweise wird damit bereits bei bestehendem Kinderwunsch vor Eintritt einer Schwangerschaft begonnen.

Bei Schwangeren mit bereits bestehender Struma empfiehlt sich eine Kombinationsbehandlung aus Levothyroxin und Iodid. Es ergeben sich folgende Therapieempfehlungen zur Prophylaxe einer Struma bei der Schwangeren und beim Feten:

Generelle Iodidprophylaxe in der Schwangerschaft

- 150-200 µg/d Iodid (auch bei Autoimmunthyreopathie)
  (Zielwert TSH <2.5 mIU/L) [10].

Schilddrüsenkarzinome und Schwangerschaft

Eine Schwangerschaft erhöht nicht die Progression bzw. Rezidivhäufigkeit bei differenzierten Schilddrüsenmalignomen. Dies haben aktuelle Untersuchungen an 63 Frauen mit papillärem Schilddrüsenkarzinom aus Israel gezeigt [9]. Die Schwangerschaft hat auch keinen Einfluss auf das histologische Spektrum der Schilddrüsenkarzinome. Somit ist meist eine zuwartende Haltung auch bei Verdacht auf ein Schilddrüsenkarzinom in der Schwangerschaft gerechtfertigt, da Frauen, die postpartal operiert werden, nach der aktuellen Datenlage keinen Nachteil gegenüber denjenigen haben, die bereits während ihrer Schwangerschaft operiert wurden [14]. Somit sollte nur bei raschem Knotenwachstum während der Schwangerschaft eine Operation im 2. Trimenon in Erwägung gezogen werden. Feinnadelpunktionen sind somit allein aus psychologischen Gründen im Rahmen der Verdachtsdiagnose „Schilddrüsenkrebs" während einer Schwangerschaft zu meiden. Eine Schilddrüsenszintigrafie und eine Radioiodtherapie sind bekannterweise während der Schwangerschaft kontraindiziert.

Im Rahmen der Nachsorge von Frauen mit Schilddrüsenkarzinomen gilt: Eine euthyreote Stoffwechsellage mit fT3-bzw. fT4-Werten im oberen Referenzbereich ist zu gewährleisten. Die Leitlinien der TSH-suppressiven Therapie mit Schilddrüsenhormon werden für den Zeitraum der Schwangerschaft verlassen. Bei einem Rezidiv eines differenzierten niedrig malignen Schilddrüsenkarzinoms kann auch aus den oben genannten Gründen während der Schwangerschaft eine zuwartende Haltung eingenommen werden.

Literatur

[1] Crooks J, Tulloch MI, Turnbull AC et al.: Comparative incidence of goitre in pregnancy in Iceland and Scotland. Lancet (1967):625-627

[2] Glinoer D.: The regulation of thyroid function in pregnancy: pathways of endocrine adaptation from physiology to pathology. Endocr Rev (1997) 18:404-433

[3] Goodwin TM, Montoro JH, Mestman H et al.: The role of chorionic gonadotropin in transient hyperthyroidism of hyperemesis gravidarum. J Clin Endocrinol Metab (1992) 1333-1337

[4] Haddow JE, Palomaki GE, Allan WC et al.: Maternal thyroid deficency and subsequent neuropsychological development of the child. N Engl J Med (1999) 341: 549-555

[5] Wang W, Teng W, Shan Z et al.: The prevalence of thyroid disorders early pregnancy in China: the benefits of universal screening in the first trimester of pregnancy. Eur J Endocrinol (2011) 164:263-268

[6] Karger S, Schötz S, Stumvoll M, Berger F, Führer D: Impact of pregnancy on prevalence of goitre and nodular thyroid disease in women living in a region of borderline sufficient iodine supply. Horm Metab Res (2010) 42:137-142

[7] Gärtner R: Thyroid diseases in pregnancy. Curr Opin Obstet Gynecol (2009) 21:501-507

[8] Abalovich M, Amino N, Barbour LA, Cobin RH, De Groot LJ, Glinoer D, Mandel SJ, Stagnaro-Green A: Management of thyroid dysfunction during pregnancy and postpartum: an Endocrine Society Clinical Practice Guideline. J Clin Endocrinol Metab. (2007) Aug. 92 (8 Suppl):1-47

[9] Hirsch D, Levy S, Tsevtov G, Weinstein R et al.: Impact of pregnancy on outcome and prognosis of survivers of papillary thyroid cancer. Thyreoid (2010) 20:1179-1185

[10] Negro R, Schwartz A, Gismondi R, Tinelli A et al.: Increased pregnancy loss rate in thyroid antibody negative women with TSH levels between 2.5-5.0 in the first trimester of pregnancy. J Clin Endocrinol Metab (2010) 95:44-48

[11] Liesenkötter KP, Göpel W, Bogner U, Stach B, Grüters A: Earliest prevention of endemic goiter by iodine supplementation during pregnancy. Eur J Endocrinol (1996) 134:443-448

[12] Bühling KJ, Schaff J, Bertram H et al.: Supply of iodine during pregnancy-an inventory in Berlin, Germany. Z. Geburtshilfe Neonatol (2003) 207:12-16

[13] Kut A, Gursoy A, Senbayram S, Bayraktar N et al.: Iodine intake is still inadequate among pregnant women eight years after mandatory iodination of salt in Turkey. J Endocrinol Invest (2010):461-464

[14] Moosa M, Mazzaferri EL: Outcome of differentiated thyroid cancer diagnosed in pregnant women. J Clin Endocrinol Metab. (1997) Sep. 82(9):2862-2866

6.3

Struma bei Autoimmunthyreoiditis und subakuter Thyreoiditis

K. A. Iwen, G. Brabant

Prävalenz und Inzidenz

Die Prävalenz einer Hashimoto-Thyreoiditis liegt nach Daten aus verschiedenen Ländern bei 0,3-1,5 pro 1.000, wie z. B. Untersuchungen des Whickham-Surveys aus Großbritannien zeigen [1]. Hierbei ist jedoch zu beachten, dass in Großbritannien eine bessere Iodversorgung als in Deutschland vorliegt. Belastbare Daten aus Deutschland sind nicht verfügbar. Im Wickham-Survey lag eine 15- bis 20-fach höhere Inzidenz der Hashimoto-Thyreoiditis bei Frauen im Vergleich zu Männern vor. Die Prävalenz der klassischen Hashimoto-Struma, wie sie von H. Hashimoto vor ca. 100 Jahren beschrieben wurden, ist seltener und wird mit 15% aller Patienten mit Hashimoto-Thyreoiditis angegeben. Beim Morbus Basedow gibt der Whickham-Survey eine Prävalenz von 2,7 pro 1.000 für Frauen und 0,2 pro 1.000 für Männer an. Zwar ist aus der täglichen klinischen Erfahrung klar, dass die Struma-Prävalenz in Deutschland (und Großbritannien) insgesamt sehr hoch ist. Allerdings gibt es wenige Untersuchungen, die die Prävalenz einer Struma bei Morbus Basedow auf einer Populationsbasis untersucht haben. Daten der SHIP (Study of Health in Pomerania) Analyse [2] spiegeln zwar insgesamt die Struma-Prävalenz in Deutschland wider, nicht aber die spezifische bei der Basedow'schen Erkrankung. Frühere Untersuchungen von Hegedüs zeigen, dass nur ca. 20% der Patienten mit einem Morbus Basedow keine Struma aufweisen [3].

Pathogenese der Struma bei Autoimmunthyreopathie

Es wird allgemein angenommen, dass das Wachstum der Schilddrüse bei der Basedow'schen Erkrankung durch eine Aktivierung des TSH-Rezeptors mittels stimulierender Antikörper erfolgt. Welche Rolle Wachstumsfaktoren wie IGF-1 in diesem Konzept haben und ob Antikörper gegen IGF-1 eine wichtige Rolle spielen, bleibt offen. Untersuchungen zu aktivierenden Mutationen des TSH-Rezeptors belegen die wichtige Bedeutung des TSH-Rezeptor-assoziierten Signalwegs für das Wachstum der Schilddrüse. Eine kürzlich durchgeführte Analyse von Hébrant an nahezu 100 Patienten mit diesen seltenen Mutationen zeigt, dass ca. 80% bereits bei Geburt und im Kleinkindalter eine ausgeprägte Struma besaßen [4].

Daneben spielt die inhibierende Rolle von Iod-Verbindungen, insbesondere Iodlakton auf das Schilddrüsenwachstum eine Rolle. Es ist seit den frühen Untersuchungen von deGroot [5] und Reed Larsen [6] klar, dass die Basedow-Schilddrüse ioddepletiert ist. Untersuchungen zum Ioduptake zeigen einen deutlich gesteigerten Uptake, dabei aber einen noch höheren Turnover von Iod, so dass die klassische Organifikation von Iod nicht adäquat stattfindet. Untersuchungen unserer Arbeitsgruppe belegen, dass der Natrium-Iodid-Symporter in der Basedow-Struma deutlich heraufgeregelt ist und alle Thyreozyten an der Regulation teilnehmen, während bei der normalen Schilddrüse nur einzelne Schilddrüsenzellen den Iod-Symporter exprimieren [7]. Die Aufnahme von Radioiod in die Schilddrüse ist mit dem Schilddrüsenblutfluss gekoppelt [8]. Hier gibt es aus jüngster Zeit Hinweise auf eine enge Verbindung des Gefäßsystems mit den Thyreozyten. Eine Aktivierung der für das Wachstum wichtigen Signalkaskarden, MAPKinase und PI3 Kinase, führt zu einer Stabilisierung und damit Aktivierung des *hypoxia induciblefactor1-α* (HIF1-α), welcher eine Aktivierung der Angiogenese über *vascular endothelial growth factor* (VEGF) bewirkt. Es wurde durch Untersuchungen von Gérard gezeigt, dass im Iodmangel HIF1-α hochreguliert wird und parallel auch die VEGF-Synthese aktiviert wird [9]. Damit gibt es eine gute Erklärung für die beobachtete deutlich verstärkte Durchblutung in der Basedow-Struma, die wesentlich an der Volumenvergrößerung beteiligt ist.

Diagnose

In der Ultraschalluntersuchung einer Schilddrüse mit Autoimmunthyreopathie zeigt sich ein klassisch echoarmes fleckiges Muster. Bei einem Morbus Basedow ist die deutlich verstärkte Durchblutung typisch. Bei der Hashimoto-Thyreoiditis hingegen findet sich hinsichtlich der Durchblutung ein gemischtes Bild, welches

6.3 Struma bei Autoimmunthyreoiditis und subakuter Thyreoiditis

möglicherweise auf die unterschiedliche Zusammensetzung der Antikörperpopulationen sowie die Induktion einer Atrophie der Schilddrüse durch lymphozytäre Infiltration zurückzuführen ist. Abgegrenzt von diesen Erkrankungen muss bei leicht vergrößerten Schilddrüsen eine inflammatorische Reaktion der Schilddrüse anderer Genese in Betracht gezogen werden, hier ist sicherlich die Thyreoiditis de Quervain als wichtigste Entität zu nennen. Grußendorf hat diesbezüglich kürzlich eine Serie von fast 200 Patienten in Abstractform zusammengestellt [10]. Es zeigt sich, dass bei dieser entzündlichen Reaktion keine neuen Gefäße gebildet werden. Die Entzündung, welche im Ultraschall als echoarme unregelmäßig begrenzte Region auffällt, kann sehr rasch wechseln und im Verlauf von ca. 2 Monaten zu einer Restitutio ad integrum führen. Die Klinik ist typischerweise mit lokalen Schmerzen und febrilen Temperaturen verbunden. Es finden sich eine stark beschleunigte BSG, ein typischer Sonographiebefund, ein supprimierter Technetium-Uptake sowie eine latente bis manifeste Hyperthyreose. Nach Feinnadelpunktion lässt sich ein typisches zytologisches Bild mit Infiltration nachweisen. Unter Prednisolon bessert sich die Erkrankung regelhaft. Der Altersgipfel nach der Studie von Grußendorf liegt bei ca. 50 Jahren, wobei Frauen in über 80% betroffen sind. Die Lokalbeschwerden mit Schmerzen liegen bei über 80%, während Fieber nur in 20-30% auftritt. Das Schilddrüsenvolumen in dieser Situation ist nur geringgradig vergrößert und liegt zwischen 20 und 30 ml.

Verlauf

Der Verlauf einer Struma bei Morbus Basedow ist schlecht dokumentiert. Dies gilt insbesondere für den deutschsprachigen Bereich. Hinsichtlich der Hashimoto-Thyreoiditis gibt es einige neuere Daten aus Italien [11], die zeigen, dass bei Normalisierung der Schilddrüsenfunktion sich auch die Struma drei Jahre nach Beginn der Erkrankung in 60% normalisiert. Bei Persistenz der Erkrankung findet sich ein weit kleinerer Prozentsatz von ca. 20% mit einer normal großen Schilddrüse.

Medikamentöse Therapie

Eine kausale Therapie bei Morbus Basedow ist weiterhin nicht möglich. Es gibt neue Ansätze, welche kleine Moleküle zur Blockierung des TSH-Rezeptors nutzen. In tierexperimentellen Daten zeigt sich hier eine klare Verbesserung auch in der Schilddrüsengröße [12]. Dies wird in Zukunft sicherlich ein sehr interessanter Weg sein, um die Schilddrüsentherapie auch hinsichtlich der Strumabehandlung zu verändern. Hauptziel dieser Behandlung ist es selbstverständlich, die TSH-Rezeptor-abhängige Hyperthyreose auf neuen Wegen zu blockieren.

Alternativ und lediglich präoperativ einsetzbar ist die Applikation hoher Ioddosen durch Plummerung. Es ist seit vielen Jahren bekannt, dass unter dieser Gabe die Schilddrüsendurchblutung deutlich herabreguliert wird. Dies konnte kürzlich auch histologisch – wie in Doppleruntersuchungen der Schilddrüse mit modernen Methoden – belegt werden [13]. Ohne Lugol'sche Lösung sieht man histologisch deutlich mehr Gefäße als unter der Gabe von Lugol'scher Lösung und der Blutfluss wird hochsignifikant herabgesetzt, wenn auch nicht ganz normalisiert.

Risiken der Struma bei Immunthyreopathie

Das Karzinomrisiko bei Autoimmunerkrankungen der Schilddrüse wurde erst in den letzten Jahren genauer quantifiziert. Eine große Untersuchung aus Pisa an insgesamt 4.187 Patienten mit Schilddrüsenkarzinomen, die zwischen 1969 und 2004 behandelt wurden, zeigt, dass der Morbus Basedow mit ca. 2,1-2,2% der Fälle assoziiert war [14]. Dies entspricht letztlich der Inzidenz dieser Erkrankung und dürfte am ehesten als Zufall gewertet werden. Anders sieht dies bei der Hashimoto-Thyreoiditis aus, hier findet sich im Verlauf zwischen 1990 und 2004 in fast 10% der Fälle eine Assoziation zum Schilddüsenkarzinom. Dies entspricht neueren Untersuchungen von Fiore und Mitarbeitern, die signifikant häufiger ein papilläres Karzinom bei einer großen Serie von Patienten mit Hashimoto-Thyreoiditis beobachtet haben. Die Häufigkeit der Tumore ist auch abhängig vom TSH-Wert. Wenn das TSH bei Patienten unter 1 supprimiert wurde, war die Prävalenz von Karzinomen deutlich und signifikant niedriger als bei Patienten, welche einen TSH-Wert von über 1 aufwiesen. Dieser Befund hat wichtige Konsequenzen für die Betreuung der Patienten. Es ist bekannt, dass Neubildungen von Knoten in einer Hashimoto-Thyreoiditis sehr häufig mit einem Tumor assoziiert sind und daher großzügig mittels Feinnadelbiopsie abgeklärt werden sollten. Dies erlaubt auch die seltenen, aber bei Autoimmunerkrankungen der Schilddrüse signifikant häufigeren primären Lymphomen der Schilddrüse zu diagnostizieren [15].

Zusammenfassung

Die Strumahäufigkeit ist bei einer Autoimmunthyreopathie erhöht, stärker beim Morbus Basedow als bei der Hashimoto-Thyreoiditis. Patienten mit einer Hashi-

6.3 Struma bei Autoimmunthyreoiditis und subakuter Thyreoiditis

moto-Thyreoiditis haben ein klar gesteigertes Karzinomrisiko, wobei insbesondere neu auftretende Knoten von Bedeutung sind. Daher sollten diese Patienten mit knotigen Veränderungen durch Ultraschall und ggf. Feinnadelpunktion kontrolliert werden. Eine spezifische Therapie bei diesen Erkrankungen existiert gegenwärtig nicht.

Literatur

[1]   Vanderpump MP et al.:Clin Endocrinol (Oxf) (1995) 43:(1) 55

[2]   Volzke H et al.: Thyroid (2003) 13 :(8) 803

[3]   Hegedus L, Hansen JM, Karstrup S.: Clin Endocrinol (Oxf) (1983) 19 :(5) 603

[4]   Hebrant A et al.: Eur J Endocrinol (2011) 164 :(1) 1

[5]   DeGroot LJ.: J ClinEndocrinolMetab (1966) 26:(2) 149

[6]   Larsen PR.: J Clin Endocrinol Metab (1975) 41:(06) 1098

[7]   Kollecker I et al.: Thyroid, submitted

[8]   Ota H et al.: ClinEndocrinol (Oxf) (2007) 67:(1) 41

[9]   Gérard AC et al.: Am J Physiol Endocrinol Metab (2009) 296:(6) E1414

[10] Grussendorf M et al.: Thyroid (2011) 21:(S1) A-45

[11] Radetti G et al.: J Pediatr (2006) 149:(6) 827

[12] Neumann S et al.: J Clin Endocrinol Metab (2011) 96:(2) 548

[13] Erbil Y et al.: J Clin EndocrinolMetab (2007) 92 :(6) 2182

[14] Fiore E et al.: EndocrRelat Cancer (2011) 18 :(4) 429

[15] Hwang YC et al.: Endocr J (2009) 56 :(3) 399

6.4

Zyklische Mastodynie und Schilddrüsenhormonsubstitution – eine in Vergessenheit geratene therapeutische Option

J. Bathmann, H. Baronowski

Bei einer 37-jährigen Patientin bestand eine langjährige, sehr ausgeprägte, zyklisch auftretende Mastodynie. Röntgen- und MR-mammografisch zeigte sich eine drüsenreiche Brust ohne sonstigen pathologischen Befund, sonografisch bestanden ebenfalls keine Auffälligkeiten. LH, FSH, Oestradiol und Progesteron lagen im Normbereich, ebenso der basale Prolaktinwert. Als einzige laborchemische Auffälligkeit fand sich ein pathologischer Prolaktinanstieg im Stimulationstest nach TRH-Gabe [Prolaktin basal: 15ng/ml [NB 3-29], Prolaktin stimuliert 322ng/ml [NB 80-180]]. Therapieversuche mit Nachtkerzenöl, Progesterongel und Vitex agnus castus blieben ohne Effekt. Therapieversuche mit Bromocriptin, Cabergolin und Danazol mussten wegen ausgeprägter Nebenwirkungen [Übelkeit, Kopfschmerzen] jeweils nach wenigen Wochen abgebrochen werden.

Im Jahr 2002 wurde wegen eines größenprogredienten Knotens [Histologie: folliculäres Adenom] im rechten Schilddrüsenlappen eine Hemithyreoidektomie durchgeführt. Präoperativ bestand eine peripher euthyreote Stoffwechsellage mit einem hoch-normalen TSH-Basal-Wert von 3,4 µU [NB 0,35-4]. Postoperativ erfolgte eine Substitution und Rezidivprophylaxe mit Thyronaiod 100 1x1/die. Unter dieser Medikation lagen die freien Schilddrüsenhormone bei den laborchemischen Kontrollen immer im Normbereich bei jeweils niedrig-normalen TSH-Anstiegen im TRH Test [Delta-TSH 2,2 bis 3,3 µU]. Drei Monate nach Einleitung der thyreosupressiven Therapie berichtete die Patientin erstmals über eine weitgehende Rückbildung der Mastodynie, welche bis heute anhält. Eine Kontrolle des Prolaktinspiegels unter der laufenden Medikation zeigte einen niedrig-normalen basalen Prolaktinwert und einen niedrig-normalen Anstieg im Stimulationstest nach TRH [Prolaktin basal: 8 ng/ml, Prolaktin stimuliert: 82 ng/ml].

Die zyklische Mastodynie oder Mastalgie ist ein weit verbreitetes Beschwerdebild, das sich durch ein in der zweiten Zyklushälfte auftretendes Spannungsgefühl und Schmerzen der Brüste auszeichnet. Sie tritt bei bis zu 80% aller Frauen prämenopausal auf [mit einem Häufigkeitsgipfel im 3. und 4. Dezennium] und wird manchmal dem mit einer großen Zahl weiterer Symptome einhergehenden so genannten prämenstruellen Syndrom [PMS] zugeordnet. Die Angaben über die Inzidenz schwerer, medikamentös behandlungsbedürftiger Formen bei prämenopausalen Frauen schwanken zwischen 5 und 20%, wobei in diesen Fällen zumeist deutliche Beeinträchtigungen sowohl des Privat- als auch Berufslebens vorliegen [1, 2].

Eine spezifische histologische Morphologie bei zyklischer Mastodynie konnte nicht nachgewiesen werden. Auch die Ätiologie ist bisher nicht genau geklärt und scheint verschiedene Einflussfaktoren zu umfassen. Gesichert ist jedoch eine hormonelle Grundlage, wobei – neben Progesteron- und Östrogeneinflüssen – dem Prolaktin eine wesentliche Bedeutung zukommt. So konnten in einigen Studien bei Patienten mit Mastodynie erhöhte Basiswerte des Prolaktins festgestellt werden, häufiger noch fand sich ein pathologischer Prolaktinanstieg in Provokationstests als typische und einzig auffällige Laborkonstellation (Übersicht bei [2]). Diskutiert wird des Weiteren eine erhöhte Empfindlichkeit der Brustdrüse auf Prolaktinreiz, ohne dass eine manifeste oder latente Hyperprolaktinämie vorliegt. Die Bedeutung des Prolaktins bei der Entstehung der zyklischen Mastodynie wird nicht zuletzt durch die Möglichkeit ihrer effektiven Behandlung mit Prolaktinhemmern aus der Klasse der Dopaminagonisten bestätigt.

Zu den physiologischen Grundlagen der Regelkreise, die für die Prolaktinsekretion im Hypophysenvorlappen verantwortlich sind, liegen zahlreiche Untersuchungen vor, welche zeigen, dass die Prolaktinbildung unter einer dualen Kontrolle von im Hypothalamus gebildeten Hormonen steht. Während der Neurotransmitter Dopamin inhibitorisch auf die Prolaktinproduktion wirkt, stimulieren PRL-RH [Prolactin-Releasing Hormon] und TRH [Thyreotropin-Releasing Hormon] die Prolaktinfreisetzung. TRH ist zudem das hypothalamische Steuerungshormon für den Schilddrüsenstoffwechsel und bewirkt über eine Stimulierung der TSH-Bildung im Hypophysenvorderlappen die Produktion der Schilddrüsenhormone T3 und T4, welche umgekehrt eine Hemmung der TRH- und TSH-Ausschüttung bewirken.

Es verwundert daher nicht, dass eine Reihe von Interpendenzen zwischen den Regelkreisen bestehen – mit bekannter klinischer Relevanz. So findet man bei Patientinnen mit Hypothyreose signifikant höhere Prolaktinspiegel als bei euthyreoten Kontrollen [3]. Eine Hypothyreose kann hierdurch sowohl die Ursache einer Prolaktin-vermittelten Galaktorrhoe als auch einer Oligo- oder Amenorrhoe sein, und beide Krankheitsbilder können in diesen Fällen durch eine Substitutionstherapie mit SD-Hormon erfolgreich behandelt werden, wie in verschiedenen Interventionsstudien gezeigt wurde [4, 5]. Des Weiteren wird bei Patientinnen mit Zyklusstörungen und hieraus resultierender Infertilität routinemäßig eine SD-Funktionsstörung ausgeschlossen [6]. Die molekulare Grundlage für die Wirksamkeit einer SD-Hormontherapie bei den genannten Symptomen scheint sowohl eine Hemmung der TRH-Freisetzung im Hypothalamus als auch ein direkter Effekt auf die Promotorregion des Prolaktingens in der Hypophyse zu sein [7, 8].

Auch in der Diagnostik der zyklischen Mastodynie wird die bekannte Abhängigkeit der Prolaktinsekretion vom hypothalamischen Schilddrüsensteuerungshormon genutzt. Da die Bestimmung des basalen Prolaktinwertes störanfällig ist und zahlreichen Einflussfaktoren unterliegt [pulsatile Sekretion, zirkadianer Rhythmus, Erhöhung nach Stress, körperlicher Belastung und Brustmanipulation – des Weiteren bestehen zahlreiche pharmakologische Einflüsse] wurden in mehreren Studien Provokationstests mit TRH zur Erfassung von Störungen der Prolaktinsekretion eingesetzt. Hierbei zeigte sich, dass bei Patientinnen mit zyklischer Mastodynie und normalen basalen Prolaktinwerten der Prolaktinanstieg nach TRH-Gabe gegenüber Kontrollgruppen signifikant erhöht ist [9, 10] und dieser pathologische Prolaktinanstieg einen hohen prädiktiven Wert für den Erfolg einer endokrinen Therapie mit einem Dopaminagonisten besitzt [11, 12].

Es liegen trotz der bekannten Zusammenhänge zwischen Schilddrüsenstoffwechsel, Prolaktinbildung und zyklischer Mastodynie nur vergleichsweise wenige Daten zur Wirksamkeit einer SD-Hormonbehandlung bei zyklischer Mastodynie vor. In zwei 1981 und 1985 publizierten Interventionsstudien zeigten sich jedoch kongruent hohe Ansprechraten von 88% bzw. 74%, wobei es bei jeweils etwa der Hälfte der behandelten Patientinnen zu einer kompletten Symptomrückbildung kam. Interessant ist zudem, dass bei den behandelten Kollektiven nur ein Fall einer manifesten Unterfunktion der Schilddrüse vorlag und es sich ansonsten um euthyreote oder latent hypothyreote Stoffwechsellagen handelte [13, 14].

Diese therapeutische Option wurde in der Folge jedoch nicht weiter verfolgt und geriet wohl nicht zuletzt durch die Entwicklung potenter neuer hormoneller Therapeutika wie Bromocriptin und Danazol in Vergessenheit, da mit diesen eine effektive Behandlung der zyklischen Mastodynie möglich ist. Beide weisen jedoch ein nicht unerhebliches Nebenwirkungsprofil auf, welche bei dem Testosteronderivat Danazol bei 15%, beim Dopaminagonisten Bromocriptin gar bei 30% der Patientinnen zu einem nebenwirkungsbedingten Abbruch der Therapie führen [15, 16]. Entsprechendes gilt für den vorwiegend bei Brustkrebs eingesetzten Östrogenrezeptormodulator Tamoxifen und die GnRH-Analoga, welche bei der zyklischen Mastodynie aufgrund ihres Nebenwirkungsprofils nur in schweren Fällen und bei

Versagen der zuvor genannten Therapeutika eingesetzt werden [2]. Bleiben sämtliche Therapieversuche ohne Effekt oder müssen diese nebenwirkungsbedingt abgebrochen werden, so wendet sich ein Teil der Betroffenen schließlich mit dem Wunsch einer Mastektomie an den Chirurgen [17].

Fälle wie der vorgeführte, mit geringer oder fehlender Wirksamkeit der empfohlenen „first-line"-Medikamente (wie Nachtkerzenöl, Vitex agnus castus-Präparate und Progesterongel), nebenwirkungsbedingtem Abbruch der Therapie mit den genannten Hormonanaloga und schließlich Persistenz der Beschwerden (oder Mastektomie als ultima ratio) sind somit keine Seltenheit [18]. Ob und welchen Stellenwert eine Therapie mit einem SD-Hormonpräparat in der Stufentherapie der zyklischen Mastodynie allgemein einnehmen kann, ob sie nur bei latenter und manifester Hypothyreose oder auch bei euthyreoten Patientinnen erwogen werden sollte, ist aufgrund der spärlichen Datenlage gegenwärtig nicht zu entscheiden. Unter Berücksichtigung der hohen Inzidenz und des Leidensdrucks von Patientinnen mit zyklischer Mastodynie erscheint es jedoch von Bedeutung, an diese in Vergessenheit geratene therapeutische Option und die zugrundeliegenden pathophysiologischen Zusammenhänge zu erinnern.

Literatur

[1] Göretzlehner G: Praktische Hormontherapie in der Gynäkologie; De Gruyter Berlin (2007) 247

[2] Smith L et al.: Evaluation and managment of breast pain; Mayo Clin Proc (2004) 79:353-372

[3] Honbo KS, Van Herle AJ, Kellett KA: Serum prolactin levels in untreated primary hypothyroidism; Am J Med (1978) 64:782-787

[4] Groff TR et al.: Amenorrhea-galactorrhea, hyperprolactinemia and suprasellar pituitary enlargement as presenting features of primary hypothyroidism; Obstet Gynecol (1984) 63: 86[S]-89[S]

[5] Onishi T et al.: Primary hypothyroidism and galactorrhea; Am J Med (1977) 63:373-378

6.4 Zyklische Mastodynie und Schilddrüsenhormonsubstitution

[6]   Thomas R et al.: Thyroid disease and reproductive dysfunction: a review; Obstet Gynecol (1987) 70:789-798

[7]   Pernasetti F et al.: Thyroid hormone inhibits the human prolactin gene promotor by interfering with activating protein-1 and estrogen stimulations; Molecular endocrinology (1997) 11:986-996

[8]   Snyder PJ et al.: Thyroid hormone inhibition of the prolactin response to thyrotropin-releasing hormone; J Clin Invest (1973) 9:2324-2329

[9]   Peters F et al.: PRL, TSH and thyroid hormones in benign breast disease; Klin Wochenschr (1981) 59:403-407

[10] Kumar S et al.: Prolactine response to thyrotropin-releasing hormone stimulation and dopaminergic inhibition in benign breast disease; Cancer (1984) 53:1311-1315

[11] Kumar S et al.: Prediction of response to endocrine therapy in pronounced cyclical mastalgie using dynamic tests of prolactin release; Clin Endocrinol [Oxf.] (1985) 23:699-704

[12] Rea N et al.: Prolactin response to thyrotropin-releasing hormone as a guideline for cyclical mastalgie treatment. Minerva Med (1997) 88:479-487

[13] Estes C: Mastodynie due to fibrocystic disease of the breast controlled with thyroid hormone; Am J Surg (1981) 142:746-766

[14] Peters F et al.: Thyroid hormones in benign breast disease; Cancer (1985) 56:1082-1085

[15] Gateley CA et al.: Drug treatments for mastalgia: 17 years experience in the Cardiff Mastalgia Clinic; J R Soc Med (1992) 85:12-15

[16] Mansel RE et al.: European multicenter trial of bromocriptine in cyclical mastalgia; Lancet (1990) 335:190-193

[17] Salgado CJ et al.: Mastodynia refractory to medical therapy: is there a role for mastectomy and breast reconstruction? Plast Reconstr Surg (2005) 916:978-983

[18] Gateley CA et al.: Mastalgia refractory to drug treatment; Br J Surg (1990) 77:1110-1112

6.5

Erfolgreiche Behandlung eines seit 30 Monaten unbehandelt bestehenden prätibialen Myxödems

M. Weissel

Das prätibiale Myxödem ist ein relativ seltenes klinisches Symptom des Morbus Basedow. Nur etwa 4% aller Patienten mit einer Morbus Basedow bedingten endokrinen Orbitopathie haben zugleich ein prätibiales Myxödem [1]. Umgekehrt weisen aber nur etwa 2% aller Patienten mit prätibialem Myxödem keine endokrine Orbitopathie auf [2]. Patienten mit prätibialem Myxödem haben zumeist aggressivere Verlaufsformen der endokrinen Orbitopathie [3]. Die häufigste Lokalisation des prätibialen Myödems ist prätibial, wobei das Phänomen am häufigsten bei älteren Frauen auftritt [2].

Da ein therapiebedürftiges prätibiales Myxödem, wie erwähnt, relativ selten ist, bestehen nur wenige Erfahrungswerte. Die kürzlich von der American Thyroid Association und der American Association of Clinical Endocrinologists publizierten „Management Guidelines" zur Behandlung einer Hyperthyreose enthalten zwar insgesamt 100 Empfehlungen – nehmen aber zum prätibialen Myxödem gar nicht Stellung [4]. In Uptodate empfiehlt T. Davies [5] zur Therapie des prätibialen Myxödems die Applikation von hochkonzentrierten glukokortikoidhaltigen Salben, wobei darauf hingewiesen wird, dass die Behandlung möglichst frühzeitig erfolgen soll, da ein längeres Bestehen oft zu einer Therapieresistenz führt. Für resistente Verlaufsformen existieren in der Literatur anekdotische Berichte über erfolgreiche Therapieversuche mit intravenösen Immunglobulinen [6] beziehungsweise mit Pentoxifyllin [7].

Ich möchte über eine Patientin berichten, bei der das prätibiale Myxödem über 30 Monate in ausgeprägter Form unbehandelt bestand und die trotzdem sehr gut auf eine lokale Cortisontherapie angesprochen hat:

Fallbericht

Eine 68-jährige Patientin suchte meine Ordination auf, da sie sich bezüglich ihres beidseitigen prätibialen Myxödems beraten wollte. Anamnestisch erwähnenswert ist ein Mamma Karzinom rechts, das im 57. Lebensjahr mit Chemotherapie und Bestrahlung erfolgreich behandelt worden war.

Im 62. Lebensjahr – also sechs Jahre, bevor ich die Patientin kennen lernte – trat ein Morbus Basedow auf, gekennzeichnet durch die Erstsymptome Gewichtsabnahme und Augenschwellung. Zunächst wurde nur mit Methimazol behandelt. Da sich die Augensymptome vier Monate nach Beginn der Therapie mit störenden Doppelbildern verschlechterten, wurde über längere Zeit Cortison in verschiedenen Dosierungen oral gegeben. Wegen eines sich darunter entwickelnden cushingoiden Habitus wurde Cortison nach ca. einem Jahr abgesetzt. Im 64. Lebensjahr schließlich wurde eine totale Thyroidektomie durchgeführt. Zwei Jahre später fiel der Patientin eine gerötete teigige Schwellung prätibial beidseits auf. Konsultationen bei mehreren Ärzten brachten letztendlich die auch histologisch gesicherte Diagnose eines prätibialen Myxödems, das langsam zu einem die Patientin belastenden kosmetischen Problem wurde. Therapeutisch wurde ihr aber nur systemisches Cortison angeboten, das sie aufgrund ihrer schlechten Erfahrung ablehnte.

Bei der Erstuntersuchung in meiner Sprechstunde hatte die Patientin ein eindrucksvolles prätibiales Myxödem beidseits (Abbildung 1) mit ebenfalls noch immer bestehendem Exophtalmus beidseits – dieser allerdings ohne klinisch sichtbare Entzündungszeichen in einem offensichtlich chronischen Stadium. Im Labor konnte unter Substitution mit L-Thyroxin eine normale Schilddrüsenfunktion erhoben werden. Die TSH-Rezeptor-Antikörper waren in unbestimmbar hohem Bereich (>40U/l), womit eine weitere Aktivität der Erkrankung trotz totaler Thyroidektomie gesichert schien. Bei allen weiteren Kontrollen blieben die TRAK in diesem unmessbar hohen Bereich.

Nach Aufklärung über die laut Literatur relativ geringen Erfolgschancen einer Therapie nach so langer behandlungsfreier Zeit (ca. 30 Monate!) wurde auf Wunsch der Patientin ein Therapieversuch unternommen. Die Patientin wurde angehalten, zunächst täglich nachts 0,3%ige Difluorcortolonvalerat-Fettsalbe („Neri forte Fettsalbe" in Österreich) mit okklusivem Silberfolienverband lokal (prätibial) zu applizieren. Da sich erfreulicherweise bereits nach sechs Wochen ein deutlicher Therapieerfolg einstellte, wurde die Therapie ab diesem Zeitpunkt auf nur mehr drei Nächte pro Woche reduziert. Bei anhaltendem Therapieerfolg wurde nach drei Monaten auf nur mehr 2 x / Woche, nach sechs Monaten auf alle zehn Tage und nach neun Monaten bis zuletzt nur mehr alle 14 Tage reduziert. Es traten keine

6.5 Erfolgreiche Behandlung eines prätibialen Myxödems

klinisch fassbaren cushingoiden Nebenwirkungen auf. Die letzte Kontrolle erfolgte 16 Monate nach Therapiebeginn und wurde fotografisch dokumentiert (siehe Abbildung 1), wobei die Schwellung und Rötung fast komplett verschwunden war.

Zusammenfassend zeigt dieser Fallbericht, dass auch ein lange Zeit unbehandeltes durch Morbus Basedow bedingtes Myxödem auf hochkonzentrierte lokale Cortisontherapie gut ansprechen kann. Da diese Therapie in der angegebenen Dosierung ohne systemische Nebenwirkungen zu sein scheint, sollte man vor dem Einsatz von exotischen Therapieversuchen mit intravenösen Immunglobulinen oder Pentoxyfillin [6, 7] dieser bei frisch aufgetretenem Myxödem etablierten Therapie [5] den Vorzug geben.

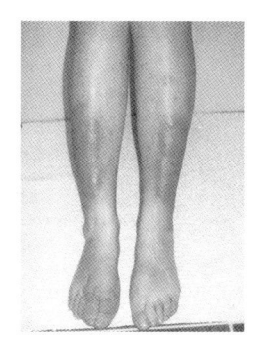

Vor Therapie

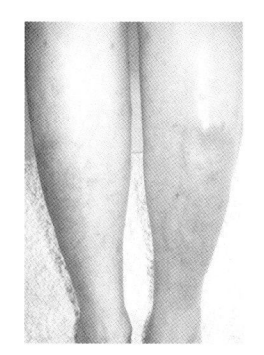

Nach 6 Wochen

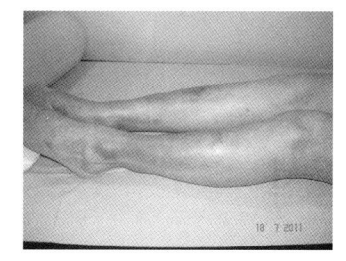

Nach 16 Monaten

Abb. 1: Langzeiterfolg einer intermittierenden lokalen hochkonzentrierten Cortisontherapie eines 30 Monate unbehandelten prätibialen Myxödems beidseits.

Literatur

[1] Bartley GB et al.: Trans Am Ophthalmol Soc. (1994) 92:477

[2] Schwartz KM et al.: J Clin Endocrinol Metab (2002) 87:438

[3] Fatourechi V et al.: Thyroid (2003) 13:1141

[4] Bahn R. et al.: Thyroid (2011) 21:593

[5] Davies T: In Uptodate (Edition September 2011)

[6] Antonelli A et al.: Thyroid (1994) 4:398

[7] Engin B et al.: Dermatol Online J (2007) 13:16

6.6

Struma bei TSH-om oder Schilddrüsenhormonresistenz

O. E. Janßen

Sowohl bei TSH-produzierenden Hypophysenadenomen (TSH-omen) als auch bei der Schilddrüsenhormonresistenz (resistance to thyroid hormone, RTH) findet sich regelhaft eine Struma meist erheblichen Ausmaßes, nicht selten auch mit Knotenbildung. Typisch ist auch die rasche Entwicklung einer Rezidivstruma nach ablativer Therapie. Die Vergrößerung der Schilddrüse wird in beiden Fällen durch die erhöhten TSH-Spiegel und die TSH-Rezeptor-vermittelte Wachstumsstimulation verursacht.

TSH-om

TSH-ome sind sehr selten und stellen weniger als 1% aller endokrin aktiven Hypophysenadenome dar. Sie sind bei Frauen und Männern etwa gleich häufig. Als Ursache einer Hyperthyreose sind sie eine Rarität, aufgrund der schlechten Heilungsrate bei fortgeschrittenem Wachstum des Hypophysenadenoms sollte jedoch bei einer Hyperthyreose mit Struma aber ohne endokrine Orbitopathie und mit inadequat hohem TSH an ein TSH-om gedacht werden.

Klinisches Bild

Aufgrund der gering ausgeprägten klinischen Symptomatik sind die TSH-produzierenden Tumoren bei der Diagnosestellung im Vergleich zu anderen hormonaktiven Hypophysenadenomen relativ groß, so dass in 40-45% der Fälle bereits

Gesichtsfelddefekte bestehen. Die zentrale Hyperthyreose ist meist von milder Ausprägung. Ihre Symptome sind nicht von denen einer primären Hyperthyreose zu unterscheiden. Die Schilddrüse ist in der Regel deutlich vergrößert. Dabei findet sich in 72% eine uni- oder multinodöse Struma, differenzierte Schilddrüsenkarzinome sind selten. Das gleichzeitige Vorliegen einer uni- oder multifokalen Autonomie ist eine Rarität. In einem Drittel der Fälle wurde vor Sicherung der Diagnose eines TSH-oms eine (meist nicht erforderliche) Ablation mittels Operation oder Radioiodtherapie durchgeführt. Aufgrund der ausgeprägten Wachstumstendenz der Schilddrüse findet sich nach versuchter Ablation dennoch in 87% der Fälle wieder eine Struma, ohne vorherige Ablation in 93% der Fälle. Eine Ablation der Struma verlängert die Zeit bis zur Sicherung der Diagnose und erhöht den Anteil extrasellärer und invasiv wachsender TSH-ome. Weitere Symptome bei TSH-om sind Kopfschmerzen, Zyklusstörungen und Galaktorrhöe.

Pathogenese/Pathophysiologie

Histologisch handelt es sich um chromophobe Tumoren, immunhistochemisch lässt sich TSH allein oder die Ko-Expression von TSH und der α-Untereinheit nachweisen. Bei gemischten TSH-omen lassen sich auch Wachstumshormon (GH), Prolaktinom (PRL) oder die Gonadotropine FSH und LH nachweisen (siehe Tabelle 1).

Tab. 1: Klassifikation von TSH-omen (nach Beck-Peccoz P. et al. 2010)

	Anzahl	%
Alle TSH-ome	394	--
> reine TSH-ome	274	69,5
> TSH-ome mit assoziierter Hypersekretion	120	30,5
- gemischte TSH/GH-ome	70	17,8
- gemischte TSH/PRL-ome	43	10,9
- gemischte TSH/FSH/LH-ome	7	1,8

Diagnostik

Diagnostisch wegweisend sind mäßig erhöhte periphere Schilddrüsenhormone bei gleichzeitig inadäquat erhöhter TSH-Konzentration. Die Erkrankung muss

6.6 Struma bei TSH-om oder Schilddrüsenhormonresistenz

differentialdiagnostisch von der Schilddrüsenhormonresistenz (RTH) abgegrenzt werden. Im Gegensatz zur RTH lässt sich TSH bei der zentralen Hyperthyreose des TSH-oms im Regelfall nicht durch TRH stimulieren. Ein erhöhter Spiegel der α-Untereinheit, im Besonderen ein molares Verhältnis der α-Untereinheit zu TSH > 1 deutet zuverlässig auf ein TSH-om hin. Zur Bildgebung wird ein Kernspin der Hypophyse oder eine hochauflösende craniale Computertomografie durchgeführt.

Therapie

Aufgrund des invasiven und aggressiven Wachstums von TSH-omen ist eine vollständige Resektion nicht die Regel. Unter der medikamentösen Behandlung mit Somatostatin-Analoga wird häufig eine Besserung der Kopfschmerzen und Sehstörungen und bei mehr als 50% der Patienten eine Verkleinerung des Hypophysenadenoms erreicht. Der Einsatz von Dopaminagonisten ist gelegentlich hilfreich, vor allem bei Mischtumoren mit TSH- und Prolaktin-Sekretion. Zur Langzeitkontrolle kann bei entsprechenden lokalen Gegebenheiten eine Strahlentherapie (Gammaknife) eingesetzt werden. Die Hyperthyreose wird konventionell mit Thyreostatika behandelt.

RTH

Die Schilddrüsenhormonresistenz, nach ihrem Erstbeschreiber auch Refetoff-Syndrom genannt, ist durch eine Struma, eine verminderte Wirkung von Schilddrüsenhormonen bei erhöhten Thyroxin- (T4) und Triiodthyronin- (T3) Serumspiegeln und ein nicht-supprimiertes Thyreotropin (TSH) charakterisiert. Die RTH wird durch Mutationen im Gen des Schilddrüsenhormonrezeptors-ß (thyroid hormone receptor-ß, TRß; klassische RTH) oder durch Mutationen in mit ihm assoziierten Genen (non-TR-RTH) verursacht. Mutationen im TRα1 konnten bisher nicht nachgewiesen werden. Der TR α2 (besser: c-erbA α2) ist kein Schilddrüsenhormonrezeptor im eigentlichen Sinn, da er keine funktionierende T3-bindende Domäne aufweist. Die genaue Inzidenz der RTH ist unbekannt, da RTH beim Neugeborenenscreening mit TSH nicht sicher erkannt wird. Eine kleinere Studie, bei der Neugeborene zusätzlich bezüglich eines erhöhten T4 untersucht wurden, ergab eine Inzidenz von 1:40.000 Lebendgeburten. Im Gegensatz zu den meisten anderen Schilddrüsenerkrankungen betrifft die klassische RTH Frauen und Männer gleich häufig, die non-TR-RTH ist bei Frauen jedoch 2,5-mal häufiger als bei Männern – beide werden autosomal dominant vererbt. Als einzige Ausnahme fand sich interessanterweise bei der von Refetoff erstbeschriebenen Familie ein autosomal rezessiver Erbgang, der auf das Fehlen des TRß-Gens zurückzuführen war und sich nur bei den homozygot betroffenen Kindern einer blutsverwandten Ehe ausprägte. RTH zeigt eine weltweite Verbreitung. Etwa 75% der über 1.000 bisher beschriebenen Fälle traten familiär auf, etwa 15% waren sporadisch (de-novo TRß Mutationen), bei weiteren 10% der Fälle konnten die Angehörigen nicht untersucht werden.

Klinisches Bild

Ein spezifisches klinisches Erscheinungsbild oder pathognomonische Symptome gibt es bei der RTH nicht, eine Struma gehört jedoch mit zu den häufigsten Vorstellungsgründen zur weiteren Abklärung der Verdachtsdiagnose (Abbildung 1). Selbst Mitglieder derselben Familie zeigen häufig eine unterschiedliche Ausprägung der Manifestationen des Syndroms. Die häufigsten Symptome bei RTH sind in Tabelle 2 dargestellt.

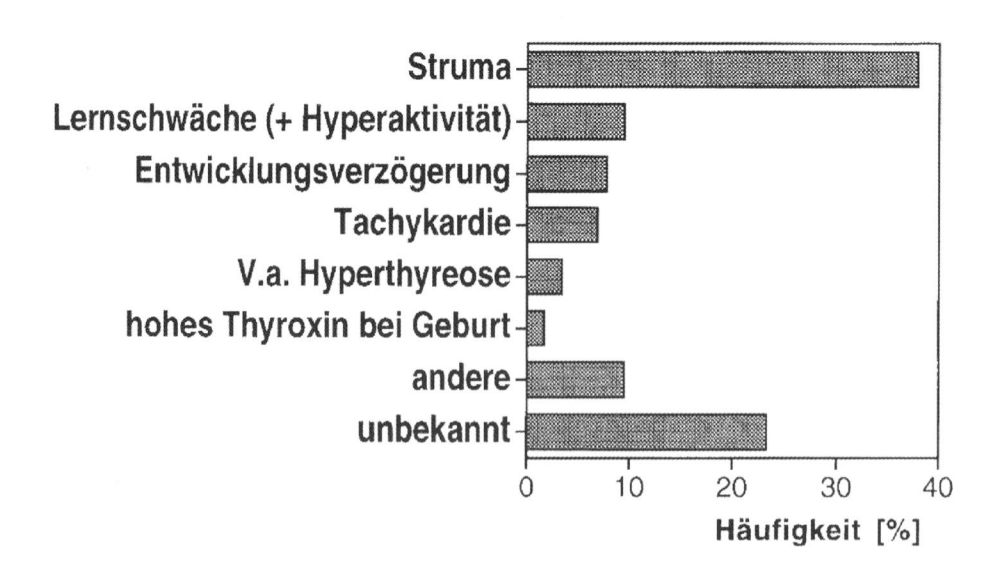

Abb. 1: Vorstellungsgrund zur Abklärung einer Schilddrüsenhormonresistenz (RTH)

6.6 Struma bei TSH-om oder Schilddrüsenhormonresistenz

Tab. 2: Die häufigsten Symptome bei Schilddrüsenhormonresistenz (RTH)

Symptom	Häufigkeit (%)
Struma	66-95
Tachykardie	33-75
Unruhe/Nervosität	60
Hyperkinesie	33-68
Aufmerksamkeitsdefizit-Hyperaktivitätsstörung	40-60
Lernschwäche	30
Geistige Behinderung (IQ < 70)	4-16
Schwerhörigkeit	10-22
Kleinwuchs	18-25
Verzögertes Knochenwachstum	29-47
Untergewicht (bei Kindern)	33
Rezidivierende HNO-Infektionen	55

Durch den häufigeren Einsatz von TSH- oder Schilddrüsenhormonbestimmungen gründet sich heutzutage der Verdacht auf eine RTH meist auf die pathologischen Laborwerte. Bei den meisten Patienten besteht eine klinisch euthyreote Stoffwechsellage. Der Grad der Kompensation des verminderten Ansprechens auf Schilddrüsenhormone ist jedoch nicht nur interindividuell, sondern auch in verschiedenen Geweben sehr unterschiedlich. Dies ist zum einen auf die unterschiedliche Expression der verschiedenen Schilddrüsenhormonrezeptoren, TRα1, TRß1 und TRß2 (Abbildung 2), zum anderen sicher auch auf eine individuell unterschiedliche Expression von nukleären Ko-Aktivatoren und Ko-Repressoren zurückzuführen. Daher können Symptome eines Schilddrüsenhormonmangels und -überangebots gleichzeitig vorliegen. So kann neben einer Wachstumsstörung und verlangsamten Knochenreifung, die eine Hypothyreose vermuten lassen würden, gleichzeitig eine Überaktivität und Tachykardie bestehen, die mit einer Hyperthyreose vereinbar wären. Die Tachykardie gehört zu den typischen Symptomen der RTH, da die Schilddrüsenhormonwirkung am Herzen vorrangig vom TRα1 vermittelt wird, der von der Mutation nicht betroffen ist und somit überproportional auf die erhöhten Schilddrüsenhormonserumspiegel reagiert. Kinder mit RTH weisen oft eine Verzögerung des Wachstums und der Knochenreifung auf, erreichen jedoch später meist eine normale Größe.

6 Therapie der euthyreoten Struma III

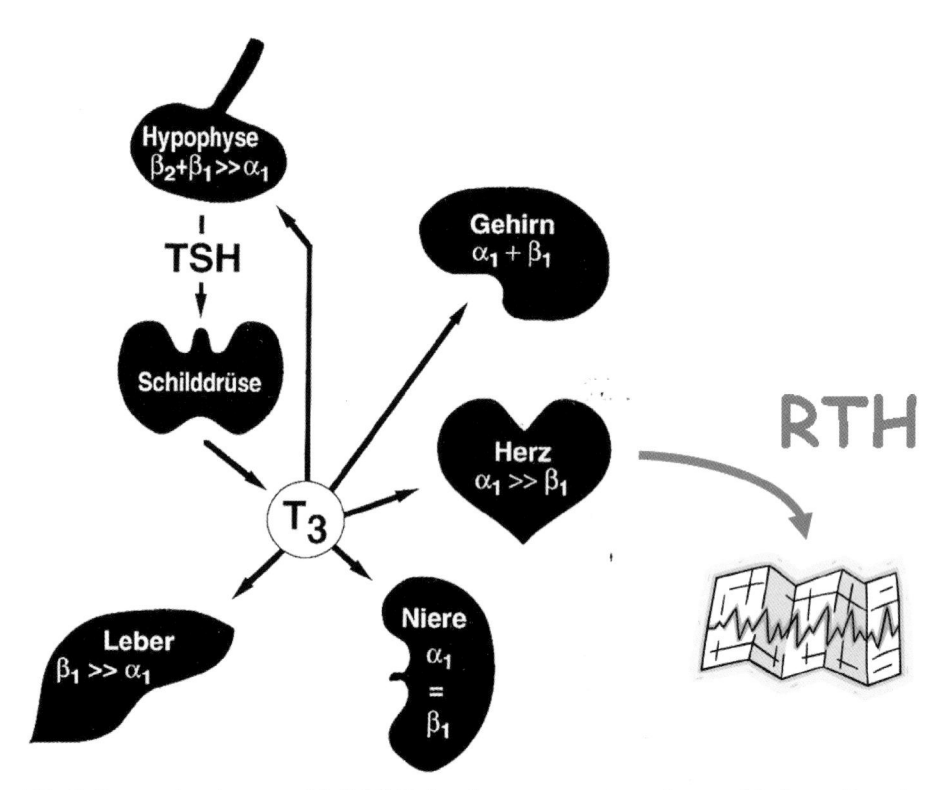

Abb. 2: Expression der α- und ß-Schilddrüsenhormonrezeptoren in verschiedenen Geweben.

Pathogenese/Pathophysiologie

Bei der Mehrzahl der mittlerweile über 1.000 untersuchten Patienten aus mehr als 370 verschiedenen Familien war die Schilddrüsenhormonresistenz mit Mutationen im Gen der ß-Isoform des Schilddrüsenhormonrezeptors assoziiert (Abbildung 3). Bei 8-15% der Fälle mit klinisch und laborchemisch klassischen Symptomen einer RTH lassen sich jedoch keine Mutationen im TRß nachweisen (non-TR-RTH). Diese Formen werden offensichtlich durch Mutationen in nukleären Faktoren (Ko-Repressoren und Ko-Aktivatoren) verursacht, die mit dem TRß bei der Genaktivierung interagieren.

6.6 Struma bei TSH-om oder Schilddrüsenhormonresistenz

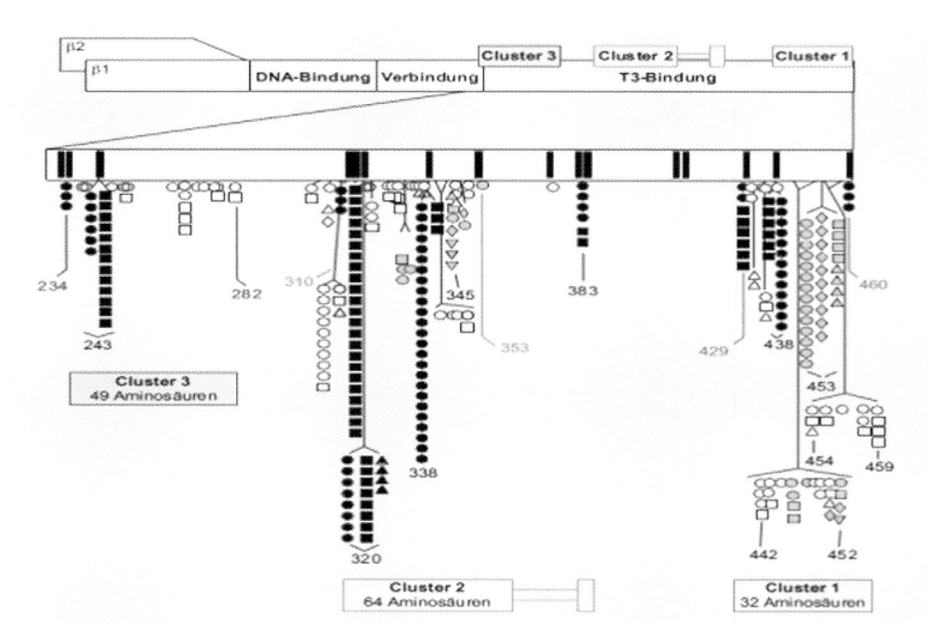

Abb. 3: Lokalisation von TRß Mutationen bei Schilddrüsenhormonresistenz (RTH). Der obere Bereich stellt die funktionellen Domänen des Schilddrüsenhormonrezeptors dar, TRß1 und TRß2 sind grundsätzlich beide betroffen. Die DNA-bindende Domäne interagiert mit den Schilddrüsenhormon-Reaktions-Elementen (thyroid hormone response elements (TREs), die über eine Verbindung („hinge") mit der T3-Bindungsdomäne verbunden ist. Die drei Bereiche natürlich auftretender Mutationen sind als Cluster 1-3 markiert. Der untere, vergrößerte Bereich stellt 121 verschiedene Mutationen dar. Schwarze Querstriche markieren CpG-Dinukleotide, die „hot spots" für Mutationen im TRß sind. Mutationen in diesen Bereichen sind schwarz, Mutationen in C- oder G-reichen Bereichen sind hellgrau dargestellt. Die Nummerierung der Aminosäuren erfolgte gemäß des Consensus des First International Workshop on RTH. (mit Genehmigung modifiziert aus Kapitel 16D, http://www.thyroidmanager.org).

Diagnostik

Das klinische Erscheinungsbild der RTH ist sehr variabel, so dass praktisch alle betroffenen Patienten erst aufgrund der typischen Laborkonstellation erhöhter T4- und T3-Serumspiegel bei normalem oder erhöhtem TSH identifiziert werden. Bei unbehandelten Patienten sind erhöhte Serumspiegel an freiem T4 und T3 oder ihnen äquivalente Parameter (T4/TBG-Quotient, T4-Index) unabdingbar für die Diagnose einer RTH. Im Gegensatz z. B. zur immunogenen Hyperthyreose, bei der häufig der T3-Spiegel relativ zum T4 stärker erhöht ist, bleibt bei der RTH das

T3/T4-Verhältnis normal. Charakteristisch, wenn auch nicht beweisend für eine RTH, sind:

- ein trotz der erhöhten Schilddrüsenhormone nicht-supprimiertes TSH,
- eine erhaltene Stimulierbarkeit des TSH durch TRH (TSH-Releasing Hormon),
- ein normaler zirkadianer TSH-Rhythmus und
- ein normales α-Subunit/TSH-Verhältnis.

Thyreoglobulin ist bei Patienten mit RTH aufgrund der hohen TSH-Spiegel und der resultierenden Stimulation der Schilddrüse meist ebenfalls erhöht. Das Vorliegen von Antikörpern gegen Schilddrüsenperoxidase (TPO, früher MAK) und Thyreoglobulin (TGAK) ist bei Patienten mit RTH genauso häufig wie in der Normalbevölkerung.

Im Gegensatz zu Nicht-Betroffenen zeigen Patienten mit RTH unter Substitution mit steigenden Dosen von L-T3 (T3-Suppressionstest: 50/100/200 ug/die für jeweils drei Tage) einen erhaltenen TSH-Anstieg im TRH-Test, einen verminderten Abfall von Cholesterin, Kreatinkinase und Sexhormon-bindendem Globulin (SHBG) sowie einen paradoxen Abfall des Ferritins im Serum. Dies gilt auch für Patienten mit non-TR-RTH. Der T3-Suppressionstest ist für Nicht-Betroffene sehr belastend und kann daher nur stationär durchgeführt werden, er ist meist zur Diagnosestellung nicht erforderlich.

Die Sicherung der Diagnose der klassischen RTH erfolgt durch den molekularbiologischen Nachweis einer Mutation im TRß – dies ist definitionsgemäß bei der non-TR-RTH nicht möglich. Der molekularbiologische Nachweis einer TRß-Mutation sichert nicht nur die Diagnose einer RTH, sondern kann bei unklaren Fällen die Diagnosefindung einer RTH beschleunigen. Das Fehlen einer TRß-Mutation in der molekularbiologischen Untersuchung schließt eine RTH bei entsprechendem Phänotyp nicht aus. In bis zu 15% der Fälle kann es sich um ein Mosaik einer de-novo Mutation oder eine non-TR-RTH handeln.

Bei der RTH findet sich regelhaft eine Struma meist erheblichen Ausmaßes, nicht selten auch mit Knotenbildung. Typisch ist auch die rasche Entwicklung einer Rezidivstruma nach ablativer Therapie. Eine über die Schilddrüsensonografie hinausgehende Bildgebung ist meist nur zum konkreten Ausschluss der Differenzialdiagnose eines TSH-produzierenden Hypophysenadenoms erforderlich. Die Durchführung einer Schilddrüsenszintigrafie ist üblicherweise nicht erforderlich, sie zeigt meist einen erhöhten Radionuklid-Uptake.

6.6 Struma bei TSH-om oder Schilddrüsenhormonresistenz

Differenzialdiagnose

Differentialdiagnostisch muss die RTH von allen Formen der Hyperthyroxinämie abgegrenzt werden. Eine Interferenz durch Medikamente, die die Schilddrüsenfunktion beeinflussen und Veränderungen an Schilddrüsenhormonbindungsproteinen (Thyroxin-bindendes Globulin, Transthyretin und Albumin) spielen im Zeitalter der Bestimmung der freien T4 und T3 Serumkonzentrationen nur noch eine untergeordnete Rolle. Die Bestimmung des α-Subunits ermöglicht häufig, aber nicht immer, eine Abgrenzung der RTH von TSH-produzierenden Hypophysenadenomen, die häufig einen disproportionalen Anstieg des α-Subunits aufweisen. Gegebenenfalls sollte auch eine weiterführende Bildgebung (MR oder CT der Hypophyse) durchgeführt werden. Antikörper gegen den TSH-Rezeptor (TRAK) sprechen gegen eine RTH und sollten an eine immunogene Hyperthyreose (mit endokriner Orbitopathie: M. Basedow) denken lassen, bei der sich allerdings die typische Laborkonstellation der RTH nur in der Übergangsphase einer Intervention findet.

Die RTH muss außerdem von zwei anderen Syndromen mit reduzierter Schilddrüsenhormonwirkung abgegrenzt werden. Beim Allan-Herndon-Dudley-Syndrom führen Mutationen im Monocarboxylat-Transporter-8 (MCT8)-Gen zu neuropsychiatrischen Störungen, Hypotonie, Muskelschwäche, Lauf- und Sprachstörungen sowie charakteristischen Veränderungen der Schilddrüsenhormonwerte. Meist finden sich erhöhte T3 und niedrige T4 und reverse-T3 Spiegel sowie ein hochnormales oder erhöhtes TSH. Das MCT8-Gen liegt auf dem X-Chromosom, so dass die Vererbung X-chromosomal erfolgt. Mittlerweile sind mehr als 100 männliche Patienten aus über 26 Familien mit MTC8-Mutationen bekannt. Eine spezifische Therapie ist nicht möglich. Bei einem anderen, erst kürzlich identifizierten Syndrom mit einem Defekt der Deiodierung von T4 zu T3 fanden sich Mutationen im Selenocystein-Insertionssequenz-Bindungsprotein-2 (SBP2). Mittlerweile sind zwei Familien mit diesem Defekt bekannt, der zu Wachstumsverzögerung und Kleinwuchs führt. Bei den Laboruntersuchungen findet sich ein erhöhtes T4 und reverse-T3 sowie ein niedriges T3 bei leicht erhöhtem TSH. Die Therapieoptionen sind derzeit unklar, möglicherweise ist eine T3- oder Selen-Substitution erfolgversprechend.

Therapie

Eine kausale Therapie der RTH ist nicht verfügbar. Unter der Voraussetzung einer ausreichenden Iodidversorgung sind viele Patienten klinisch euthyreot und bedürfen keiner spezifischen Behandlung. In Iodmangelgebieten, vor allem bei Patienten mit einer Struma, sollte eine Iodidsupplementation mit bis zu 500 ug täglich durchgeführt werden. Eine Behandlung mit supraphysiologischen Dosen von L-T3 als Einzeldosis an jedem zweiten Tag kann zur Verkleinerung einer Struma ohne Auftreten wesentlicher Nebenwirkungen eingesetzt werden. Die L-T3-Dosis sollte dabei sukzessive erhöht werden, bis TSH und Thyreoglobulin supprimiert sind. Bei einer stärker ausgeprägten Resistenz ist eine Behandlung mit Schilddrüsenhormonen erforderlich, in Einzelfällen mit bis zu 1000 ug T4 täglich. Aufgrund der überwiegenden Expression von TRα1 ist das Herz nicht von der Resistenz betroffen, so dass diese Patienten häufig eine ausgeprägte Tachykardie entwickeln. Diese kann mit ß-Blockern behandelt werden, vorzugsweise mit Atenolol, welches nur in geringem Ausmaß die Konversion von T4 zu T3 hemmt. Eine Reihe von Patienten sind auch mit Schilddrüsenhormonanaloga, wie z. B. TRIAC oder D-T4, mit Bromocriptin oder mit Octreotid behandelt worden. Eine ablative Therapie (Operation, Radioiodtherapie) erschwert die Behandlung bei RTH, da die Dosisanpassung der Schilddrüsenhormonsubstitution danach meist komplizierter wird.

Eine pränatale Diagnostik und humangenetische Beratung wird für Familien mit schweren Verlaufsformen der RTH mit Kleinwuchs oder geistiger Retardierung empfohlen. Mütter mit RTH haben eine höhere Abortrate und gebären häufiger Kinder mit niedrigen Geburtsgewicht, selbst wenn das Kind nicht von der RTH betroffen ist. Der Nutzen einer intrauterinen Behandlung des Feten ist allerdings zweifelhaft. Bei Kindern sollte besonders auf das Wachstum, die Knochenreifung und die geistige Entwicklung geachtet werden. In Einzelfällen kann hierfür die Bestimmung des Grundumsatzes, der Stickstoffbilanz und des SHBG-Serumspiegels nützlich sein.

Abkürzungen

FSH	Follikel-stimulierendes Hormon
GH	Wachstumshormon
LH	Luteinisierendes Hormon
MCT8	Monocarboxylat-Transporter-8
non-TR-RTH	RTH ohne Mutation im TRß
PRL	Prolaktin
RTH	Schilddrüsenhormonresistenz (resistance to thyroid hormone)
SBP2	Selenocystein-Insertionssequenz-Bindungsprotein-2

6.6 Struma bei TSH-om oder Schilddrüsenhormonresistenz

SHBG	Sexhormon-bindendes Globulin
T3	Triiodthyronin
T4	Thyroxin
TRIAC	Triiodthyroacetat
TR	Schilddrüsenhormonrezeptor (thyroid hormone receptor)
TRAK	TSH-Rezeptor Antikörper
TRE	Triiodthyronin Reaktions Element (thyroid hormone response element)
TSH	Thyreotropin
TSH-om	TSH-produzierendes Hypophysenadenom

Literatur

[1] Abs R, Stevenaert A, Beckers A: Autonomously functioning thyroid nodules in a patient with a thyrotropin-secreting pituitary adenoma: possible cause-effect relationship. Eur J Endocrinol (1994) 131:355-358

[2] Beck-Peccoz P, Chatterjee VKK, Chin WW et al.: Nomenclature of thyroid hormone receptor ß-gene mutations in resistance to thyroid hormone: Consensus statement from the first workshop on thyroid hormone resistance, July 10-11 1993, Cambridge, United Kingdom. J Clin Endocrinol Metab (1993) 78:990-993

[3] Beck-Peccoz P, Persani L: TSH-producing adenomas. In: JL Jameson, LJ DeGroot, (Eds) "Endocrinology. 5th edition", W.B. Saunders Pub., USA, (2010) pp. 475-484

[4] Bottcher Y, Paufler T, Stehr T, Bertschat FL, Paschke R, Koch CA: Thyroid hormone resistance without mutations in thyroid hormone receptor beta. Med Sci Monit (2007) 13:CS 67-70

[5] Chatterjee VK: Nuclear receptors and human disease: Resistance to thyroid hormone and lipodystrophic insulin resistance. Ann Endocrinol (Paris) (2008) 69:103-106

[6] Dhingra S, Owen PJ, Lazarus JH, Amin P: Resistance to thyroid hormone in pregnancy. Obstet Gynecol (2008) 112:501-503

[7] Dumitrescu AM, Liao X-H, Abdullah SYM et al.: Mutations in SECISBP2 result in abnormal thyroid hormone metabolism. Nature Genetics (2005) 37:1247-1252

[8] Dumitrescu AM, Liao XH, Best TB et al.: A Novel Syndrome Combining Thyroid and Neurological Abnormalities Is Associated with Mutations in a Monocarboxylate Transporter Gene. Am J Hum Genet (2004) 74:168-175

[9] Friesema EC, Grueters A, Biebermann H et al.: Association between mutations in a thyroid hormone transporter and severe X-linked psychomotor retardation. Lancet (2004) 364:1435-1437

[10] Hayashi Y, Janssen OE, Weiss RE, Murata Y, Seo H, Refetoff S: The relative expression of mutant and normal thyroid hormone receptor genes in patients with generalized resistance to thyroid hormone determined by estimation of their specific messenger ribonucleic acid products. J Clin Endocrinol Metab (1993) 76:64-69

[11] Janssen OE: Resistenz gegen Schilddrüsenhormone. Internist (1998) 39:613-618

[12] Refetoff S, Dumitrescu AM: Syndromes of reduced sensitivity to thyroid hormone: genetic defects in hormone receptors, cell transporters and deiodination. Best Pract Res Clin Endocrinol Metab (2007) 21 (2):277-305

[13] Refetoff S, DeWind LT, DeGroot LJ: Familial syndrom combining deafmutism, stippled epiphyses, goiter,and abnormally high PBI: possible target organ refactoriness to thyroid hormone. J Clin Endocrinol Metab (1967) 27:279-294

7

Therapie der „Struma maligna"

7.1

Bedeutung der FDG-PET/CT in der Diagnostik und Therapie des differenzierten Schilddrüsenkarzinoms

B. Riemann, M. Barendse-Hofmann, T. Kodalle, O. Schober

Das differenzierte Schilddrüsenkarzinom hat insgesamt eine ausgezeichnete Prognose. Das hängt insbesondere mit der Iodspeicherung des Gewebes und der dadurch bedingten Möglichkeit der diagnostischen und therapeutischen Anwendung von Radioiod (^{131}I) zusammen. Dennoch gibt es eine Reihe von Tumoren, die die Fähigkeit der Iodspeicherung verloren haben und daher nicht mit der ^{131}I-Ganzkörperszintigrafie sichtbar gemacht werden können. Eine primäre oder sekundär aufgetretene Entdifferenzierung des Tumorgewebes oder von Teilen des Tumors kann die Ursache der fehlenden Iodspeicherung sein. Die ^{18}F-FDG-PET spielt in der Diagnostik maligner Tumoren eine zunehmende Bedeutung. Durch die Kombination des molekularen Verfahrens der PET mit der morphologischen Bildgebung (CT) im Sinne eines Hybridverfahrens lässt sich bei zahlreichen Tumoren die diagnostische Treffsicherheit deutlich steigern. Die Rolle der ^{18}F-FDG-PET/CT beim differenzierten Schilddrüsenkarzinom ist letztlich noch nicht geklärt. Erste Daten zeigen einen Nutzen der ^{18}F-FDG-PET im Nachweis entdifferenzierter Tumoren [1]. Ob die ^{18}F-FDG-PET/CT die diagnostische Treffsicherheit erhöht, ist bislang unklar. Ziel der Studie ist es, die Bedeutung der ^{18}F-FDG-PET/CT beim differenzierten Schilddrüsenkarzinom zu untersuchen und die ^{18}F-FDG-PET/CT-Ergebnisse mit denen der ^{131}I-Ganzkörperszintigrafie zu vergleichen. Von Interesse ist insbesondere der Einfluss der ^{18}F-FDG-PET/CT-Ergebnisse auf die Änderung des therapeutischen Vorgehens bei den Patienten.

In einem Zeitraum von 2007-2009 wurden 141 ^{18}F-FDG-PET/CT-Untersuchungen bei Patienten mit differenziertem Schilddrüsenkarzinom in der Klinik und Poliklinik für Nuklearmedizin des Universitätsklinikums Münster durchgeführt, die in die Auswertung einbezogen wurden. Die Gründe für die ^{18}F-FDG-PET/CT waren unterschiedlich, die Untersuchung war stets klinisch indiziert. Das mittlere Alter der Patienten betrug 54 ± 19 Jahre, 93 waren weiblichen 48 männlichen Geschlechts. Die untersuchten Tumoren wurden nach dem T-Stadium unterteilt (AJCC 2009). 23 Tumoren waren pT1-Tumoren (16%), 27 waren pT2-Tumoren (19%), 59 hatten das Tumorstadium pT3 (42%), 24 waren pT4-Tumoren (17%) und 8 Tumoren ließen sich nicht sicher einem Tumorstadium zuordnen (pTx 6%). 24 Tumoren waren low-risk-Tumoren (17%) und 117 waren high-risk Tumoren (83%) gemäß den Kriterien der European Thyroid Association. Zusätzlich wurden für jede Untersuchung die Parameter Thyreoglobulin (Tg)-Spiegel, Zytologie/Histologie, Sonografie, ^{131}I-Ganzkörperszintigrafie sowie der weitere klinische Verlauf erfasst und mit den Ergebnissen der ^{18}F-FDG-PET/CT verglichen. Schließlich wurde für jede ^{18}F-FDG-PET/CT-Untersuchung kontrolliert, inwieweit das therapeutische Management des Patienten in Abhängigkeit des ^{18}F-FDG-PET/CT-Befundes geändert wurde.

Die Sensitivität der ^{18}F-FDG-PET/CT lag insgesamt bei 88%, die Spezifität betrug ebenfalls 88%. Im Vergleich dazu war die Sensitivität für die ^{18}F-FDG-PET allein mit 82% geringer. Die Spezifität der ^{18}F-FDG-PET war mit 88% gleich hoch. Für die ^{131}I-Ganzkörper-Szintigrafie wurde eine Sensitivität von nur 63% gefunden, die Spezifität betrug 97%. Die ^{18}F-FDG-PET/CT-Untersuchungen wurden in zwei Gruppen geteilt – in diejenigen, bei denen die ^{131}I-Ganzkörperszintigrafie positiv war (GKS +) und diejenigen mit negativer ^{131}I-Ganzkörperszintigrafie (GKS –). In der Gruppe der GKS-Patienten war die Sensitivität der ^{18}F-FDG-PET/CT mit 97% am höchsten. Wenn die Ergebnisse der ^{18}F-FDG-PET und der GKS zusammen genommen wurden, so wurde nur in 2% Tumorgewebe übersehen (falsch negative Befunde). Die Kombination von GKS und ^{18}F-FDG-PET/CT resultierte in nur einem falsch negativen Befund (1%). Wurde der Einfluss der ^{18}F-FDG-PET/CT auf die Änderung der therapeutischen Strategie erfasst, so führte die ^{18}F-FDG-PET/CT in 14% zu einer Änderung der Therapie, in 7% wurde eine Änderung der chirurgischen Therapie beobachtet.

Schließlich wurde der Zusammenhang zwischen den Ergebnissen der ^{18}F-FDG-PET/CT und dem Tg-Spiegel untersucht. Bei einem Tg > 2 ng/ml war die Anzahl der falsch negativen ^{18}F-FDG-PET/CT-Studien am geringsten. Der TSH-Spiegel und das Tumorstadium hatten keinen Einfluss auf die ^{18}F-FDG-PET/CT-Ergebnisse.

Die ^{18}F-FDG-PET/CT liefert gute Ergebnisse in der Diagnostik des differenzierten Schilddrüsenkarzinoms und ist in der Sensitivität der ^{18}F-FDG-PET allein überlegen. Die größte Bedeutung hat die ^{18}F-FDG-PET/CT bei Patienten mit negativer ^{131}I-Ganzkörperszintigrafie und erhöhtem Tg-Wert. Es konnte gezeigt werden, dass

7.1 Bedeutung der FDG-PET/CT in der Diagnostik und Therapie

die ^{18}F-FDG-PET/CT direkte Auswirkungen auf die therapeutische Strategie der Patienten bzw. auf Änderungen des Therapiekonzeptes hat.

Erste Daten einer multizentrischen Analyse mit deutlich höheren Fallzahlen bestätigen diese Ergebnisse und unterstreichen die Bedeutung der ^{18}F-FDG-PET/CT in der Diagnostik des differenzierten Schilddrüsenkarzinoms.

Tab. 1

	Sensitivität	Spezifität	Sensitivität - GKS negativ	Spezifität - GKS negativ
^{18}F-FDG-PET [1]	75%	90%	85%	90%
^{18}F-FDG-PET [Münster]	82%	88%	90%	92%
^{18}F-FDG-PET/CT [Münster]	88%	88%	97%	92%

Literatur

[1] Grünwald F et al.: Fluorine-18 fluorodeoxyglucose positron emission tomography in thyroid cancer: results of a multicentre study. Eur J Nucl Med (1999)26:1547-1552.

7.2

Differenziertes Schilddrüsenkarzinom: Radioiodtherapie unter endogener oder exogener TSH-Stimulation

M. Luster, M. Dietlein

Differenzierte Schilddrüsenkarzinome (DTC, papilläre und follikuläre Karzinome) haben eine gute Prognose. Die weltweit beschriebene Inzidenzerhöhung ist in erster Linie auf papilläre (Mikro-)karzinome (bei jungen Frauen) zurückzuführen [1, 2]. Wahrscheinliche Ursache ist die verbesserte und vermehrte Diagnostik mit Ultraschall und Feinnadelpunktion (höhere Sensitivität der zytologischen Untersuchungen bei papillären Karzinomen). Auch weitere Faktoren, z. B. Umwelteinflüsse oder Ernährungsgewohnheiten, werden diskutiert.

Intra- bzw. postoperativ werden die Schilddrüsenkarzinome nach dem TNM-Staging-System klassifiziert. Kriterien sind neben dem histopathologischen Typ die Tumorgröße, die Infiltration benachbarter Strukturen (T) sowie das evtl. Vorliegen von Lymphknoten- (N) bzw. Organmetastasen (M) (siehe Tabelle 1) [3].

Therapie der Wahl beim DTC ist die totale Thyreoidektomie und ggf. Lymphknotendissektion mit anschließender adjuvanter Radioiodablation. Nur kleine solitäre papilläre Karzinome mit einem Durchmesser < 10 mm können mit einer Lobektomie ausreichend behandelt werden. Gemäß den Leitlinien der EANM (European Association of Nuclear Medicine), der ATA (American Thyroid Association), der ESMO (European Society for Medical Oncology) und der DGN (Deutsche Gesellschaft für Nuklearmedizin) ist die ablative I-131-Therapie beim differenzierten Schilddrüsenkarzinom sowohl in der high-risk-Gruppe (pT3, pT4, jedes N1, jedes M1) als auch in der low-risk-Gruppe (pT1b, pT2) eine Standardprozedur [4-7]. Sie ist auch beim papillären Schilddrüsenkarzinom ≤ 10 mm bei Multifokalität (pT1m), beim Vorliegen von Lymphknotenmetastasen und/oder bei Fernmetastasen indiziert (Verfahrensanweisung der DGN von 2007, [7]). Andere mögliche

Kriterien für die Einzelfallentscheidung zur Entscheidung pro ablative Therapie sind:

- Sicherheitsbedürfnis des Patienten
- Familiarität
- Nähe zur Schilddrüsenkapsel
- Vorbestrahlung (z. B. im Rahmen anderer Neoplasien)
- aggressivere histologische Varianten
- interdisziplinäres Therapiekonzept

Tab. 1: TNM-Staging-System 2010 (p: postoperativ histopathologisch gesichert; c: klinischer Befund)

pT1a	Tumor ≤ 1 cm, beschränkt auf die Schilddrüse
pT1b	Tumor > 1 bis ≤ 2 cm, beschränkt auf die Schilddrüse
pT2	Tumor > 2 cm und ≤ 4 cm, beschränkt auf die Schilddrüse
pT3	Tumor > 4 cm, beschränkt auf die Schilddrüse (früher pT3a) und alle differenziertenTumoren mit organüberschreitendem Wachstum im M. sternocleidomastoideus und/oder das perithyreoidale Fettgewebe (früher pT3b)
pT4a	Tumorausbreitung über die Schilddrüsenkapsel mit Invasion der folgenden Strukturen: subkutanes Weichgewebe, Larynx, Trachea, Ösophagus, N. laryngeus recurrens
pT4b	Tumorinvasion in die prävertebrale Faszie, mediastinale Gefäße oder Einschluss der A. carotis
pN0	keine regionalen Lymphknotenmetastasen
pN1a	regionale Lymphknotenmetastasen im Level IV (prätracheal und paratracheal inklusive prälaryngeal und Delphische Lk)
pN1b	Metastasen in anderen unilateralen, bilateralen oder kontralateralen zervikalen oder oberen/superioren mediastinalen Lymphknoten
cM0	keine Fernmetastasen
cM1	Fernmetastasen
(m)	multifokaler Tumor

Die Radioiodtherapie erfordert eine angemessene TSH-Stimulation, um eine optimale Aktivierung des (TSH-abhängigen) Natrium-Iodid-Symporters (NIS) in der Zellwand zu gewährleisten; hierbei werden TSH-Spiegel > 30 mU/l als adäquat betrachtet. Typischerweise stellen sich TSH-Spiegel in dieser Höhe etwa drei Wochen nach Thyreoidektomie (bei Kindern sind meist zwei Wochen hinreichend) oder vier Wochen nach Absetzen einer Levothyroxin-Substitution ein. Da die mit dem TSH-Anstieg verbundene Hypothyreose bei Patienten nicht nur zu Unannehmlichkeiten, sondern zu gravierenden gesundheitlichen Folgen führen kann [8-10], wird als Alternative zur Vorbereitung auf die Ablation heute rekombinantes humanes TSH empfohlen [4, 6]. Exogene Stimulation mit rhTSH und konventionelle Behandlung in iatrogener Hypothyreose führen zu statistisch äquivalenten Ergebnissen [11, 12]. Mit dem Einsatz von rhTSH können die Nachteile der ansonsten erforderlichen Unterfunktion vermieden und die Strahlenexposition des Restkörpers bei der Radioiodtherapie reduziert werden [13]. Die in verschiedenen Untersuchungen belegten körperlichen und mentalen Beeinträchtigungen in der hypothyreoten Phase führen zu Einschränkungen bei der Verrichtung täglicher Aktivitäten und zu wirtschaftlichen Konsequenzen durch verringerte Arbeitsleistung [14, 15]. Dies wurde aktuell nochmals durch eine retrospektive Erhebung bei über 2.000 betroffenen Patienten im Rahmen einer Fragebogenaktion durch ein Konsortium internationaler Selbsthilfeorganisationen belegt. Unter diesem Gesichtspunkt können die Ablation und Nachsorge unter exogener Stimulation in Euthyreose auch zur Verbesserung der Compliance beitragen [16].

In den letzten Jahren ist rhTSH bereits vielfach zur initialen Behandlung eingesetzt worden, die „publizierte" Zahl der Patienten umfasst mehrere hundert Anwendungen. Eine zunehmende Evidenz besteht auch für Verwendung von rhTSH bei N1/lokal invasiven high-risk-Patienten [17].

Erstmals wurde im Jahr 2008 eine größere, retrospektive Untersuchung zur Wirksamkeit der rhTSH-Ablation mit dem Endpunkt „Rezidivrate" veröffentlicht. Diese monozentrische Studie am Memorial Sloan-Kettering Hospital in New York untersuchte fast 400 Patienten und berichtete vergleichbare Rezidivraten für Patienten nach endogener versus exogener TSH-Stimulation. Ausgehend von einer M0-Klassifikation vor der I-131-Ablation ergaben sich bei 302 Patienten mit rhTSH-Stimulation und 69 Patienten mit endogener Stimulation keine Unterschiede im Ablationserfolg, in der Rezidivrate und in der Krankheitspersistenz innerhalb eines Follow-up von etwa 3 Jahren [18].

Auf der Basis der vorliegenden Daten entschloss sich die Task Group der European Association of Nuclear Medicine, erstmals eine generelle Empfehlung zum Einsatz von rhTSH bei der Restgewebe-Ablation auszusprechen: „For now, unless economically unfeasible, the use of rhTSH is generally the preferred TSH stimulation method before radioiodine ablation with medium-large activities (e. g. 1.85 - 3.7 GBq) of radioiodine" [4]. Dieser Argumentation schloss sich in jüngster Vergangenheit auch die europäische Zulassungsbehörde EMA an und stimmte einer Indikationserweiterung für alle Tumorstadien ohne das Vorliegen distanter Metastasen zu.

Mit der Zulassung von rekombinantem humanen TSH zur Ablation bei der lokoregionären Tumorausdehnung pT1-4 N0-1 M0 und zur diagnostischen Ganzkörper-Szintigrafie steht zudem ein Verfahren zur Verfügung, welches bei gleichwertigen diagnostischen wie therapeutischen Ergebnissen die Strahlenexposition des Restkörpers um etwa 35% senkt [13]. Diese niedrigere Blutdosis verringerte beim Vergleich der Gabe von Standardaktivitäten (3,7 GBq I-131) unter rhTSH versus Hypothyreose die Nebenwirkungsrate in Bezug auf hämatologische Parameter, Speicheldrüsenfunktion und Fertilitätsparameter.

Bei der Realisierung eines möglichst optimalen Ablaufs zwischen Thyreoidektomie und der Entscheidung über eine ablative Radioiodtherapie kommt der Vernetzung zwischen der Chirugie, dem Hausarzt bzw. dem niedergelassenen Nuklearmediziner/Endokrinologen eine zentrale Bedeutung zu. In Absprache mit der weiterbehandelnden Klinik für Nuklearmedizin erfolgt in Vorbereitung auf die Radioioablation entweder eine exogene TSH-Stimulation durch Injektion von rhTSH bei unmittelbar eingeleiteter Schilddrüsenhormon-Substitution oder es wird auf eine Schilddrüsenhormon-Substitution verzichtet (endogene TSH-Stimulation).

Bei der selten kurativ, meistens jedoch palliativ recht wirksamen Radioiodtherapie von Metastasen kann die Vorbereitung mit rekombinantem TSH ebenfalls hilfreich sein. Im Gegensatz zur zulassungskonformen Anwendung der exogenen TSH-Stimulation bei der ablativen Radioiodtherapie ist derzeit bei der Vorbereitung der Metastasentherapie rhTSH jedoch nur im Rahmen individueller Heilversuche einsetzbar.

Die therapeutischen Radioiodaktivitäten werden entsprechend der Risikoeinstufung gewählt. Standardaktivitäten liegen zwischen ca. 1,1 GBq (30 mCi) bis $\geq$ 3,7 GBq (100 mCi) bei Ablation in Hypothyreose. Zur ablativen Radioiodtherapie nach exogener Stimulation wird eine Standardaktivität von 3,7 GBq verwendet [4].

Höhere Aktivitäten gehen tendenziell mit höheren Erfolgsraten einer vollständigen Ablation einher [19]. Ist hingegen die Verwendung geringerer Aktivitäten zur initialen Therapie derzeit Gegenstand der Forschung, so beschäftigten sich in jüngster Vergangenheit zwei prospektive Studien mit der Schlüsselfrage der Notwendigkeit zur Anpassung der standardisierten Radioidgaben bei low-risk-Patienten. Es wurde untersucht, ob 1.1 GBq I-131 gleich effektiv wie 3.7 GBq I-131 für einen Ablationserfolg sind. Motivation für dieses Konzept waren das über die Jahre „veränderte Patientenkollektiv" (s. o.) sowie eine erwünschte geringere extrathyroidale Strahlenexposition und ggf. kürzere Liegezeiten. Zusätzlich wurden zwei weitere Studienarme „rhTSH vs. Hormonentzug" betrachtet. Vorläufige Ergebnisse zeigen vergleichbare Ablationsraten in allen vier Gruppen, weitere Studien bei high-risk-Patienten sind erforderlich [20].

Literatur

[1] American Cancer Society. What Are The Key Statistics About Thyroid Cancer? Atlanta: American Cancer Society; 2008. Quelle: http://www.cancer.org. Eingesehen November 2009

[2] Chen AY, Jemal A, Ward EM: Increasing incidence of differentiated thyroid cancer in the United States, 1988-2005. Cancer (2009) 115:3801-3807

[3] TNM Classification of Malignant Tumours 2010 (7. Auflage). International Union against Cancer (2010)

[4] Luster M, Clarke SE, Dietlein M et al.: Guidelines for radioiodine therapy of differentiated thyroid cancer. Eur J Nucl Med Mol Imaging (2008) 35:1941-1959

[5] Cooper DS, Doherty GM, Haugen BR et al.: Revised American Thyroid Association Management Guidelines for Patients with Thyroid Nodules and Differentiated Thyroid Cancer. Thyroid (2009) 19:1-48

[6] Pacini F, Castagna MG, Brilli L et al.: Differentiated thyroid cancer: ESMO Clinical Recommendations for diagnosis, treatment and follow-up. Annals of Oncology (2009) 20:143-146

[7] Dietlein M, Dressler J, Eschner W et al.: Procedure guidelines for radioiodine therapy of differentiated thyroid cancer (Version 3). Nuklearmedizin (2007) 46:213-219

[8] Dow KH, Ferrell BR, Anello C: Quality of life changes in patients with thyroid cancer after withdrawal of thyroid hormone therapy. Thyroid (1997) 7:613-619

[9] Schroeder PR, Haugen BR, Pacini F et al.: A Comparison of Short-Term Changes in Health-Related Quality of Life in Thyroid Carcinoma Patients Undergoing Diagnostic Evaluation with Recombinant Human Thyrotropin Compared with Thyroid Hormone Withdrawal. J Clin Endocrinol Metab (2006) 91:878-884

[10] Dueren C, Dietlein M, Luster M et al: The Use of Thyrogen® in the Treatment of Differentiated Thyroid Carcinoma: An Intraindividual Comparison of Clinical Effects and Implications of Daily Life. Exp Clin Endocrinol Diabetes (2009) 117:1-7

[11] Elisei R, Schlumberger M, Driedger A et al.: Follow-Up of Low-Risk Differentiated Thyroid Cancer Patients Who Underwent Radioiodine Ablation of Postsurgical Thyroid Remnants after Either Recombinant Human Thyrotropin or Thyroid Hormone Withdrawal. J Clin Endocrinol Metab (2009) 94:4171-4179

[12] Vianello F, Mazzarotto R, Mian C et al.: Clinical Outcome of Low-risk Differentiated Thyroid Cancer Patients after Radioiodine Remnant Ablation and Recombinant Human Thyroid-stimulating Hormone Preparation. Clin Oncol (R Coll Radiol). 2011 Mar 14. [Epub ahead of print]

[13] Hänscheid H, Lassman M, Luster M et al.: Iodine Biokinetics and Dosimetry in Radioiodine Therapy of Thyroid Cancer: Procedures and Results of a Prospective International Controlled Study of Ablation After rhTSH or Hormone Withdrawal. The Journal of Nuclear Medicine (2006) 47:648-654

[14] Mernagh P, Campbell S, Dietlein M et al.: Cost-effectiveness of using recombinant human TSH prior to radioiodine ablation for thyroid cancer, compared with treating patients in a hypothyroid state: the German perspective. Eur J Endocrinol (2006) 155:1-11

[15] Borget I, Corone C, Nocaudie M et al.: Sick leave for follow-up control in thyroid cancer patients: comparison between stimulation with Thyrogen and thyroid hormone withdrawal. Eur J Endocrinol (2007) 156:531-538

[16] Cohen O, Dabhi S, Karasik A et al.: Compliance with follow-up and the informative value of diagnostic whole-body scan in patients with differentiated thyroid carcinoma given recombinant human TSH . Eur J Endocrin (2004) 150:285-290

[17] Luster M, Lippi F, Jarzab B et al.: rhTSH-aided radioiodine ablation and treatment of differentiated thyroid carcinoma: A comprehensive review. Endocr Rel Cancer (2005) 12:49-64

[18] Tuttle RM, Brokhin M, Omry G et al.: Recombinant human TSH – associated radioactive iodine remnant ablation achieves short-term clinical recurrence rates similar to those of traditional thyroid hormone withdrawal. J Nucl Med (2008) 49:764-770

[19] Hackshaw A, Harmer C, Mallick U, Haq M, Franklyn JA: 131I activity for remnant ablation in patients with differentiated thyroid cancer: A systematic review. J Clin Endocrinol Metab (2007) 92:28-38

[20] Zanotti-Fregonara P, Hindié E, Toubert ME et al.: What role for recombinant human TSH in the treatment of metastatic thyroid cancer? Eur J Nucl Med Mol Imaging (2009) 36(6):883-885

7.3
Hochdosierte Radioiodtherapie mit 28 GBq ^{131}I bei ausgedehnt ossär metastiertem follikulärem Schilddrüsenkarzinom – Effektivität der Therapie vs. Knochenmarktoxität

C. Neumann, A.H. Hering, H.J. Schmoll, M. Bähre

Kasus

56-jährige Patientin mit initialer Wirbelsäulenmetastasierung (MRT-morphologisch gesichert 06/2009), mittels FDG-PET-CT V. a. Schilddrüsenmalignom und zusätzliche ossäre Metastasierung im Os ilium links und im rechten Trochantermassiv.

Histologische Sicherung eines FTC jeweils infolge der Spondylodese (mit Metastasenexzision), hiernach totale Thyreoidektomie (Histologie: minimal invasives follikuläres Schilddrüsenkarzinom pT1(10mm) cN0 pM1o, jeweils 07/2009.

Ablative risikoadaptierte Radioiodtherapie mit 22 GBq 10/2009 mit guter Radioiodspeicherung in den bekannten Tumormanifestationen.

Abfall des Tumormarkers TG von prätherapeutisch 2500 ng/ml (TSH-stimuliert) auf 34 ng/ml (unter TSH-Suppression) acht Monate posttherapeutisch.

Hiernach kontinuierlicher TG-Anstieg bis 54 ng/ml im Januar 2011, Einleitung einer umfassenden ^{123}I-Diagnostik und FDG-PET-CT.

Deutlich Iod- und sehr gering glukosestoffwechselaktives Resttumorgewebe in den bekannten ossären Lokalisationen.

Daraufhin zweite hochdosierte Radioiodtherapie mit 28 GBq [131]I – prätherapeutisch zweifacher frustraner Versuch der Stammzellasservierung.

7 Therapie der „Struma maligna"

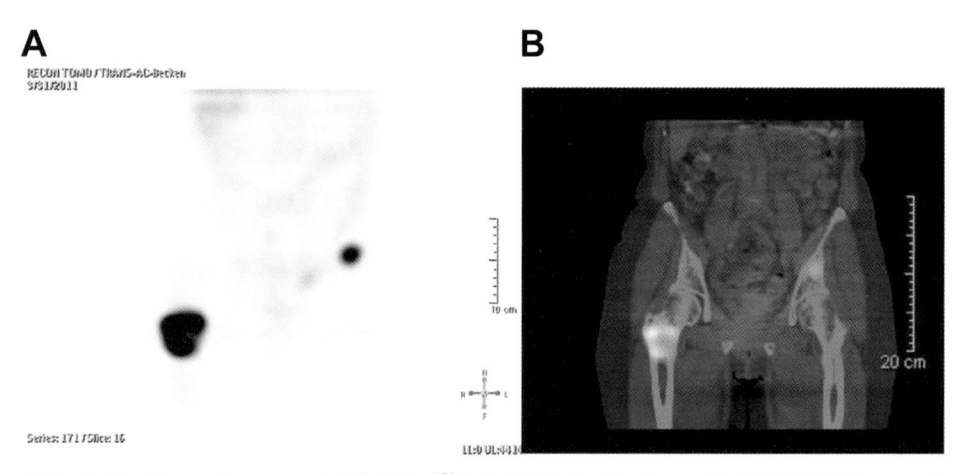

Abb. 1: Posttherapiescan nach 28 GBq ^{131}I, A: MIP des Beckens; B: SPECT/CT – repräsentativer koronaler Schnitt

Schlussfolgerung

Die hochdosierte Radioiodtherapie ist auch bei ausgeprägt ossär metastasierten, differenzierten Schilddrüsenkarzinomen sicher und effizient.

Bei adäquatem einzeitigen Vorgehen kurativer Ansatz auch noch bei ausgedehnter ossärer Metastasierung möglich.

Eine zwischenzeitliche Knochenmarkdepression ist in interdisziplinärer Betreuung sicher beherrschbar und weitgehend regredient.

Offene Diskussionspunkte

Deutlich ausgeprägtere Knochenmarkdepression nach vorangegangener Knochenmarkstimulation.

TG-Abfall im einzeitigen Konzept deutlich höher als bei fraktionierter Radioiodgabe bei gleicher Kumulativaktivität trotz höherem Initial-TG (ng/ml) 2500 auf 7 vs. 700 auf 100.

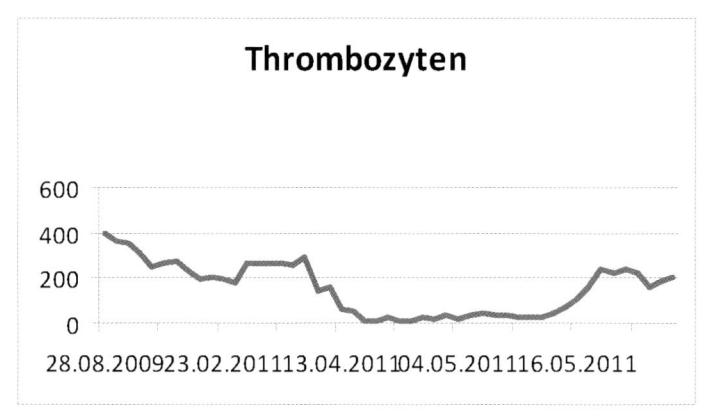

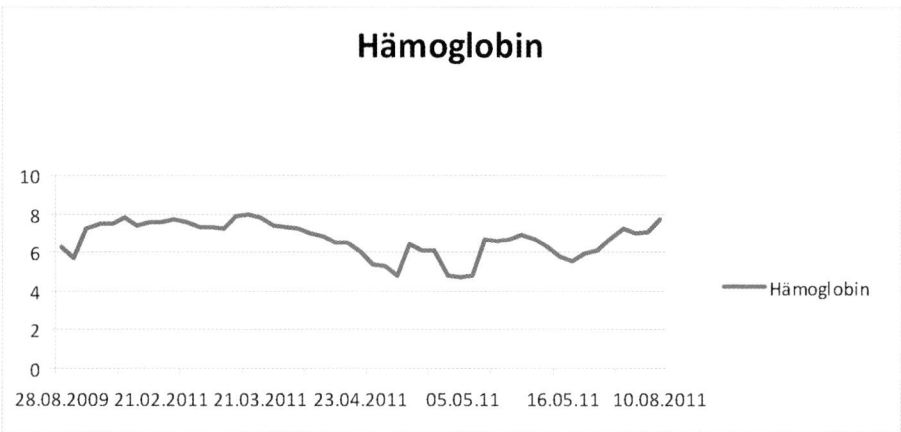

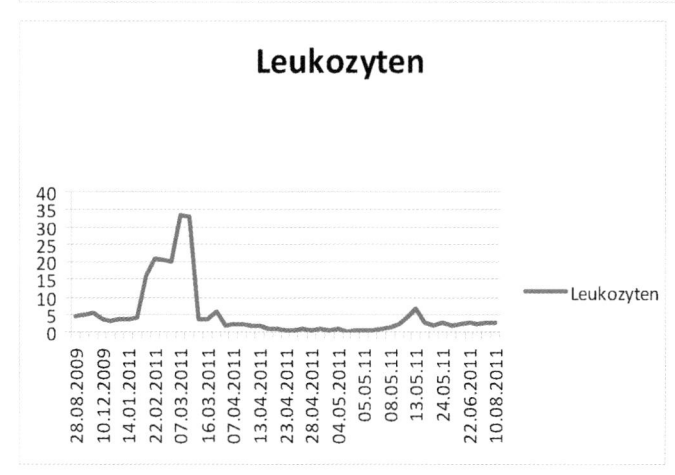

7.3 Hochdosierte Radioiodtherapie mit 28 GBq 131-I

Abb. 2: Verlauf der Blutwerte

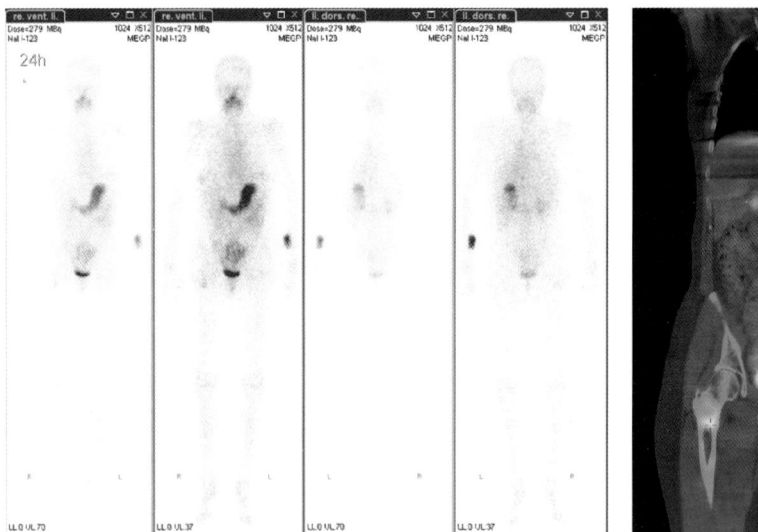

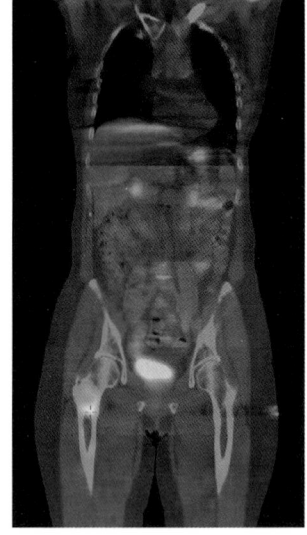

Abb. 3: Restaging 6 Monate nach 2. Radioiodtherapie mittels ^{123}I-Ganzkörperszintigrafie inkl. SPECT/CT

7.4
Radioiodtherapie beim differenzierten Schilddrüsenkarzinom: Schilddrüsenhormonentzug, rhTSH oder Kombination von beiden?

A. Vrachimis, O. Schober, B. Riemann

Einleitung

Die Radioiodtherapie (RIT) nach primär kompletter bzw. fast-kompletter Thyreoidektomie gilt als Standard-Verfahren bei nahezu allen differenzierten Schilddrüsenkarzinomen (Differentiated Thyroid Cancer; DTC). Lediglich bei sehr kleinen solitären Tumoren (≤ 1 cm) ohne Anzeichen von Lymphknoten- oder Fernmetastasen kann unter bestimmten Umständen auf eine RIT verzichtet werden. Vor einer RIT ist ein erhöhtes Thyreoidea stimulierendes Hormon (TSH) erforderlich, das konventionell im Sinne der „endogenen Stimulation" durch einen 4- bis 5-wöchigen Entzug des Schilddrüsenhormons (Thyroid Hormone Withdrawal; THW) herbeigeführt wird. Der Hormonentzug führt zu Hypothyreose-assoziierter Morbidität und bei der RIT zu erhöhter extrathyreoidaler Strahlenexposition. Ein alternativer Ansatz wäre, eine suppressive Behandlung mit L-Thyroxin direkt nach der Operation für bis zu vier Wochen zu beginnen und den Patienten rekombinantes humanes TSH (rhTSH, TSH-alfa; Thyrogen®; Genzyme Corp, Cambridge, MA) 0,9 mg/Tag an zwei aufeinander folgenden Tagen zu injizieren. Verglichen mit der konventionellen endogenen Stimulation zeigt die „exogene Stimulation" vielversprechende Ergebnisse insbesondere in Bezug auf Outcome, Lebensqualität, Kosten-Effektivität und Radiotoxizität.

Ein anderer möglicher Ansatz der TSH-Stimulation ist ein kurzer Hormonentzug mit anschließender einmaliger rhTSH-Injektion. Bisher wurde die Wirksamkeit der RIT nach diesem Schema nicht untersucht. Diese Kombination könnte eine attraktive Alternative sein um i) die Zeit zwischen Operation und RIT zu verkürzen, ii) die Gesundheitskosten zu reduzieren und iii) das gegenwärtige Versorgungsdefizit von rhTSH zu kompensieren.

Methoden

Die retrospektive Analyse umfasst 147 Patienten mit DTC, die in der Klinik und Poliklinik für Nuklearmedizin des Universitätsklinikums Münster zwischen Mai 2008 und September 2010 behandelt wurden (101 Frauen, mittleres Alter 47 Jahre [16-79]). Alle Patienten erhielten eine komplette bzw. fast-komplette Thyreoidektomie mit anschließender RIT mit Standard-Aktivitäten gemäß der Leitlinien der Deutschen Gesellschaft für Nuklearmedizin (DGN). Keiner dieser 147 Patienten hatte Anzeichen von Fernmetastasen (cM0/x). Ausgenommen von der Analyse wurden auch alle Patienten mit signifikanten Schilddrüsenresten (präablativer thyreoidaler 131I-Uptake > 15%), Anamnese einer Iodkontamination (z. B. iodhaltige Kontrastmittel) innerhalb der letzten vier Wochen sowie mit positiven Thyreoglobulin-Antikörpern (Tg-AK) oder gestörter Tg-Wiederfindung. Bei 93 Patienten erfolgte eine endogene TSH-Stimulation für vier bis fünf Wochen nach der Operation (Gruppe I) und 26 Patienten erhielten eine exogene TSH-Stimulation (zwei rhTSH-Injektionen; Gruppe II). 28 Patienten wurden nach kurzem Absetzen der Schilddrüsenhormone (Mittelwert 13,5 Tage) zur zusätzlichen TSH-Stimulation mit einer einzigen rhTSH-Injektion vorbereitet, so dass der TSH-Serum-Spiegel > 30 µU/ml anstieg (Gruppe III). Die Wirksamkeit der RIT wurde drei Monate nach der Therapie gemäß den aktuellen Leitlinien der DGN mittels diagnostischer 131I-Ganzkörperszintigrafie (DxGKS) und Bestimmung des Tumormarkers Tg unter TSH-Stimulation kontrolliert.

Ergebnisse

Das Therapie-Outcome der Patienten wurde in drei Kategorien eingeteilt. Im besten Fall hatten die Patienten bei der Nachsorge drei Monate nach der RIT keine sichtbare Iodspeicherung in der DxGKS sowie einen stimulierten Tg-Spiegel <2,0 ng/ml. In die zweite Kategorie wurden die Patienten mit einer sichtbaren Iod-Aufnahme und einem Tg-Spiegel <2,0 ng / ml und in die dritte die Patienten mit nachweisbarer Iodspeicherung sowie Tg > 2,0 ng/ml eingestuft. Es gab keinen Patienten mit einem Tg-Wert > 2,0 ng/ml aber keiner sichtbaren Iod-Aufnahme im DxGKS. In Bezug auf die globale Wirksamkeit bzw. den Erfolg der RIT zeigten die Gruppen I und II bessere Ergebnisse im Vergleich zur Gruppe III. Die Unterschiede zwischen Gruppe I und Gruppe III waren signifikant ($p < 0,05$). Die Gruppe II zeigte im Vergleich zu Gruppe III eine Tendenz zu insgesamt höheren Erfolgsraten, jedoch ohne statistische Signifikanz zu erreichen ($p = n.s.$). Der Vergleich zwischen den Gruppen I und II ergab ähnliche Ergebnisse (Abbildung 1).

7.4 Radioiodtherapie beim differenzierten Schilddrüsenkarzinom

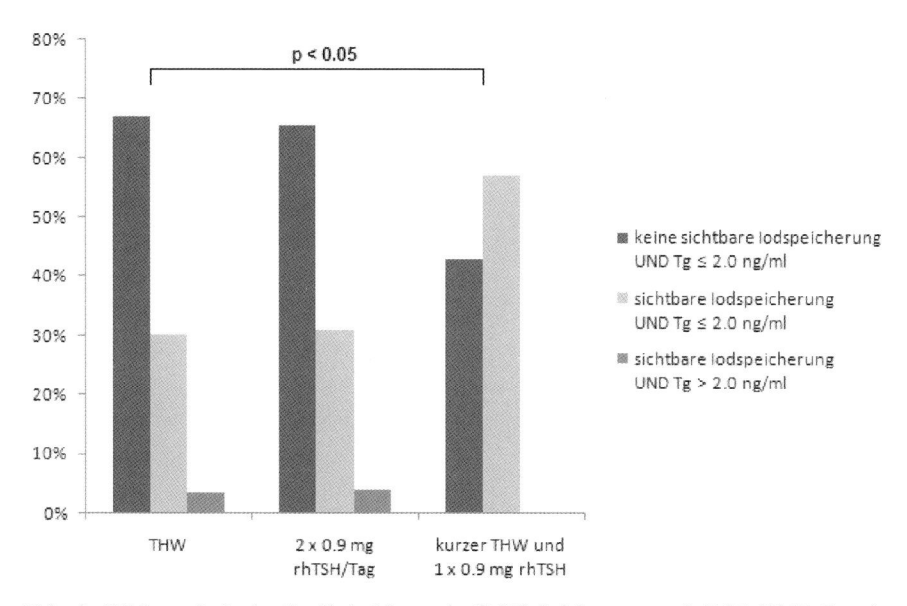

Abb. 1: Wirksamkeit der Radioiodtherapie (RIT) 3 Monate nach RIT (131I-Ganzkörperszintigrafie und Thyreoglobulin (Tg)). Thyroid hormone withdrawal = THW, rekombinantes humanes Thyreoidea stimuliernedes Hormon = rhTSH).

Die weitere Subgruppen-Analyse ergab signifikante Unterschiede in Bezug auf die Iodspeicherung im Schilddrüsenbett zwischen der Gruppe I und der Gruppe III ($p < 0,05$) zuungunsten von Gruppe III. Die Gruppe II zeigte ebenfalls eine höhere Erfolgsquote als Gruppe III, jedoch weiterhin ohne statistische Signifikanz. Im Gegensatz dazu war die Wirksamkeit der RIT in Bezug auf den stimulierten Tumormarker Tg gleich hoch in allen Gruppen (Abbildung 2).

In dieser retrospektiven Analyse wurde die Wirksamkeit der RIT nach drei Monaten mit Hilfe der Parameter Iodspeicherung in der DxGKS und des Tg-Spiegels unter TSH-Stimulation bestimmt (siehe oben). Es konnte eine signifikante Differenz zwischen den Gruppen I (endogene Stimulation) und III (kurzes Absetzen und einmalige rhTSH-Gabe) in Bezug auf ihre Wirksamkeit drei Monate nach RIT gezeigt werden. Eine Subgruppen-Analyse zeigte, dass die insgesamt niedrigere Erfolgsrate in Gruppe III auf eine persistierende Aufnahme des Radioiods in das Schilddrüsenbett zurückzuführen ist. Darüber hinaus gibt es einen Trend zu insgesamt höheren Erfolgsraten in der Gruppe II (2-malige rhTSH-Gabe) als in Gruppe III. Allerdings erreichten diese Unterschiede mit dem Fisher-Exakt-Test und der Pearson-χ^2-Analyse keine statistische Signifikanz. Darüber hinaus waren die Serum Tg-Konzentrationen unter TSH-Stimulation in den Gruppen I-III nicht verschieden. Die Ergebnisse erfordern weitere Untersuchungen, um die möglichen Effekte einer Kombination des kurzen Hormonentzugs mit einer einzigen Injektion von rhTSH bei der RIT von Patienten mit DTC zu analysieren.

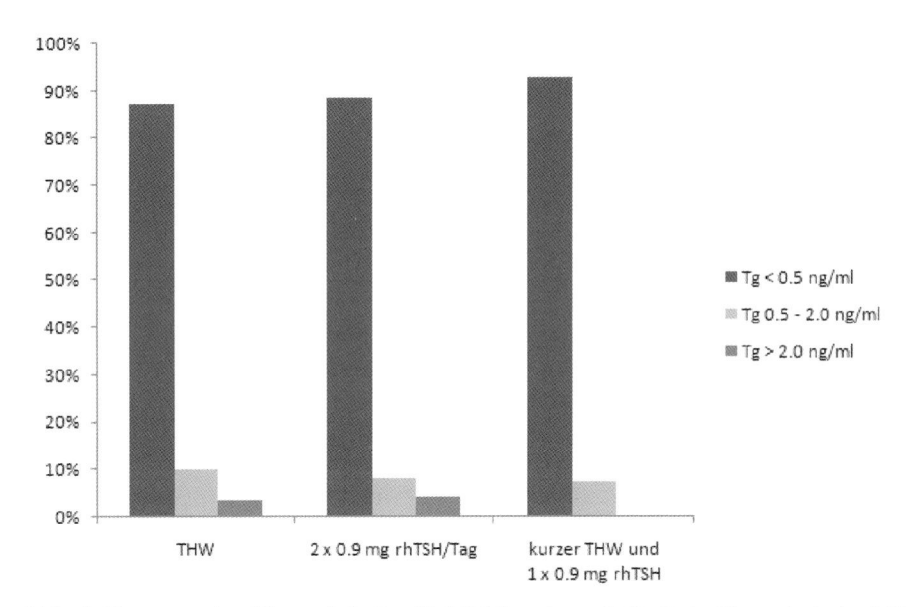

Abb. 2: Tumormarker Thyroglobulin (Tg) 3 Monate nach Radioiodtherapie bei erhöhtem Thyreoidea stimulierendem Hormon. Rekombinantes humanes Thyreoidea stimulierendes Hormon = rhTSH.

Zusammenfassend zeigen unsere Daten, dass das konventionelle Schema der „endogenen Stimulation" durch 4-5-wöchigen Hormonentzug einer Kombination aus kurzem Hormonentzug und einer einzigen Injektion des rhTSH in Hinsicht auf den Erfolg der RIT überlegen ist. Das letztgenannte Protokoll kann dabei für andere Indikationen, wie z. B. die diagnostische 131I-Ganzkörperszintigrafie oder die TSH-stimulierte Tg-Bestimmung durchaus nützlich sein, wobei hier Untersuchungen noch ausstehen. Weitere Studien sind zum Vergleich des Nutzens und der Langzeitprognose der verschiedenen Methoden der TSH-Stimulation vor der Radioiodtherapie von DTC-Patienten nötig, um das diagnostische und therapeutische Management von Patienten mit DTC zu verbessern. In diesem Zusammenhang sind auch Studien zur Kinetik der Radioiod- Aufnahme und -Ausscheidung von Bedeutung, um den Grad der Hypothyreose mit der Tumor-Dosis und der Strahlenexposition der Patienten zu korrelieren.

7.5

Therapie des differenzierten Schilddrüsenkarzinoms: Internistische Optionen

C. Spitzweg

Einleitung

95% der Schilddrüsenkarzinome sind differenzierte (papilläre, follikuläre) Schilddrüsenkarzinome, die aufgrund einer effektiven multimodalen Standardtherapie basierend auf einer totalen Thyreoidektomie, gefolgt von einer ablativen Radioiodtherapie sowie einer risikoadaptierten Schilddrüsenhormontherapie, durch eine hervorragende 10-Jahres-Überlebensrate von mehr als 90% charakterisiert sind. Bei Auftreten von Fernmetastasen reduziert sich die 10-Jahres-Überlebensrate auf 25-42%, wobei die Radioiodtherapie neben einer TSH-suppressiven Schilddrüsenhormontherapie die wichtigste Therapiesäule darstellt. Etwa ein Drittel der Patienten entziehen sich jedoch der Möglichkeit einer Radioiodtherapie aufgrund eines Verlustes der Radioiodspeicherfähigkeit der Schilddrüsenkarzinommetastasen, was auf den Verlust der Expression des Natrium/Iodid-Symporters zurückzuführen ist, der für die Radioiodaufnahme in die Schilddrüsenzellen verantwortlich ist. Dadurch reduziert sich die 10-Jahres-Überlebensrate auf weniger als 15%.

Die einzige Standardtherapie bei diesen Patienten war bisher eine systemische Chemotherapie mit Doxorubicin mit allerdings niedrigen Ansprechraten. Bezüglich neuer chemotherapeutischer Ansätze wird in einer aktuell laufenden multizentrischen Phase II-Studie unter der Leitung von Prof. Dr. Hartmann vom Universitätsklinikum Schleswig-Holstein – Campus Kiel in Kooperation mit der Arbeitsgemeinschaft Internistische Onkologie der Deutschen Krebsgesellschaft die Effektivität einer Kombination aus Pemetrexed und Paclitaxel bei Patienten mit fortgeschrittenen, radioiod-refraktären differenzierten und anaplastischen Schilddrüsenkarzinomen geprüft (Panthera-Studie). Ein Einschluss in diese Studie ist an mehreren deutschen Zentren möglich (siehe auch www.clinicaltrials.gov, www.aio-portal.de). Zur Kombination von Doxorubicin mit Everolimus wird in Kürze eine multizentrische Phase I-Studie bei Patienten mit fortgeschrittenen Schilddrüsenkarzinomen unter der Leitung von Prof. Dr. Hans-Joachim Schmoll (Universitätsklinik Halle) beginnen, an der ebenfalls mehrere deutsche Zentren teilnehmen (www.clinicaltrials.gov).

In der letzten Dekade hat unser zunehmendes Verständnis der komplexen molekularen Pathogenese der Schilddrüsenkarzinome mit der Identifizierung zentraler Signalkaskaden und molekularer Targets zur Entwicklung biologisch gezielter Therapien geführt, die in ersten klinischen Studien vielversprechende Ergebnisse bei fortgeschrittenen Schilddrüsenkarzinomen gezeigt haben und im folgenden Artikel zusammengefasst und diskutiert werden sollen.

Molekular gezielte Therapien

Sorafenib
Sorafenib ist ein oraler Multityrosinkinase-Inhibitor, der bereits für die Therapie beim metastasierten Nierenzellkarzinom sowie beim hepatozellulären Karzinom zugelassen ist. Bisher wurden insgesamt 3 Phase II-Studien bei Patienten mit fortgeschrittenen, radioiod-refraktären differenzierten Schilddrüsenkarzinomen durchgeführt. In der ersten Studie zeigten von 41 Patienten mit papillären Schilddrüsenkarzinomen 15% ein partielles Ansprechen, während 56% eine Tumorstabilisierung für länger als 6 Monate zeigten. 11 weitere Patienten mit follikulären oder onkozytären Schilddrüsenkarzinomen zeigten eine Tumorstabilisierung mit einer Ansprechdauer von mehr als 6 Monaten in 54% der Fälle [1]. In einer weiteren Phase II-Studie mit 30 Patienten zeigten 7 Patienten (23%) ein partielles Ansprechen mit einer Ansprechdauer von 18-84 Wochen, während 16 Patienten (53%) eine Tumorstabilisierung aufwiesen [2]. In einer europäischen Phase II-Studie wurden 31 Patienten mit progredienten, radioiod-refraktären Schilddrüsenkarzinomen 26 Wochen lang mit Sorafenib behandelt, von denen 25% ein partielles Ansprechen und 34% eine Tumorstabilisierung zeigten, während 22% einen Tumorprogress aufwiesen. Das mediane progressions-freie Überleben betrug 58 Wochen, wobei Patienten mit Knochenmetastasen ein niedrigeres progressions-freies Überleben hatten als Patienten ohne Knochenmetastasen [3].

Insgesamt musste die Standarddosis von 2 x 400 mg/Tag Sorafenib bei mindestens 50% der Patienten wegen relativ häufiger Nebenwirkungen, wie Hand-Fuß-Syndrom, Müdigkeit, Hypertonie, Diarrhoen, Exanthem, reduziert werden. Darüber hinaus ist häufig eine Dosiserhöhung der Schilddrüsenhormontherapie mit Levothyroxin erforderlich, am ehesten als Folge einer unter Sorafenib veränderten Resorption oder eines veränderten Metabolismus der Schilddrüsenhormone [1-3].

Eine internationale Multicenter-Phase III-Studie (Decision-Studie) hat vor kurzem die Rekrutierungsphase abgeschlossen. Aufgrund der hier aufgeführten Ergebnisse wurde vom National Comprehensive Cancer Network die Therapie mit Sorafenib bei progredienten, radioiod-refraktären papillären oder follikulären Schilddrüsenkarzinomen als „off-label-use" im Rahmen eines individuellen Heilversuches empfohlen, wenn ein Einschluss in eine geeignete klinische Studie nicht möglich ist.

Sunitinib
Sunitinib ist ein oraler Multityrosinkinase-Inhibitor, der bereits für die Therapie des metastasierten Nierenzellkarzinoms sowie gastrointestinaler Stromatumoren (GIST) zugelassen ist. Vorläufige Ergebnisse aus zwei Phase II-Studien bei Patienten mit radioiod-refraktären, fortgeschrittenen differenzierten Schilddrüsenkarzinomen wurden bisher in Abstract-Form publiziert. Dabei zeigte sich bei 31 Patienten ein partielles Ansprechen in 13% der Fälle und eine Stabilisierung bei 68% [4]. In einer weiteren Studie wiesen 2 von 12 Patienten mit differenzierten Schilddrüsenkarzinomen eine Tumorstabilisierung bzw. ein partielles Ansprechen auf [5]. In einer dritten Phase II-Studie wurden 35 Patienten mit Sunitinib behandelt, was bei 3% der Patienten zu einem kompletten Ansprechen, bei 28% zu einem partiellen Ansprechen und bei 46% zu einer Tumorstabilisierung führte, wobei hier auch 7 Patienten mit medullären Schilddrüsenkarzinomen eingeschlossen wurden (50% partielles Ansprechen). Die häufigsten Nebenwirkungen, die bei mehr als 40% der Patienten auftraten, sind Müdigkeit, Diarrhoe, Hand-Fuß-Syndrom, Neutropenie und Hypertonie [6].

Auf dem Boden dieser Daten kann auch für Sunitinib ein selektiver Einsatz im individuellen Heilversuch bei Patienten mit fortgeschrittenen, radioiod-refraktären Schilddrüsenkarzinomen in Erwägung gezogen werden, wenn ein Einschluss in eine geeignete klinische Studie nicht möglich ist.

Pazopanib
Pazopanib ist ein weiterer Multityrosinkinase-Inhibitor, der für die Therapie des metastasierten Nierenzellkarzinom zugelassen ist. In einer multizentrischen Phase II Studie mit 39 Patienten mit fortgeschrittenen, radioiod-refraktären Schilddrüsenkarzinomen zeigte sich bei 49% der Patienten ein partielles Ansprechen. Die häufigsten Nebenwirkungen, die bei mehr als 40% der Patienten auftraten, waren Müdigkeit, Hypopigmentierung von Haut und Haar, Diarrhoe, Übelkeit [7].

Motesanib
Im Rahmen einer internationalen multizentrischen Phase II-Studie wurden 93 Patienten mit fortgeschrittenen, radioiod-refraktären Schilddrüsenkarzinomen mit Motesanib, einem oralen Tyrosinkinase-Inhibitor, behandelt, wobei sich ein partielles Ansprechen bei 14%, eine Stabilisierung bei 67% und eine Stabilisierung für länger als 6 Monate bei 35% der Patienten zeigte. Die häufigsten Nebenwirkungen, die ähnlich wie bei den schon oben genannten Kinaseinhibitoren bei mehr als 40% der Patienten auftraten, waren Diarrhoe, Hypertonie, Müdigkeit, und Gewichtsabnahme [8].

E7080
Als oraler Multityrosinkinase-Inhibitor zeigt E7080 in Phase I-Studien therapeutische Effektivität bei verschiedenen soliden Tumoren, u.a. Schilddrüsenkarzinomen. Die Rekrutierung einer Phase II-Studie bei fortgeschrittenen radioiod-refraktären Schilddrüsenkarzinomen ist abgeschlossen. Erste Ergebnisse wurden vor kurzem auf dem Jahreskongress der European Thyroid Association in Krakau berichtet mit einer partiellen Ansprechrate von 50%. Eine multizentrische Phase III-Studie wird beim progredienten, radioiod-refraktären Schilddrüsenkarzinom auch in Deutschland in Kürze mit der Rekrutierung beginnen.

Klinische Relevanz

Die Therapieoptionen beim fortgeschrittenen, radioiod-refraktären differenzierten Schilddrüsenkarzinom waren bisher äußerst limitiert und beschränkten sich weitgehend auf zytotoxische Chemotherapie mit schlechten Ansprechraten, die daher nach den aktuellen amerikanischen Leitlinien nicht mehr als Erstlinientherapie empfohlen wird. Neue Chemotherapie-Protokolle im Rahmen von Studien (Panthera-Studie: Pemetrexed und Paclitaxel; Thyradox-Studie: Doxorubicin und Everolimus) werden beim progredienten radioiod-refraktären Schilddrüsenkarzinom evaluiert. Unser zunehmendes Verständnis der komplexen molekularen Pathogenese der Schilddrüsenkarzinome mit der Identifizierung molekularer Targets ermöglichte die Entwicklung biologisch gezielter Therapien. Die Multityrosinkinase-Inhibitoren Sorafenib und Sunitinib zeigten in Phase II-Studien vielversprechende Ergebnisse, weshalb eine Anwendung im Rahmen eines individuellen Heilversuches in Erwägung gezogen werden kann. Eine multizentrische Phase III-Studie zur Effektivität von Sorafenib beim progredienten, radioiod-refraktären differenzierten Schilddrüsenkarzinom hat vor kurzem die Rekrutierung abgeschlossen. Eine multizentrische internationale Phase III-Studie zu einem weiteren Multityrosinkinaseinhibitor, E7080, wird auch in Deutschland in Kürze mit der

7.5 Therapie des differenzierten Schilddrüsenkarzinoms: Internistische Optionen

Rekrutierung beginnen. Welche Behandlungsstrategie für den individuellen Patienten die erfolgversprechendste ist – wann immer möglich mit dem Ziel des Einschlusses in eine geeignete klinische Studie –, sollte dabei in einem interdisziplinären Team, optimalerweise im Rahmen interdisziplinärer Tumorboards diskutiert werden. Es empfiehlt sich daher, zur Behandlung von Patienten mit fortgeschrittenen Schilddrüsenkarzinomen Kontakt mit spezialisierten Zentren aufzunehmen.

Literatur

[1] Kloos RT, Ringel MD, Knopp MV, Hall NC, King M, Stevens R, Liang J, Wakely PE, Vasko VV, Saji M, Rittenberry J, Wei L, Arbogast D, Collamore M, Wright JJ, Grever M, Shah MH: Phase II trial of sorafenib in metastatic thyroid cancer. J Clin Oncol (2009) 27:1675-1684

[2] Gupta-Abramson V, Troxel AB, Nellore A, Puttaswamy K, Redlinger M, Ransone K, Mandel SJ, Flaherty KT, Loevner LA, O'Dwyer PJ, Brose MS: Phase II trial of sorafenib in advanced thyroid cancer. J Clin Oncol (2008) 26:4714-4719

[3] Hoftijzer H, Heemastra KA, Morreau H, Stokkel MP, Ciorssmit EP, Gelderblom H, Weijers K, Pereira AM, Huijberts M, Kapiteijn E, Romijn JA, Smit JWA: Beneficial effects of sorafenib on tumor progression, but not on radioiodine uptake, in patients with differentiated thyroid carcinoma. Eur J Endocrinol (2009) 161:923-931

[4] Cohen EEW, Needles BM, Cullen KJ, Wong S, Wade J, Ivy P, Villaflor VM, Seiwert TY, Nichols K, Vokes EE: Phase 2 study of sunitinib in refractory thyroid cancer. J Clin Oncol (2008) 26:Suppl. Abstract 6025

[5] Ravaud A, de la Fouchardière C, Courbon F, Asselineau J, Klein M, Nicoli-Sire P, Bournaud C, Delord J, Weryha G, Catargi B: Sunitinib in patients with refractory advanced thyroid cancer: the THYSU phase II trial. J Clin Oncol (2008) 26:Suppl., Abstract 6058

[6] Carr LL, Mankoff DA, Goulart BH, Eaton KD, Capell PT, Kell EM, Bauman JE, Martins RG: Phase II study of daily sunitinib in FDG-PET-positive, iodine-refractory differentiated thyroid cancer and metastatic medullary carcinoma of the thyroid with functional imaging correlation. Clin Cancer Res (2010) 16:5260-5268

[7] Bible KC, Suman VJ, Molina JR, Smallridge RC, Maples WJ, Menefee ME, Rubin J, Sideras K, Morris JC, McIver B, Burton JK, Webster KP, Bieber C, Traynor AM, Flynn PJ, Goh BC, Tang H, Ivy SP, Erlichman C: Efficacy of pazopanib in progressive, radioiodine-refractory, metastatic differentiated thyroid cancers: results of a phase 2 consortium study. Lancet Oncol (2010) 11:962-972

[8] Sherman SI, Wirth LJ, Droz J-P, Hofmann M, Bastholt L, Martins RG, Licitra L, Eschenberg MJ, Sun Y-N, Juan T, Stepan DE, Schlumberger MJ: Motesanib diphosphate in progressive differentiated thyroid cancer. New Engl J Med (2008) 359:31-42

7.6

Der negative stimulierte Tg-Wert als verlässlicher Prädiktor krankheitsfreien Überlebens bei Patienten mit differenziertem Schilddrüsen-Karzinom

J. Lemb, C.-O. Sahlmann, M. M. Özerden, T. Liersch, J. Meller

Einleitung

Die initiale Prognose operierter Patienten mit differenziertem Schilddrüsenkarzinom (dSD-Ca) ist von bekannten Risikofaktoren abhängig, die eine primäre Zuordnung in Niedrig- und Hochrisikogruppen ermöglichen [1]. Die Ablation mit ^{131}I sollte diese Zuordnung sekundär modifizieren, so dass nach Beendigung der initialen Therapie mittels Operation und Radioiodtherapie eine sekundäre Risikobewertung sinnvoll erscheint. Eine valide sekundäre Risikobewertung ist von Bedeutung, da im weiteren Verlauf die Nachsorgestruktur bei den Patienten individuell modifiziert werden kann [2]. Vor diesem Hintergrund ist es von entscheidender Bedeutung, einen verlässlichen Wert zur sekundären Risikobewertung von Patienten mit dSD-Ca zu identifizieren. Das Ziel dieser retrospektiven Auswertung war die Evaluation des prädiktiven Wertes eines stimulierten (TSH> 30 ng/ml) Thyreoglobulin (Tg)-Wertes hinsichtlich des krankheitsfreien Überlebens von Patienten mit dSD-Ca.

Patienten und Methoden

Die Daten von 241 konsekutiven Patienten wurden erfasst und statistisch ausgewertet. Da 39 Patienten die Einschlusskriterien (zwischen 1990 und 2008 an einem dSD-Ca erkrankt und für einen Zeitraum von mindestens 12 Monaten in einer universitären nuklearmedizinischen Abteilung behandelt und nachgesorgt) nicht erfüllten, wurden sie von der weiteren Auswertung ausgeschlossen. Folglich gingen die Daten von 202 Patienten (143 weiblich, 59 männlich) zwischen 14 und 91 Jahre alt, in die statistische Auswertung ein.

77% aller Patienten waren an einem papillären (davon 63% rein papilläre und 14% Lindsay Tumoren), 20% an einem follikulären und 3% an einem follikulär-onkozytären Tumor erkrankt. Jedem Patienten wurde ein eindeutiges Staging nach den Richtlinien der UICC zugewiesen. Da sich nach Einführung der UICC-Leitlinien von 2002 Änderungen hinsichtlich des Stagings von dSD-Ca Patienten ergaben [3] und es aufgrund der retrospektiven Methodik nicht möglich war, in allen Fällen klar zu unterscheiden, welche Einteilung Anwendung gefunden hatte, wurden die Patienten wie folgt eingeteilt: Alle Patienten mit einem Tumordurchmesser ≤ 4 cm (pT 1 und 2) wurden zu einer Gruppe zusammengefasst. Das Tumorstadium pT3 wurde unterteilt in pT3 intrathyreoidal und pT3 extrathyreoidal. Es wurden somit in diese Gruppe Patienten eingeschlossen, die nach den Kriterien der UICC von 1997 als pT4 gegolten hätten. Tumore, die das subkutane Weichteilgewebe, die prävertebrale Faszie und/oder andere Halsorgane infiltrierten, wurden als pT4 gewertet. Gemäß den Kriterien der European Thyroid Association (ETA) wurden die Patienten entweder der primären Low-Risk (102 Patienten) oder der primären High-Risk (100 Patienten) Gruppe zugeteilt. Zur Tg-Bestimmung wurden durchgehend Assays mit einer funktionellen Sensitivität von 0,3 ng/ml verwendet. Auf dieser Grundlage wurde zunächst eine deskriptive Auswertung der Patientengruppe vorgenommen. In einem zweiten Schritt wurden mittels univariater Analyse Risikofaktoren bestimmt, die das krankheitsfreie Überleben der Patienten zu drei definierten Zeitpunkten (6, 12, 36 Monate nach OP) beeinflussten. Für eine multivariate Analyse war die Patientenzahl zu gering.

Ergebnisse

Alle 202 Patienten wurden operativ behandelt. Bei 63% aller Patienten wurde eine totale Thyreoidektomie mit Neck-dissection durchgeführt. Dabei wurde in 34% nur das zentrale Kompartiment und in 61% sowohl das zentrale als auch das laterale Kompartiment reseziert. Bei 24% aller Patienten wurde eine totale Thyreoidektomie ohne Neck-dissection durchgeführt und bei 13% aller Patienten eine subtotale oder eine Hemithyreoidektomie. Eine Radioiodablation mit ^{131}I fand bei 180 von 202 Patienten statt. Dazu wurden Aktivitäten zwischen 1.850 und 11.000 MBq mit einer durchschnittlichen Aktivität von 4.200 MBq verwendet. In den posttherapeutischen Aufnahmen fand sich bei 88% aller Patienten eine Anreicherung im ehemaligen Schilddrüsenbett. Zervikale Lymphknoten fanden sich in 15% und mediastinale Lymphknoten in 4% aller Aufnahmen. Auch pulmona-

7.6 Der negative stimulierte Tg-Wert als verlässlicher Prädiktor

le (6%) und ossäre (5%) Metastasen konnten aufgrund dieser Bildgebung initial identifiziert werden.

84% aller Patienten waren nach Beendigung der initialen Therapie (Thyreoidektomie, Neck-dissection, Radioiodablation mit mindestens 3,7 GBq ^{131}I, ggf. weitere Radioiodtherapien) in kompletter Remission (CR). CR war dabei definiert als ein endogen oder exogen stimulierter Tg-Wert von $\leq$ 0,3 ng/ml ohne den histologischen oder bildgebenden Nachweis eines lokoregionären Rezidivs oder von Fernmetastasen. 33 Patienten (16%) entwickelten im Verlauf Fernmetastasen oder lokoregionäre Rezidive. Dabei folgten 27 (81%) dieser Ereignisse einem synchronen Muster, was bedeutete, dass der Patient zu keinem Zeitpunkt vor Entwicklung der Fernmetastase oder des lokoregionären Rezidivs einen negativen Tg aufwies. 6 Fernmetastasen und lokoregionäre Rezidive hingegen entwickelten sich nach weniger als 36 Monaten nach einem metachronen Muster, diese Patienten waren zuvor als tumorfrei (CR) eingestuft worden. Im Verlauf der Beobachtung verstarben vier Patienten. Einer dieser Patienten starb aufgrund seiner disseminierten Metastasen. Drei Patienten starben aufgrund therapieassoziierter Folgeerkrankungen (Myelofibrose, AML). Neben den Risikofaktoren männliches Geschlecht, follikulärer oder onkozytärer Tumor, Primärtumor > 4 cm im Durchmesser, initialer Lymphknotenbefall, initiale Fernmetastasen sowie mikroskopischer oder makroskopischer Residualtumor, war der sechs Monate nach initialer Therapie unter Stimulationsbedingungen gemessene Tg-Wert ein hochsignifikanter Prädiktor ($p < 0,0001$) für den weiteren Krankheitsverlauf. Patienten, die zu diesem Zeitpunkt einen stimulierten Tg-Wert $\leq$ 0,3 ng/ml aufwiesen, befanden sich auch 36 Monate nach Beendigung der initialen Therapie (OP, Radioiodablation, ggf. weitere Radioiodtherapien) zu 99% in kompletter Remission (Negativ prädiktiver Wert: 99%), während 71% der Patienten, deren Tg-Wert sechs Monate nach Therapie $\geq$ 50 ng/ml lag, nach 36 Monaten einen persistierenden Tumorbefall zeigten.

75 Patienten, die aufgrund ihres initialen Stagings als High-Risk Patienten eingestuft wurden, aber in der sekundären Risikostratifizierung als Low-risk Patienten eingeschätzt wurden, blieben im kompletten Tumorverlauf krankheitsfrei. Sechs Patienten, die primär der Low-Risk Gruppe zuzuordnen waren, zeigten hingegen einen persistierenden Tumorbefall sowie, in zwei Fällen, eine metachrone Entwicklung von Fernmetastasen. Vier Patienten der primären High-Risk Gruppe entwickelten metachrone Metastasen.

Bei 35 Niedrigrisiko-Patienten wurde für durchschnittlich 5,5 Jahre eine reine Hormonsubstitution durchgeführt. 34 Patienten verblieben unter dieser Therapie in kompletter Remission.

Diskussion

Obwohl dSD-Ca im Allgemeinen durch eine exzellente Prognose charakterisiert sind, treten auch unter den differenzierten Schilddrüsenkarzinomen immer wieder Tumoren mit ungünstigen Verläufen auf, die zellulär entdifferenzieren, die Fähigkeit zur ^{131}I-Speicherung verlieren oder zu Knochen-, beziehungsweise Hirnmetastasen führen [4]. Ziel der vorliegenden Arbeit war es, den prädiktiven Wert des sechs Monate nach Beendigung der initialen Therapie gemessenen stimulierten Tg-Wertes zu evaluieren.

Die Durchführung einer multimodalen Therapie bei Patienten mit dSD-CA führt in 84% der Fälle zu einer kompletten Remission der Patienten. Wenn bei diesen Patienten der sechs Monate nach Beendigung der Therapie gemessene Tg-Wert ≤ 0,3 ng/ml liegt, und sich auch durch bildgebende Verfahren kein Tumorgewebe nachweisen lässt, ist bei einem negativ prädiktiven Wert (NPV) des stimulierten Tgs 6 Monate nach Beendigung der aktiven Therapie von 99% die Wahrscheinlichkeit, dass der Patient auch in Zukunft tumorfrei bleiben wird, sehr hoch. In einer prospektiven follow-up Studie an 107 konsekutiven Patienten mit einem unter Suppressionsbedingungen gemessenen Tg-Wert von < 1 ng/ml, bei denen 10 Monate bis 35 Jahre (Median 3,3 Jahre) nach initialer Therapie einmalig ein mit rhTSH stimulierter Tg-Wert bestimmt wurde, konnten Kloss und Mazzaferri [2] zeigen, dass ein stimulierter Tg-Wert von < 0,5 ng/ml mit 98%-iger Wahrscheinlichkeit ein weiteres krankheitsfreies Überleben vorhersagt. Die vorliegende Arbeit hingegen betrachtete retrospektiv eine nicht vorselektierte Gruppe von Patienten, bei denen der stimulierte Tg-Wert zu einem definierten Zeitpunkt bestimmt wurde. Hundahl et al. [5] führten eine große Kohortenstudie an knapp 54.000 Patienten durch, in deren Rahmen sie Patienten mit dSD-Ca primär nach den AMES Kriterien (age, metastases, extend, size) klassifizierten. Es zeigte sich, dass Low-Risk Patienten, obwohl ihre relativen 10-Jahres-Überlebensraten höher waren als die der High-Risk Patienten, dennoch in absoluten Zahlen deutlich häufiger an dSD-Ca starben als High-Risk Patienten. Dieses Ergebnis konnte in der vorliegenden Arbeit aufgrund der vergleichsweise geringen Patientenzahlen nicht bestätigt werden (von den vier gestorbenen Patienten wurden drei initial der High-Risk Gruppe zugeordnet). Das Ergebnis von Hundahle et al. [5] zeigt jedoch, wie wichtig eine sekundäre Risikostratifizierung nach Beendigung der prognose-modifizierenden therapeutischen Maßnahmen ist, um die Nachsorge insbesondere der Low-Risk Patienten zu optimieren.

Aufgrund der Ergebnisse dieser Arbeit halten wir die Durchführung einer sekundären Risikostratifizierung sechs Monate nach Beendigung der initialen Therapie für sinnvoll. Wir schlagen vor, die Nachsorgefrequenz und -intensität an die Ergebnisse der sekundären Risikostratifizierung zu adaptieren. Bei Niedrigrisiko-Patienten sollte die Hormonsuppression zugunsten einer rein substituierenden Hormongabe beendet werden.

Literatur

[1] Cooper DS, Doherty GM, Haugen BR, Kloos RT, Lee SL, Mandel SJ, Mazzaferri EL, McIver B, Sherman SI, Tuttle RM: Management guidelines for patients with thyroid nodules and differentiated thyroid cancer.Thyroid (2006) 16:1-33

[2] Kloos RT, Mazzaferri EL: A single recombinant human thyrotropin-stimulated serum thyroglobulin measurement predicts differentiated thyroid carcinoma metastases three to five years later. J Clin Endocrinol Metab (2005) 90:5047-5057

[3] Wittekind C, Greene FL, Henson DE, Hutter RVP, Sobin LH: TNM Supplement. A Commentary on Uniform Use. 3rd edn. Wiley-Liss, New York (2003) 138

[4] Schlumberger M, Pacini F: Thyroid Tumors; 2. Auflage; Éditions Nucléon Paris (2003)

[5] Hundahl SA, Fleming ID, Fremgen AM, Menck HR: A National Cancer Data Base report on 53,856 cases of thyroid carcinoma treated in the US,1985-1995. Cancer (1998) 83:2638-2648

7.7

Die Balance zwischen TSH-Suppression und FT3 in der Behandlung des metastasierten Schilddrüsenkarzinoms

F. A. Verburg, S. Dießl, B. Holzberger, A.K. Buck, J. W. A. Smit, Chr. Reiners

Ziel

In der Behandlung des metastasierten Schilddrüsenkarzinoms ist unbekannt, wie stark das TSH supprimiert werden muss für eine optimale Prognose; auch sind die prognostischen Effekte der FT3- und FT4-Spiegel unbekannt.

Methode

Es wurden 157 Patienten mit metastasiertem Schilddrüsenkarzinom aus dem Würzburger Schilddrüsenkarzinomregister analysiert. Mediane TSH, FT3- und FT4-Werte wurden berechnet und mittels Kaplan-Meier-Analyse und Cox-Regression auf prognostische Relevanz getestet.

Ergebnisse

Patienten mit einem medianen TSH <0.1 mU/l hatten eine deutlich bessere Überlebensrate als Patienten mit TSH >0.1 mU/l. Patienten mit einem TSH <0.03 mU/l hatten keine bessere Überlebensrate als Patienten mit TSH >0.03, aber <0.1 mU/l. Patienten mit einem medianen FT3-Spiegel <7.0 pmol/l hatten eine deutlich bessere Überlebensrate als Patienten mit TSH >7.0 pmol/l. Patienten mit einem medianen FT4-Spiegel <26 pmol/l hatten eine deutlich bessere Überlebensrate als Patienten mit TSH >26 pmol/l. Cox-Regression zeigte, das TSH und FT3 unabhängig prognostische Faktoren sind für das Überleben von Patienten mit metastasiertem Schilddrüsenkarzinom.

Fazit

Patienten mit einem metastasierten Schilddrüsenkarzinom sollten TSH-Spiegel <0.1 mU/l haben in der Nachsorge; niedriger (d. h. nicht nachweisbar mit modernen Assays) ist prognostisch sinnlos; ein prognostischer Gewinn kann allerdings erreicht werden, indem die FT3-Spiegel so niedrig wie möglich gehalten werden.

7.8

Diagnostik, Nachsorge und internistische Therapie des C-Zell-Karzinoms – risikoadaptiertes Vorgehen in der Nachsorge

K. Frank-Raue, F. Raue

Nach erfolgter operativer Entfernung des medullären Schilddrüsenkarzinoms (MTC), histologischer Sicherung, Klassifikation nach dem pTNM Schema und Stadieneinteilung bestimmen der postoperative Calcitoninspiegel und das Ergebnis der RET-Analyse das weitere Vorgehen in der Nachsorge des MTC.

Das MTC hat insgesamt eine relativ günstige Prognose, die mittlere 10-Jahresüberlebensrate beträgt 70%, Patienten im Stadium der Fernmetastasierung haben eine 40-50%-ige Überlebenschance nach 10 Jahren mit guter Lebensqualität, Patienten im Stadium I werden geheilt.

Derzeit stehen uns zwei Methoden zur Verfügung, um eine Verbesserung der Prognose zu erreichen:

1. Die konsequente Anwendung der Calcitoninbestimmung bei der Abklärung einer Struma nodosa ermöglicht bei 0,41% der Patienten die meist frühzeitigere Diagnose eines MTC (Tabelle 1)

2. Die molekulargenetische Untersuchung des RET-Proto-Onkogens bei jedem Patienten mit MTC erlaubt die Sicherung der in 25-30% vorkommenden hereditären Variante. Wird dann in den entsprechenden Familien bei den Genträgern die prophylaktische Thyreoidektomie zeitgerecht entsprechend den Leitlinienempfehlungen durchgeführt, ist eine Heilung aller Genträger möglich.

Tab. 1: Ergebnisse des Calcitonin-Screenings bei Struma nodosa

Autor	Jahr	Land	Pet.(n)	MTC(n)	MTC(%)
Pacini	1994	Italien	1385	8	0,51*
Rieu	1995	Frankreich	469	4	0,85
Shong	1996	Korea	1048	2	0,19
Henry	1996	Frankreich	2975	14	0,47
Niccoli	1997	Frankreich	1167	16	1,37
Ozgen	1999	Türkei	1448	4	0,52
Hahm	2001	Korea	10864	10	0,69
Elisei	2004	Italien	10864	44	0,4
Vierhapper	2006	Österreich	10158	32	0,31
Papi	2006	Italien	1425	9	0,6
Costante	2007	Italien	5817	15	0,26
alle	1994-2007		36144	150	0.41

*Erstbeschreibung, fand Eingang in spätere Sammelstatistik

Da nach adäquater chirurgischer Primärtherapie durch alle weiteren therapeutischen Maßnahmen weder eine Heilung noch eine Lebensverlängerung nachgewiesen werden konnte, sollte jede diagnostische und therapeutische Maßnahme unter dem Blickwinkel der Erhaltung bzw. Verbesserung der Lebensqualität gemessen werden.

Bezüglich des postoperativen Calcitoninspiegels ergeben sich drei klinische Situationen:

1. Der Calcitoninspiegel ist nicht messbar niedrig und lässt sich durch Pentagastrin/Calcium nicht stimulieren (meist Stadium I und II): dann ist von einer Heilung des Patienten auszugehen, vorausgesetzt die Histologie stimmt (evtl. Calcitonin Immunhistologie nachfordern). Halbjährliche Nachuntersuchungen mit Sonografie des Halses, Calcitoninbestimmung, Überprüfung der Substitutionbehandlung mit Thyroxin (Ziel: TSH im Normbereich) sind dann ausreichend, ggf. bei postoperativem Hypoparathyreoidismus die Calcium- und Vitamin D-Gabe (Ziel: Serum Calcium in unterem Normbereich). Nach zehnjähriger Nachsorgezeit ohne Calcitoninanstieg kann auf jährliche Kontrollen übergegangen werden.

2. Der Calcitoninspiegel ist persistierend gering erhöht (meist unter 1000pg/ml; meist Stadium II und III): Es ist von verbliebenem Tumorgewebe aus-

7.8 Diagnostik, Nachsorge und internistische Therapie des C-Zell-Karzinoms

zugehen, sollte die bisherige Operation nicht adäquat gewesen sein, schließt sich nach einem „staging" eine komplettierende adäquate Operation an.

Eine chirurgisch kurative Therapie ist in dieser Situation nur möglich wenn

- keine Fernmetastasen
- keine Infiltration in die Weichteile in der Primärhistologie
- < als 10 befallene cervicale LK in der bisherigen Histologie
- < 3 befallene Kompartimente in der bisherigen Histologie

nachweisbar sind [1, 2] Sind diese Grenzen überschritten, sollten alle weiteren therapeutischen Maßnahmen unter palliativen Gesichtspunkten, unter dem Blickwinkel des Morbiditätsrisikos und unter Berücksichtigung der meist guten Lebensqualität mit der Tumorerkrankung abgewogen werden. Die Progredienz der Tumorerkrankung im weiteren Verlauf kann sehr unterschiedlich sein und lässt sich anhand der Calcitonin- und CEA-Verdopplungszeit relativ gut einschätzen (www.thyroid.org/professionals/calculators/CDTC.php) [3]. Patienten mit Tumormarker-Verdopplungszeiten unter 24 Monaten hatten in 94% auch morphologisch eine Progression; lagen die Tumormarker-Verdopplungszeiten über 24 Monate, hatten 86% der Patienten kein nachweisbares Tumorwachstum [4].

Halbjährliche Verlaufskontrollen sind in der Regel ausreichend. Die Häufigkeit der morphologischen Diagnostik kann anhand des Primärbefundes und der Tumormarker-Verdopplungszeit geplant werden, eine engmaschige Maximaldiagnostik ist nicht sinnvoll, die bildgebende Diagnostik sollte im Zusammenhang mit therapeutischen Optionen geplant werden, z. B. Sonografie alle 6 Monate, Computertomografie/MRT alle 12 Monate. Auf jeden Fall gilt: Keine Behandlung von Tumormarkern!

3. Der Calcitoninspiegel ist deutlich (mehr als 1000pg/ml) erhöht: Hier ist von lokal infiltrierendem Tumorgewebe (Stadium III) oder von einer Fernmetastasierung (Stadium IV) meist in Lunge, Leber und/oder Knochen auszugehen. Ein kurativer Ansatz ist nicht mehr möglich und palliative Therapiestrategien können geplant werden. Die Behandlung des metastasierenden MTC ist ausgesprochen symptomorientiert, dazu gehört auch die antidiarrhöische Behandlung im fortgeschrittenen Tumorstadium mit Loperamid und/oder Tinctura opii. Bei einem eindeutigen Progress der Metastasen (RECIST-Kriterien) und drohenden bzw. vorhandenen tumorbedingten Symptomen, Funktionseinbußen oder Komplikationen ist eine palliative Operation, Strahlentherapie und/oder eine Therapie mit Tyrosinkinase-Inhibitoren zu erwägen. Re-Operationen unter palliativem Ansatz sind vor allem bei progredientem Lokalrezidiv oder LN-Filiae im zen-

tralen Halsbereich (Trachea oder Oesophagus-Nähe/Infiltration) sinnvoll, um lokale Komplikationen zu reduzieren. Die Strahlentherapie ist hilfreich bei schmerzhaften Knochenmetastasen oder bei inoperativen Lokal- oder Mediastinal-Rezidiven. Die Therapie mit Tyrosinkinase-Inhibitoren wird derzeit überwiegend in Studien durchgeführt. In USA ist Vandetanib seit April 2011 zur Therapie des progredienten metastasierten MTC zugelassen. Mit dieser Therapie sind bei einem Teil der Patienten partielle Remissionen erreichbar, das Nebenwirkungsprofil ist erheblich. Die Indikation ergibt sich aus unserer Sicht derzeit bei rasch progredienter weit fortgeschrittener Erkrankung.

Zusammenfassung

Das MTC ist ein langsam wachsender differenzierter neuroendokriner Tumor mit guter Prognose, der nur chirurgisch geheilt werden kann. Ein nicht messbares Calcitonin, das nach Stimulation nicht mehr ansteigt, belegt die biochemische Heilung. Bei erhöhtem Calcitonin sollte postoperativ überprüft werden, ob a) eine adäquate Primär-Operation durchgeführt wurde und ob b) die Tumorausbreitung die Kriterien für einen kurativen Ansatz (siehe oben) überschritten hat. Sollte eine erneute Operation unter kurativem Ansatz nicht mehr möglich sein, z. B. wegen Weichteil-Infiltration und/oder Fernmetastasen, sind nur palliative Therapien sinnvoll. Bei bekannt günstigem Spontanverlauf (50% 10 Jahre Überleben im Stadium IV) und nur geringer Einschränkung der Lebensqualität durch das Tumorwachstum, werden palliative Therapieformen meist nur bei symptomatischem Tumorprogress angewandt.

Literatur

[1] Machens A, Gimm O, Ukkat J, Hinze R, Schneyer U, Dralle H: Improved prediction of calcitonin normalization in medullary thyroid carcinoma patients by quantitative lymph node analysis. Cancer (2000) 88:1909-1915

[2] Fialkowski E, DeBenedetti M, Moley J: Long-term outcome of reoperations for medullary thyroid carcinoma. World J Surg (2008) 32:754-765

[3] Kloos RT, Eng C, Evans DB, Francis GL, Gagel RF, Gharib H, Moley JF, Pacini F, Ringel MD, Schlumberger M, Wells SA Jr.: Medullary thyroid cancer: management guidelines of the American Thyroid Association. Thyroid (2009) 19:565-612

[4] Laure Giraudet A, Al Ghulzan A, Auperin A, Leboulleux S, Chehboun A, Troalen F, Dromain C, Lumbroso J, Baudin E, Schlumberger M: Progression of medullary thyroid carcinoma: assessment with calcitonin and carcinoembryonic antigen doubling times. Eur J Endocrinol (2008) 158:239-246

Sachregister

Autoimmunthyreoiditis. *Siehe* Thyreoiditis

Chirurgie. *Siehe* Schilddrüsenoperation
C-Zell-Karzinom. *Siehe* Schilddrüsenkarzinom

Elastografie. *Siehe* Schilddrüsendiagnostik
Epidemiologie von Schilddrüsenerkrankungen
   Iodmangel 19–20, 22, 25, 121, 130, 156, 166, 188, 192
   Iodprophylaxe 35
   Iodsalz 19–22, 188
   SHIP-Studie 22

Feinnadelaspirationsbiopsie. *Siehe* Schilddrüsendiagnostik

Hashimoto-Thyreoiditis. *Siehe* Thyreoiditis
Histologie 33, 58, 72, 224, 258–259
Hyperthyreose
   Autonomie 45–47, 130, 134, 163–169, 173, 183, 208
   Morbus Basedow 79, 83, 84, 87, 94, 150, 163, 165, 173, 183, 191–194, 203–205, 215
   Quervain 33, 94
   Schwangerschaft 78, 93–96, 185, 186
Hypoparathyreoidismus. *Siehe* Schilddrüsenoperation
Hypothyreose
   Schwangerschaft 96–97
   Thyreoiditis. *Siehe* Thyreoiditis

Iodid
   Kombinationstherapie 109–110, 124–125, 129–130

Schwangerschaft 97, 185, 187–188
Substitution 197

Knochenmarktoxität 235

Labordiagnostik 45, 77, 83, 102
   Calcitonin 65, 77, 80
   freies Thyroxin 79
   freies Triiodthyronin 79
   Normbereiche 46, 77–79, 93, 96, 197, 258
   Schilddrüsenantikörper
      TG-AK 77, 80, 240
      TPO-AK 77–80
      TRAK (TSH-Rezeptor-Antikörper) 39, 77, 79–80, 83–88, 95, 204, 215
      TSHR-Ab-Bioassay 84
   Thyreoglobulin 77, 80, 214, 216, 224, 240, 249
   TSH 34, 39–40, 45–47, 77–80, 93, 95–96, 102, 113–114, 117, 181–186, 197, 211, 215, 228–229

Levothyroxin. *Siehe* Schilddrüsenhormone
LISA-Studie
   Ablauf 110
   Ergebnisse 109–110, 113, 117, 129–131
   Kombinationstherapie 118
   Konsequenzen 129
   Pathophysiologisches Konzept 121
   Studiendesign 109, 113–114
   Subanalysen 113
   Zusammenfassung 111, 118

medulläres Schilddrüsenkarzinom. *Siehe* Schilddrüsenkarzinom
Molekularpathologie 67
Morbus Basedow. *Siehe* Hyperthyreose
Myxödem 203–205

Radioiodtherapie
   Autonomie 163–169
   Dosisermittlung 168
   Durchführung 165, 170
   Ergebnisse 169
   euthyreote Struma 163–170
   Grundlagen der Behandlung 164
   Hypothyreoserate 170
   Indikation 163–164, 166, 169
   iodarme Diät 166
   Nachuntersuchung 169

Nebenwirkungen 156, 167, 169–170
Patientenvorbereitung 166, 229–230
Radioiodtest 164, 166–168
rekombinantes humanes TSH (rhTSH) 167, 229–230, 239–242, 252
Risiken 166–167
Volumenreduktion 103, 167, 169, 173–174
Vorbereitung 166, 230
RTH. *Siehe* Schilddrüsenhormonresistenz

Schilddrüsenantikörper. *Siehe* Labordiagnostik
Schilddrüsendiagnostik
  Elastografie 56, 58–60, 63
  FDG-PET/CT 223–225
  Feinnadelaspirationsbiopsie 45–48, 50
  Labor. *Siehe* Labordiagnostik
  MIBI-SPECT 48
  Sonografie 39, 45, 47, 55, 102, 114, 169, 224, 258
  Szintigrafie 34, 39–40, 45–50, 133, 169, 173, 224, 230
Schilddrüsenhormone
  Einnahmezeitpunkt 182–183
  Gewichtszunahme 156, 183
  Kombinationstherapie 110, 124–125, 129–130, 182
  Normbereich 46, 77–79, 93, 96, 197, 258
Schilddrüsenhormonresistenz
  Klinisches Bild 210
  Pathogenese/Pathophysiologie 211, 212
  Struma 207, 214, 216
  Therapie 215
Schilddrüsenkarzinom
  differenziertes Schilddrüsenkarzinom
    Diagnostik 223–225, 227
    FDG-PET/CT 223–225
    internistische Optionen 243
    Iodspeicherung 223
    Metastasen 239–240, 243–244, 251
    Radioiodtherapie. *Siehe* Radioiodtherapie
    rhTSH-Stimulation 229
    Schilddrüsenhormonentzug 239
    Schwangerschaft 189
    Thyreoglobulin 240
    TNM-Staging-System 227
  medulläres (C-Zell-)Schilddrüsenkarzinom
    Calcitonin 257–260
    CEA 259
    chirurgisch kurative Therapie 259
    Diagnostik 257, 259

internistische Therapie 257
Nachsorge 257, 258
palliative Therapie 259, 260
TNM-Staging-System 227
Schilddrüsenknoten. *Siehe* Struma
Schilddrüsenoperation
  Indikation 40, 103, 145–147, 152, 157–158, 160
  Intraoperatives Neuromonitoring 141, 150
  intrathorakale Struma 50, 147–148, 151
  Komplikationen
    Hypoparathyreoidismus 130, 145, 150–151, 156–158, 160–161, 166, 258
    Recurrensparese 130, 141–143, 156–158, 160–161
  Lebensqualität 155, 160, 257, 258, 259, 260
  Letalitätsrisiko 145, 147
  Morbiditätsrisiko 145, 259
  retrosternale Struma 147–148, 151
  totale Thyreoidektomie 80, 227, 235, 239–240, 243, 250
  zweizeitige Thyreoidektomie 142–143
Schilddrüsenüberfunktion. *Siehe* Hyperthyreose
Schilddrüsenunterfunktion. *Siehe* Hypothyreose
Schwangerschaft
  Hyperthyreose. *Siehe* Hyperthyreose
  Iodid-Substitution. *Siehe* Iodid
  Schilddrüsenkarzinom 189
  Struma 93–94, 185, 187–188
  Thyreostatika 94, 95
  TSH 78, 93
SHIP-Studie. *Siehe* Epidemiologie der Schilddrüsenerkrankungen
Sonografie. *Siehe* Schilddrüsendiagnostik
Struma
  Autoimmunthyreoiditis 191–195
  Bildgebung 45–50
  Calcitonin-Bestimmung 39. *Siehe auch* Labordiagnostik
  Chirurgische Therapie 145
  Differenzialdiagnose 214, 215
  Elastografie. *Siehe* Schilddrüsendiagnostik
  Feinnadelaspirationsbiopsie. *Siehe* Labordiagnostik
  im Alter 101–103, 147
  Inzidenz 38–39, 191
  Iodmangel 109. *Siehe auch* Epidemiologie von Schilddrüsenerkrankungen
  Knoten 20–21, 25–28, 46, 55–58, 60–61, 129–130
  Kombinationstherapie 109–110, 124–125, 129–130, 182
  Laboruntersuchungen 77, 215
  Leitlinie 37–40, 45, 78
  LISA-Studie. *Siehe* LISA-Studie
  medikamentöse Therapie 113, 129–131, 174

Sachregister

   Operationsindikation 103, 142
   postablative Therapie 179
   Prävalenz 21–22, 39, 45, 130, 188, 191, 194
   Radioiodtherapie. *Siehe* Radioiodtherapie
   Schilddrüsenhormonresistenz 207, 209
   Schwangerschaft. *Siehe* Schwangerschaft
   Stammzellerkrankung 25, 27
   Thyreoidektomie 146, 149, 151, 228, 230. *Siehe auch* Schilddrüsenoperation
   TSH-om. *Siehe* TSH-om
   TSH-Tagesrhythmik 182
   Verschreibungsdaten 37
   Volumenreduktion 113, 116, 167, 169, 173–174
Szintigrafie. *Siehe* Schilddrüsendiagnostik

Thyreoidektomie. *Siehe* Schilddrüsenoperation
Thyreoiditis
   Autoimmunthyreoiditis 79, 94, 96, 130
   Hashimoto 34, 60, 79–80, 94, 96, 191–194
   Quervain 193. *Siehe auch* Hyperthyreose
Thyreostatika 79, 209
TRAK. *Siehe* Labordiagnostik
TSH-om
   Klinisches Bild 207
   Pathogenese/Pathophysiologie 208
   Struma 207, 208
   Therapie 209
TSH-Rezeptor-Autoantikörper. *Siehe* Labordiagnostik

Zytologie
   Feinnadelaspirationszytologie 57, 60, 63, 69
   molekulare Analyse 70
   molekularpathologische Marker 66, 67